編集
戸倉新樹　藤本 学　椛島健治

臨床力がアップする！

皮膚免疫アレルギーハンドブック

Handbook of Cutaneous Immunology and Allergy

南江堂

執筆者一覧

編　　集

戸倉　新樹	とくら　よしき	浜松医科大学 皮膚科学
藤本　　学	ふじもと　まなぶ	筑波大学医学医療系 皮膚科
椛島　健治	かばしま　けんじ	京都大学大学院医学系研究科 皮膚科学

執　　筆（執筆順）

戸倉　新樹	とくら　よしき	浜松医科大学 皮膚科学
椛島　健治	かばしま　けんじ	京都大学大学院医学系研究科 皮膚科学
藤本　　学	ふじもと　まなぶ	筑波大学医学医療系 皮膚科
島内　隆寿	しまうち　たかとし	浜松医科大学 皮膚科学
野村　尚史	のむら　たかし	京都大学大学院医学系研究科 皮膚科学
渡辺　　玲	わたなべ　れい	筑波大学医学医療系 皮膚科
中溝　　聡	なかみぞ　さとし	シンガポール科学技術研究庁 医学生物研究所
松下　貴史	まつした　たかし	金沢大学医薬保健研究域医学系 皮膚分子病態学
鬼頭　昭彦	きとう　あきひこ	京都大学大学院医学系研究科 皮膚科学
大日　輝記	だいにち　てるき	京都大学大学院医学系研究科 皮膚科学
小野さち子	おの　さちこ	京都大学大学院医学系研究科 皮膚科学
中嶋　千紗	なかしま　ちさ	京都大学大学院医学系研究科 皮膚科学
大塚　篤司	おおつか　あつし	京都大学大学院医学系研究科 皮膚科学
渋谷倫太郎	しぶや　りんたろう	京都大学大学院医学系研究科 皮膚科学
中島沙恵子	なかじま　さえこ	京都大学大学院医学系研究科 皮膚科学
本田　哲也	ほんだ　てつや	京都大学大学院医学系研究科 皮膚科学
橋爪　秀夫	はしづめ　ひでお	市立島田市民病院 皮膚科

鬼頭由紀子 きとう ゆきこ	きとう皮膚科
八木　宏明 やぎ　ひろあき	静岡県立総合病院 皮膚科
馬屋原孝恒 うまやはら　たかつね	浜松医科大学 皮膚科学
青島　正浩 あおしま　まさひろ	浜松医科大学 皮膚科学
沖山奈緒子 おきやま　なおこ	筑波大学医学医療系 皮膚科
濱口　儒人 はまぐち　やすひと	金沢大学医薬保健研究域医学系 皮膚分子病態学
藤澤　康弘 ふじさわ　やすひろ	筑波大学医学医療系 皮膚科
石塚　洋典 いしつか　ようすけ	筑波大学医学医療系 皮膚科
中村　貴之 なかむら　よしゆき	筑波大学医学医療系 皮膚科
吉岡　華子 よしおか　はなこ	筑波大学医学医療系 皮膚科
藤山　俊晴 ふじやま　としはる	浜松医科大学 皮膚科学
松田　智子 まつだ　ともこ	関西医科大学 皮膚科
神戸　直智 かんべ　なおとも	関西医科大学 皮膚科
伊藤　泰介 いとう　たいすけ	浜松医科大学 皮膚科
江川　形平 えがわ　ぎょうへい	京都大学大学院医学系研究科 皮膚科学
神﨑　美玲 かんざき　みれい	水戸済生会総合病院 皮膚科
谷崎　英昭 たにざき　ひであき	大阪医科大学 皮膚科

皮膚免疫と皮膚アレルギーの分野は，日進月歩であることは言うまでもありません．免疫アレルギーの分野で，皮膚科領域は非常に重要な位置を占めています．例えば，昨今明らかになった経皮感作によるアレルギー疾患の成立は，その代表的な例です．この分野での話題に対して少しの期間でもアンテナを低くすると，現在の考え方，診断，治療に追いついていくのが困難になります．そのために不断に勉強する努力が必要となりますが，リアルタイムでそのような知識を仕入れるのはかなり恵まれた環境でない限り，困難です．

　そんな時,「これ1冊」という本があれば間違いなく役に立ちます．しかも皮膚免疫アレルギーのように進歩が早い領域では，現在認識されている内容が少し前のめりで書かれているくらいの方が役に立ちます．その前のめりの部分にエッセンスがあることが多いのです．正確さだけを前面に押し出すと内容が古くなることは，しばしば成書でみられる現象です．

　本書は，若手皮膚科医のみならず，新しい知識を吸収しようとする熟練皮膚科医にも読んでいただける内容を意図しました．また皮膚科学研究者が，手元に置いてすぐ調べられる内容も盛り込んでいます．もちろん体系立てて各項目を練ってありますので，通読しても皮膚免疫アレルギーの最新の考えがわかるようになっています．

　加えて本書は，基礎的な知見を提供するだけでなく，臨床に役立つことを絶えず念頭に置いて編まれています．そのため患者さんの疾患説明に役立つような項目を積極的に取り入れました．炎症性・アレルギー性疾患のメカニズムのみならず，腫瘍免疫も記載し，現在使われているメラノーマ，乾癬，アトピー性皮膚炎などの免疫学的治療にも踏み込んでいます．

　本書を作成するに当たって，藤本学 筑波大学教授，椛島健治 京都大学教授にお声掛けしました．私を含めた3名で皮膚免疫アレルギーの分野を網羅する執筆者にお願いができると考えたからです．したがって筑波大学，京都大学，そして浜松医科大学に関連がある方々におもにご執筆いただいております．

　一見してわかるように，濃く，新しく，しかも臨床に役立つ内容が盛り込まれています．これだけの書はそうは無いと自負しております．是非，皆さんのお手元に置く1冊として，お役立ていただければ幸いです．

　2018年11月

編集者を代表して　浜松医科大学皮膚科学　戸倉新樹

目　次

第1章　臨床力アップ！のための基礎知識

1. 免疫臓器としての皮膚　　　2
　A. 皮膚免疫担当細胞　　戸倉　新樹　　2
　B. 誘導型皮膚関連リンパ組織（iSALT）　　椛島　健治　　10
　C. 抗体のはたらきと皮膚での免疫制御　　藤本　学　　16

2. T細胞　　22
　A. T細胞サブセット　　島内　隆寿　　22
　B. 制御性T細胞　　野村　尚史　　27
　C. Resident memory T細胞　　渡辺　玲　　36
　D. γδT細胞　　中溝　聡　　42

3. B細胞　　47
　A. B細胞サブセット　　松下　貴史　　47
　B. 制御性B細胞　　松下　貴史　　54

4. 自然リンパ球　　鬼頭　昭彦　　60

5. 角化細胞と自然免疫　　大日　輝記　　64

6. 樹状細胞　　小野さち子　　74

7. 肥満細胞・好塩基球　　中嶋　千紗, 大塚　篤司　　81

8. 好中球・好酸球・マクロファージ　　大日　輝記　　87

9. 補　体　　渋谷倫太郎　　93

10. 皮膚のマイクロバイオーム　　中島沙恵子　　98

第2章 臨床力アップ!!のための皮膚免疫アレルギーのコア知識

1. 接触皮膚炎　　106
- A. 接触皮膚炎のメカニズム　　本田　哲也　　106
- B. 接触皮膚炎の原因物質と特徴　　橋爪　秀夫　　115
- C. Protein contact dermatitis（蛋白質接触皮膚炎）　　鬼頭由紀子　　122

2. アトピー性皮膚炎　　126
- A. アトピー性皮膚炎のメカニズム　　中島沙恵子　　126
- B. 外因性と内因性アトピー性皮膚炎　　戸倉　新樹　　134
- C. アトピー性皮膚炎に対する生物学的製剤　　本田　哲也　　142
- D. アトピー性皮膚炎の新規治療薬　　野村　尚史　　148

3. 乾　癬　　152
- A. 乾癬の免疫学的メカニズム　　戸倉　新樹　　152
- B. 乾癬に対する生物学的製剤　　八木　宏明　　161
- C. 乾癬の新規治療薬　　馬屋原孝恒　　171

4. 蕁麻疹　　174
- A. アレルギー性蕁麻疹　　青島　正浩　　174
- B. コリン性蕁麻疹　　戸倉　新樹　　181
- C. 蕁麻疹の新規治療　　青島　正浩　　190

5. 膠原病　　193
- A. 膠原病での皮膚病変のメカニズム　　沖山奈緒子　　193
- B. 自己抗体による強皮症の分類　　濱口　儒人　　200
- C. 自己抗体による皮膚筋炎の分類　　沖山奈緒子　　206

6. メラノーマと免疫　　214
- A. メラノーマの腫瘍免疫　　大塚　篤司　　214
- B. メラノーマに対する免疫チェックポイント阻害薬　　大塚　篤司　　223
- C. 免疫チェックポイント阻害薬の副作用　　藤澤　康弘　　232

7. 免疫からみた腫瘍　　239
- A. 皮膚T細胞性リンパ腫の病型とT細胞サブセット　　島内　隆寿　　239
- B. 日光角化症とTLR7アゴニスト　　石塚　洋典　　244
- C. Merkel細胞がんと免疫療法　　中村　貴之　　251

8. 自己免疫性水疱症　　　　　　　　　　　　　　　　　　　　257
　A. 天疱瘡　　　　　　　　　　　　　　　　　　大日　輝記　257
　B. 類天疱瘡・その他の水疱症　　　　　　　　　吉岡　華子　268

9. 薬　疹　　　　　　　　　　　　　　　　　　　　　　　　274
　A. Stevens-Johnson 症候群，中毒性表皮壊死症　　藤山　俊晴　274
　B. 薬剤誘発性過敏症症候群（DIHS）　　　　　　　橋爪　秀夫　281

10. 自己炎症性疾患　　　　　　　　　　　　　　　　　　　　287
　A. 自己炎症性疾患のメカニズム　　　　　松田　智子，神戸　直智　287
　B. 自己炎症性疾患の治療　　　　　　　　　　　　神戸　直智　296

11. 円形脱毛症　　　　　　　　　　　　　　　　　　　　　　301
　A. 円形脱毛症のメカニズム　　　　　　　　　　　伊藤　泰介　301
　B. 円形脱毛症の新規治療薬　　　　　　　　　　　大日　輝記　310

12. 尋常性白斑　　　　　　　　　　　　　　　　　　　　　　318
　A. 尋常性白斑のメカニズム　　　　　　　　　　　江川　形平　318
　B. 尋常性白斑の新規治療薬　　　　　　　　　　　神崎　美玲　326

13. 発汗と皮膚疾患　　　　　　　　　　　　　　　谷崎　英昭　332

14. 移植片対宿主病（GVHD）　　　　　　　　　　 沖山奈緒子　337

15. 金属アレルギー　　　　　　　　　　　　　　　戸倉　新樹　340

16. 光アレルギー　　　　　　　　　　　　　　　　戸倉　新樹　348

17. HIV-1，HTLV-1 と伝播様式　　　　　　　　　　島内　隆寿　359

18. IgG4 関連皮膚疾患　　　　　　　　　　　　　　戸倉　新樹　364

19. 抗体医薬のまとめ　　　　　　　　　　　　　　藤本　学　373

索　引　　　　　　　　　　　　　　　　　　　　　　　　　　378

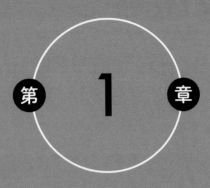

第1章

臨床力アップ！のための基礎知識

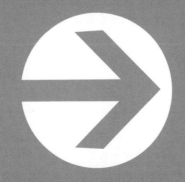

免疫臓器としての皮膚

A. 皮膚免疫担当細胞

> **ポイント**
> - 皮膚免疫を担当する細胞には，皮膚樹状細胞（Langerhans細胞，真皮樹状細胞），表皮角化細胞，T細胞，肥満細胞，好塩基球，マクロファージ，血管内皮細胞，線維芽細胞などがある．
> - Langerhans細胞，真皮樹状細胞は，抗原の種類によって正の方向か，制御性の方向かの機能が変わる．
> - 角化細胞はバリアを形成するのみならず，免疫学的に重要な細胞であり，サイトカイン，ケモカイン，抗菌ペプチドを産生し，T細胞に対する接着分子を発現する．
> - 肥満細胞はI型アレルギー反応，自然免疫などを担当する．好塩基球はIL-4などの産生細胞となり，また慢性アレルギー反応にかかわる．マクロファージはM1，M2に分かれ，それぞれの機能を担う．
> - リンパ球はT細胞が主な浸潤細胞であるが，innate lymphoid cellも存在し，resident memory T cellは種々の疾患の病態に絡む．

防御システムとしての皮膚免疫を担当する細胞

❶ 外界からの異物に対する免疫臓器としての皮膚

　皮膚は外界と接する臓器であり，化学物質，蛋白質，微生物，紫外線，その他の物理的刺激に絶えずさらされている．それらをすべてオーガナイズする皮膚免疫機構は多数の種類の細胞を必要とする．Langerhans細胞，真皮樹状細胞，表皮角化細胞（ケラチノサイト），リンパ球，肥満細胞，血管内皮細胞があり，線維芽細胞やマウスに存在する樹状表皮T細胞まで入れるとかなりの種類の細胞が登場する．しかもこれらの細胞は単独に働いているのではなく，有機的に結びついて機能を発揮している．免疫担当細胞に関連して登場する分子は，サイトカイン，ケモカイン，抗菌ペプチド，MHC分子，共刺激分子，

接着分子などがあり，これらにより他の細胞と相互にかかわるため，複雑な免疫ネットワークを構成する．

❷ 免疫ネットワークと表現形

　皮膚への刺激はこの免疫ネットワークに波紋を広げ，皮膚炎という形で現われる．ネットワークを構成する各細胞の活性化は均一ではなく，刺激の種類によって異なり，その結果としての皮膚炎も異なったものとなる．皮膚免疫は本質的には防御システムであり，その発現としての皮膚炎は合目的性の高い反応である．防御システムとしての反応型を攻撃物に応じていくつも用意しているといってよい．たとえば，外的刺激に対して表皮を厚くし，角層を厚くし，抗菌ペプチドなどを放出して防御壁をつくる反応がある．一方では，外的侵入者に対して，侵入させたのちに炎症を起こしてまでも排除する反応もある．前者の反応が行き過ぎると乾癬という疾患になり，後者の反応が行き過ぎると接触皮膚炎やアトピー性皮膚炎という湿疹反応になる．

❸ 皮膚免疫担当細胞

　皮膚樹状細胞(dendritic cell)として，表皮 Langerhans 細胞と真皮樹状細胞がある．これらはプロフェッショナルな抗原提示細胞である(図1)．T細胞には皮膚にリクルートするT細胞と常在するT細胞とが存在する．その他，マクロファージ，肥満細胞，好塩基球も種々の場面で重要な免疫を担当する．血管内皮細胞も，ただ単に白血球や血漿成分を供給するというばかりではなく，それ自身が免疫にかかわる．

皮膚樹状細胞

❶ Langerhans 細胞(LC)，真皮樹状細胞

　Langerhans 細胞(LC)は上皮組織である表皮内に住み着いた骨髄由来の細胞であり，表皮におけるプロフェッショナルな抗原提示能をもつ細胞である．表皮細胞の1～2％を占め，外界からの刺激によって形態変化を起こす(図2)．細胞質内に Birbeck 顆粒を有する．特に獲得免疫において力を発揮する．防御システムは進化論的に，単細胞において行いうる自然免疫が最初にあり，それを強力に補完するシステムとして獲得免疫が確立した．樹状細胞も単細胞において，ある種の防御を行い，一方では過剰な炎症が起こらないように調整する機能もある．

　T細胞による防御反応は効果的であるが，単独で異物(抗原)を処理するのではなく，進化論的な名残として抗原提示細胞(樹状細胞，マクロファージ)の差し出し機能(抗原提示)を利用し，抗原に反応するようになったと考えられる．この差し出し部分をMHC(ヒトではHLA)という(図3)．共刺激分子としてLC上のCD80/CD86，CD40，CD54(ICAM-1)，T細胞上のCD28/CTLA-4，CD40L，LFA-1(CD11a/CD18)がそれぞれ結合

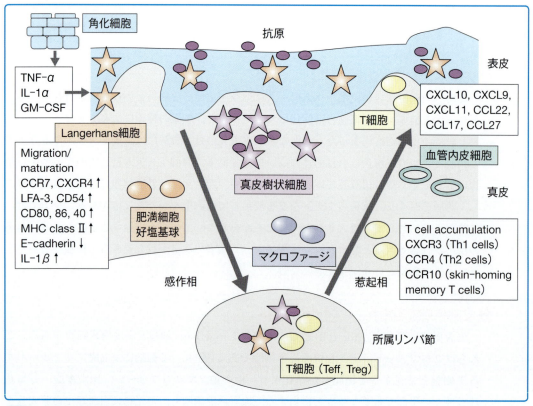

図1 皮膚免疫担当細胞
皮膚樹状細胞として表皮Langerhans細胞と真皮樹状細胞がある．これらはT細胞に対して抗原提示を行い，T細胞感作と惹起を誘導する．真皮には肥満細胞，好塩基球が浸潤し，血管内皮細胞も皮膚免疫にかかわる．

し，反応性を高める．

皮膚樹状細胞として表皮LCと真皮樹状細胞がある．両者ともT細胞に対して抗原提示を行い，T細胞感作と惹起を誘導するが，役割分担があると考えられている．ハプテンと呼ばれる単純化学物質であって，蛋白質と共有結合能をもつ抗原の場合，LCはむしろ皮膚反応を制御・抑制し，真皮樹状細胞が反応を正の方向に誘導・惹起する．蛋白質抗原の場合は，LCは反応を正の方向に導き，Th2細胞反応を誘導する．

LCは通常状態では周囲の角化細胞とE-カドヘリンで結合している．抗原を担って表皮から所属リンパ節に遊走する際，その脱出は角化細胞が産生するIL-1α，TNF-αによってE-カドヘリンが消失することによってなされる（図1）．

❷ 形質細胞様樹状細胞（pDC），骨髄細胞様樹状細胞

形質細胞様樹状細胞（plasmacytoid dendritic cell：pDC）はtoll-like receptor（TLR）7，9を表出し，したがって自然免疫にかかわる樹状細胞である．Ⅰ型インターフェロン（IFN-αなど）を産生することによって，ウイルス感染防御や乾癬の病態にかかわる．骨髄細胞様樹状細胞（myeloid dendritic cell）の中にはTNF-α and iNOS-producing dendritic cell

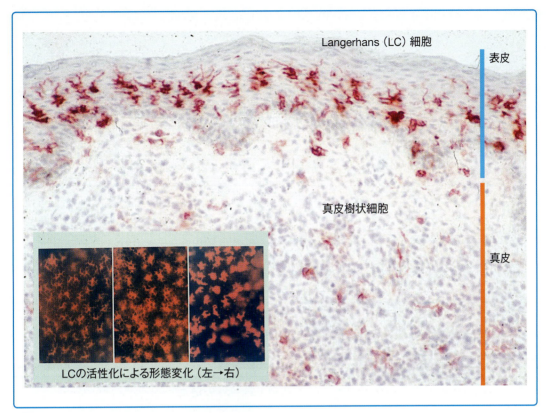

図2 Langerhans 細胞(LC)と真皮樹状細胞
LC は表皮内において樹状突起を伸長する細胞として認識され，真皮にも樹状細胞が存在する(CD1a 染色)．LC は皮膚への刺激(たとえば角層剥離)により活性化し形態変化を起こす(挿入)．

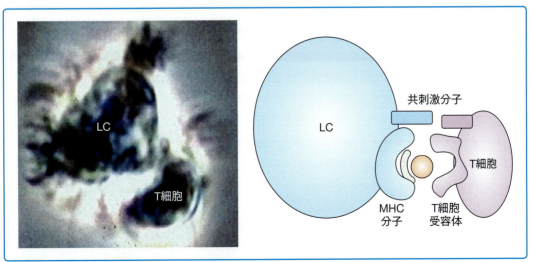

図3 Langerhans 細胞(LC)の T 細胞への抗原提示
LC は T 細胞に対してハプテン，蛋白質抗原，スーパー抗原を提示する(左：マウス LC，T 細胞，抗原添加の反応を位相差顕微鏡で観察)．LC は T 細胞へのハプテン提示では自己ペプチドに結合した状態で提示すると考えられる(右)．

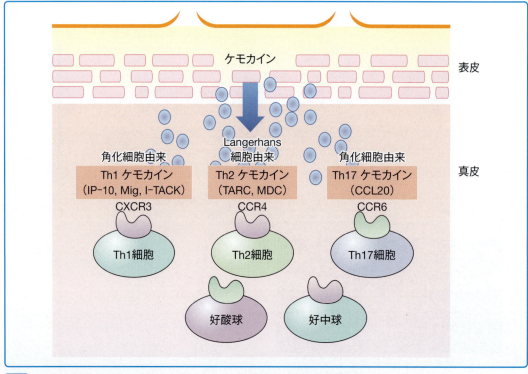

図4 表皮細胞の産生するケモカインとT細胞・顆粒球の遊走

(TIP-DCあるいはinflammatory dendritic cellと呼ばれる)があり，IL-23を産生し，乾癬病態を促進させる．

表皮角化細胞(ケラチノサイト)

　角化細胞はバリアを形成する細胞というだけでなく，実にさまざまな免疫学的働きを行っている．歴史的にはIL-1αの産生が契機となり，GM-CSF，TNF-α，IL-6，IL-3，IL-7，IL-8，IL-10など，続々と種々のサイトカインを産生することが明らかとなった．またケモカイン産生もみられ，CXCL10/IP-10，CXCL9/Mig，CXCL11/I-TACKなどの産生が確認された．表皮細胞において，角化細胞はTh1ケモカインの産生を担当し，LCがTh2ケモカインの産生を担当するという役割分担がされている(図4)．また自然免疫機構として，角化細胞は種々のTLRを発現し，抗菌ペプチド(ヒトβ-ディフェンシン，カテリシジンなど)を産生し，感染防御を行う．

　角化細胞は接着分子であるCD54(ICAM-1)を表出し(図5)，T細胞のLFA-1と結合し，T細胞の表皮内浸潤を維持する．

　角化細胞は炎症の場ではMHCクラスⅡ分子を発現する．この通常は抗原提示細胞が表出する分子発現の意味合いは明確ではないが，スーパー抗原に限ってMHCクラスⅡ分子

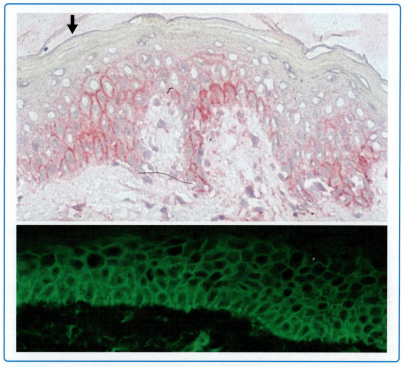

図5 表皮角化細胞のCD54(ICAM-1)発現
炎症性皮膚疾患でのCD54発現(上).ヒト皮膚器官培養にIFN-γを添加して発現したCD54(下).

を発現した角化細胞は抗原提示細胞になりうることが明らかになっている.

その他の皮膚免疫担当細胞

❶ 肥満細胞

Ⅰ型アレルギーにかかわる細胞として広く認識されており,IgEが高親和性受容体に結合して架橋することによって脱顆粒し,ヒスタミンなどのケミカルメディエーターを放出し,かゆみ,膨疹を誘発する.またTLRを発現し,自然免疫にかかわる.

❷ 好塩基球

好塩基球の皮膚免疫への参加はcutaneous basophil hypersensitivityとして,1970年代から知られていた.しかし好塩基球が関連する皮膚炎の解析は,慢性アレルギー反応など,近年大きな進展をみた.IL-4の産生も重要であり,Th2細胞の分化を導くIL-4の産生細胞としても考えられている.

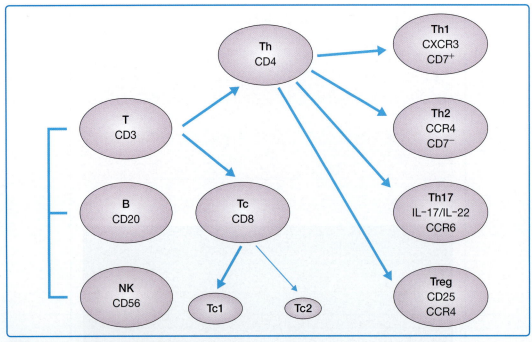

図6 主な末梢リンパ球サブセット

❸ マクロファージ

マクロファージの研究も近年大きく発展した．M1およびM2マクロファージがそれぞれ免疫・炎症反応において異なった役割を演じ，腫瘍免疫における研究も進んでいる．また樹状細胞の発動を事前に補完する役割も担っている．

リンパ球

免疫反応にとってリンパ球は欠かせないものであり，主に獲得免疫にかかわる．しかし，自然リンパ球（innate lymphoid cell：ILC）の存在も，最近は注目されている．リンパ球は複雑で，多くのサブセットにより構成される．個々のサブセットはマーカー，すなわち表明形質により分けられるだけでなく，異なった機能を担っている（図6，「T細胞サブセット」参照）．

皮膚疾患にはT細胞がその病態に関与するものが多い．Th1病，Th2病，Th17病といわれる疾患があるように，T細胞は多くの炎症性皮膚疾患の介在者となっている．T細胞は，$CD4^+$のヘルパーT細胞（Th）と$CD8^+$の細胞傷害性T細胞（Tc）に分けられる．Th細胞は1980年代に入ってから，そのサイトカイン産生パターンにより，Th1細胞とTh2細胞に分けられた．さらに，制御性T細胞（regulatory T cell：Treg），次いでIL-17を産生するTh17細胞が新しく認知された．

Th1，Th2，Th17という分類と同様に，そのサイトカイン産生パターンにより，ILCもILC-1，ILC-2，ILC-3と分類されている．皮膚にもこうしたILCが浸潤し，種々の病態にかかわることが提唱されつつある．マウスでは樹状表皮T細胞(dendritic epidermal T cell)と呼ばれる$\gamma\delta$T細胞が表皮内に存在し，また真皮にはIL-17のソースとなる別の$\gamma\delta$T細胞も浸潤する．

　T細胞は皮膚炎が生じたときに浸潤するだけでなく，絶えず常駐する細胞が存在することが明らかになり，resident memory T cellと呼ばれている．表面形質としてはCD103あるいはCD69を発現し，特に表皮中のCD8$^+$ T細胞がこの機能を担うことが示されている．今後，乾癬の再発病態，固定薬疹の機序，皮膚リンパ腫での意味合いなどについて大きな知見が生まれると考えられる．

免疫臓器としての皮膚

B. 誘導型皮膚関連リンパ組織（iSALT）

ポイント
- 接触皮膚炎の病理組織では後毛細血管静脈付近における免疫細胞の集簇が認められる．
- 血管周囲のマクロファージが真皮樹状細胞を後毛細血管付近に引き寄せることで免疫細胞の集簇が起こる．
- 上記の免疫細胞の集簇が皮膚における獲得免疫の誘導において必須の場所となる．
- われわれは同部位を inducible skin-associated lymphoid tissue（iSALT）と命名した．

末梢のリンパ関連組織

　ヒトやげっ歯類において，鼻咽頭，腸管，肺などの外界と接する粘膜上皮では，T細胞とB細胞領域を伴うリンパ組織様構造が局所に認められ，これを粘膜関連リンパ組織（mucous-associated lymphoid organ：MALT）と呼ぶ．鼻咽頭や腸管のMALTは，それぞれ鼻咽頭関連リンパ組織（nasal-associated lymphoid tissue：NALT）や腸管関連リンパ組織（gut-associated lymphoid tissue：GALT）と呼称される．肺ではMALTは慢性炎症や感染症への生体反応として誘導され，これを誘導型肺気管支関連リンパ組織（inducible bronchus-associated lymphoid tissue：iBALT）と呼ぶ．これらのリンパ組織様構造は粘膜から侵入した抗原に対し，局所における直接かつ迅速なT/B細胞性免疫の誘導を行う[1]．

　1980年頃に，皮膚においても皮膚関連リンパ組織（skin-associated lymphoid tissue：SALT）という概念が提唱され，皮膚局所でも抗原の獲得，プロセシング，提示が可能であり，皮膚は単に二次リンパ組織で生じた炎症反応の舞台ではなく，炎症反応開始の主座であるという可能性が示唆された[2〜4]．しかしながら，慢性アトピー性皮膚炎のような強い炎症下においても，皮膚ではT/B細胞領域を伴う濾胞様構造は誘導されにくく，SALTの実態は不明であった[5]．さらに，抗原特異的な皮膚免疫応答の皮膚における誘発部位すら

明らかではなかった．

　われわれはマウスの接触皮膚炎モデルとして知られる接触過敏反応（contact hypersensitivity）を用いて，皮内へ浸潤した CD8$^+$ メモリーT細胞への抗原提示と，その活性化の場として後毛細静脈周囲における真皮樹状細胞のクラスター形成が重要であること，またそのクラスター形成には表皮ケラチノサイトおよび組織マクロファージとの間接的あるいは直接的な相互的作用が必要であることを発見した[6]．

　われわれはこのような炎症下において誘導される抗原提示の「場」としてのケラチノサイト—組織マクロファージ—真皮樹状細胞—CD8$^+$ メモリーT細胞の相互関係を，新たに誘導型皮膚関連リンパ組織（inducible SALT：iSALT）と命名した．本稿では iSALT の詳細のみならず，過去に提唱されてきた SALT と iSALT の異同に概説するとともに，今後の課題について論じたい．

接触皮膚炎の機序

　いわゆる「かぶれ」である接触皮膚炎は世界人口の 15〜20％ が罹患しうる，ありふれた皮膚疾患である[7]．接触皮膚炎の反応過程は感作相と惹起相に大別される．

　感作相において，皮膚で初回抗原曝露を受けた皮膚樹状細胞は所属リンパ節へと遊走し，ナイーブT細胞への抗原提示を行う[8]．するとナイーブT細胞は活性化T細胞へとプライミングされ，血中・組織中へ巡回し，メモリーT細胞として再度の抗原侵入に備える．

　一方，惹起相は感作成立後の個体の皮膚に再度同じ抗原が曝露した際に開始される免疫応答である．組織を巡回するT細胞が抗原再曝露をトリガーとして皮膚局所で活性化することで，初回抗原曝露よりも強い炎症反応が迅速に誘導される[9]．しかし，これらのT細胞がどのように抗原再曝露において活性化するかの詳細は未解決であった．

　接触皮膚炎は肉眼的に不均一な表皮内水疱形成を生じる．この皮膚の病理組織を観察すると，表皮内水疱は真皮内血管周囲の細胞集塊直上に形成されていた（図1A）．これらの細胞が CD11c 陽性樹状細胞とT細胞であったことから，われわれは真皮内での樹状細胞とT細胞の会合が皮疹の形成に重要であるという仮説に至った（図1B）．

惹起相での真皮樹状細胞によるメモリーT細胞の活性化：iSALT の提唱

　二光子顕微鏡を用いて惹起相での真皮樹状細胞とメモリーT細胞の動態を観察すると，惹起前には真皮内でランダムに動いていた真皮樹状細胞が抗原塗布後に徐々に集合し，クラスターを形成する様子が観察された（図2A，B）．また，クラスターを形成する部位は毛細血管後の細静脈が静脈に合流する後毛細静脈周囲であった（図3A，B）．皮膚へ浸潤

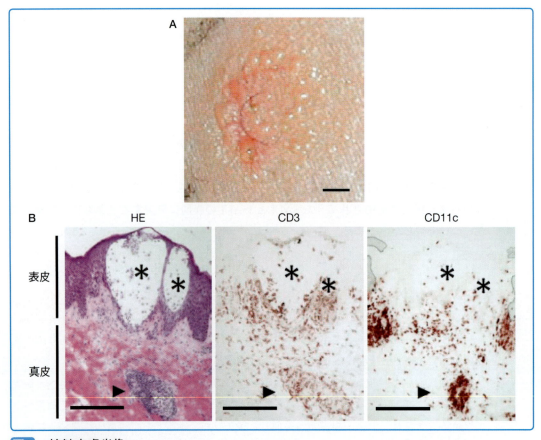

図1 接触皮膚炎像
A) 臨床所見.
B) 病理学的所見. 表皮内水疱（*）は, 真皮内の樹状細胞とT細胞の集塊の直上に形成される（→）.
Bar = 200 μm.

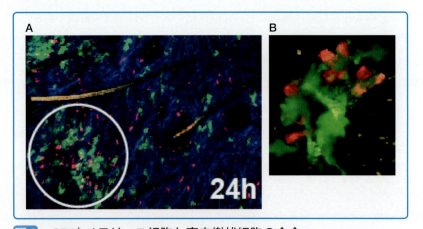

図2 CD8$^+$ メモリーT細胞と真皮樹状細胞の会合
接触皮膚炎惹起相（惹起24時間後）における, 真皮樹状細胞（緑）とCD8$^+$ メモリーT細胞（赤）の会合.

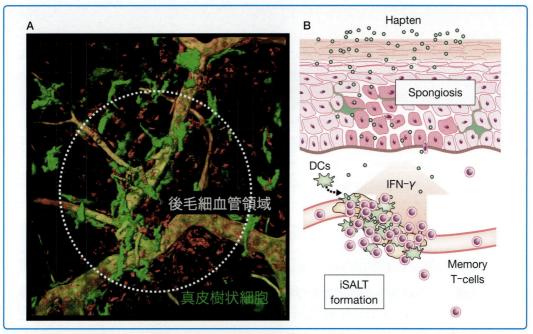

図3　CD8⁺メモリーT細胞と真皮樹状細胞の会合
A) iSALTの場．真皮樹状細胞（緑）が集積する場は後毛細血管静脈（赤）の周囲である．
B) iSALTと接触皮膚炎．後毛細血管周囲において，真皮樹状細胞（dendritic cell：DC）はメモリーT細胞（memory T cells）を活性化させ，IFN-γを産生する．同部位をiSALTと命名した．iSALTで産生されたIFN-γはiSALTの近傍の表皮角化細胞に作用すると，同部位で表皮間浮腫（spongiosis）を誘導する．

したメモリーT細胞も，この樹状細胞クラスター内へ多数集積し，同部位において運動速度を落として分裂する様子が観察された．これは上述の接触皮膚炎の組織像で観察された真皮内での樹状細胞とT細胞の会合に相当する所見であると考えられた．

　また，この相互作用は接触性皮膚炎の感作相の所属リンパ節でみられる樹状細胞—ナイーブT細胞における免疫学的シナプス[10]と同じく，LFA-1（lymphocyte function-associated antigen-1）-ICAM-1（intercellular adhesion molecule-1）のインテグリン依存性であった．

　一方，このクラスター形成は接触皮膚炎の惹起相のみならず，接触皮膚炎の感作相，アセトンなどの有機溶剤，あるいはジブチルフタル酸などのアジュバント刺激，BCGの接種など，さまざまな外的刺激下でも誘導される．

　さらに，iSALTの形成は炎症下にケラチノサイトで産生されたIL-1αが後毛細血管周囲に存在する組織マクロファージに作用してCXCL2を発現し，そのケモカイン受容体であるCXCR2を発現する真皮樹状細胞を引き寄せることで誘発されることも明らかとなった．

iSALTにおける今後の課題

　以上より，接触皮膚炎の惹起相において，皮内へ浸潤したメモリーT細胞が抗原再提示を受けて活性化するためには，皮膚に存在するさまざまな細胞の相互作用が必須であることが明らかとなった．

　このケラチノサイト—組織マクロファージ—真皮樹状細胞—CD8$^+$メモリーT細胞の一連の相互作用ならびに会合は，定常状態では存在せず，炎症によって「誘導される」という意味でiSALTと名付けたが，この組織構築はiBALTと類似すると考えられる[11]．

　前述のように，iBALTを含むMALTはT/B細胞領域をもち，B細胞領域で抗体産生が，T細胞領域でナイーブT細胞のプライミングが行われ，生体の局所における免疫応答を担う．しかしながら，今回われわれが明らかにしたiSALTはT/B細胞領域のような厳密なリンパ組織様構造を指すものではなく，またナイーブT細胞ではなくメモリーT細胞の活性化の場を指す点が，MALTとは異なる．皮膚においてはケロイドや皮膚ループス，皮膚リンパ球腫などの比較的特殊な炎症状況下において，時にリンパ濾胞を認める[12〜14]．近年，われわれは梅毒の皮膚病変部において，リンパ濾胞を形成するのに必要なケモカインの発現が皮膚において誘導されていることを確認している[15]．

　今後の課題の1つとして，どのような条件がそろえば皮膚においてこのようなリンパ濾胞を伴う構造が形成されうるのか，さらにはそのような状況下において，実際にMALT同様にナイーブT細胞のプライミングやB細胞応答が行われるのかの検討が挙げられる．

　また近年，アトピー性皮膚炎，乾癬，皮膚感染症などの代表的皮膚疾患における，ケラチノサイト，メモリーT細胞，樹状細胞，組織マクロファージ，好中球，好塩基球，好酸球，肥満細胞，炎症性単球，さらにはinnate lymphoid cellsと呼ばれる細胞の重要性が徐々に明らかになりつつある．接触皮膚炎以外の代表的な皮膚疾患において，iSALTあるいはiSALTに類似した構造が認められるかどうか，それにはどのような細胞が関与するのか，今後の解明が期待される．実際に，粘膜のヘルペス感染モデルにおいて，組織マクロファージと組織メモリーCD4$^+$T細胞の会合が，それぞれの細胞の活性化と局所での抗ヘルペス免疫に重要であるとする報告がなされており，memory lymphocyte clusters（MLC）と命名されている[16]．皮膚と粘膜，CD4とCD8$^+$T細胞という違いはあるが，iSALTと同様の概念であろう．今後，iSALTの詳細についてさらに解明を進めていくことで，皮膚という臓器の特異性を解明していくことが重要である．

文献

1) Aloisi F, et al：Lymphoid neogenesis in chronic inflammatory diseases. Nat Rev Immunol **6**：205-217, 2006
2) Streilein JW：Skin-associated lymphoid tissues (SALT)：origins and functions. J Invest Dermatol **80 Suppl**：12s-6s, 1983
3) Streilein JW：Circuits and signals of the skin-associated lymphoid tissues (SALT). J Invest Dermatol **85**：10s-13s, 1985
4) Toews GB, et al：Langerhans Cells - Sentinels of Skin Associated Lymphoid-Tissue. J Invest Dermatol **75**：78-82, 1980
5) Egawa G, et al：Skin as a Peripheral Lymphoid Organ：Revisiting the Concept of Skin-Associated Lymphoid Tissues. J Invest Dermatol **131**：2178-2185, 2011
6) Natsuaki Y, et al：Perivascular leukocyte clusters are essential for efficient activation of effector T cells in the skin. Nat Immunol **15**：1064-1069, 2014
7) Thyssen JP, et al：Contact allergy to allergens of the TRUE-test (panels 1 and 2) has decreased modestly in the general population. Br J Dermatol **161**：1124-1129, 2009
8) von Andrian UH, et al：Homing and cellular traffic in lymph nodes. Nat Rev Immunol **3**：867-878, 2003
9) Clark RA, et al：The vast majority of CLA+ T cells are resident in normal skin. J Immunol **176**：4431-4439, 2006
10) Springer TA, et al：Integrin inside-out signaling and the immunological synapse. Curr Opin Cell Biol **24**：107-115, 2012
11) Ono S, et al：Proposal of inducible skin-associated lymphoid tissue (iSALT). Experimental Dermatology **24**：630-631, 2015
12) Magro CM, et al：Lupus profundus, indeterminate lymphocytic lobular panniculitis and subcutaneous T-cell lymphoma：a spectrum of subcuticular T-cell lymphoid dyscrasia. J Cutan Pathol **28**：235-247, 2001
13) Lackey JN, et al：Cutaneous lymphoid hyperplasia：a case report and brief review of the literature. Cutis **79**：445-448, 2007
14) Bagabir R, et al：Site-specific immunophenotyping of keloid disease demonstrates immune upregulation and the presence of lymphoid aggregates. Br J Dermatol **167**：1053-1066, 2012
15) Kogame T, et al：Possible inducible skin-associated lymphoid tissue (iSALT) -like structures with CXCL13+ fibroblast-like cells in secondary syphilis. Br J Dermatol **177**：1737-1739, 2017
16) Iijima N, et al：T cell memory. A local macrophage chemokine network sustains protective tissue-resident memory CD4 T cells. Science **346**：93-98, 2014

免疫臓器としての皮膚

C. 抗体のはたらきと皮膚での免疫制御

> **ポイント**
> ▶抗体の抗原結合部位はどの抗原に結合するか，定常領域はどのようなエフェクター機能を誘導するかを規定している．
> ▶Fc 受容体は種々の自然免疫担当細胞に発現し，抗体が結合することにより，自然免疫担当細胞において抗原に依存した免疫応答を惹起できる．
> ▶抗体は，蕁麻疹，自己免疫性水疱症，血管炎などにおいて病態の形成に関与している．

抗体とは

　抗体とは糖蛋白である免疫グロブリンである．免疫グロブリンは B 細胞表面には膜表面抗原受容体として発現し，分泌されると液性免疫を担当する抗体としてはたらく．抗体は B 細胞および B 細胞から分化した形質細胞から分泌される．抗体の最大の特徴は 1 つの抗原に特異的に結合する能力を有することである．1 つの B 細胞は 1 種類の抗体しかつくることができない．多様な病原体に対応するために，B 細胞が成熟する際に免疫グロブリン遺伝子に組み換えが起こり（遺伝子再構成），抗原結合部位（可変領域）に多様性が生じる．

抗体の構造

　抗体分子は 4 本の蛋白質の鎖，すなわち 2 本の軽鎖（L 鎖：light chain）と 2 本の重鎖（H 鎖：heavy chain）がジスルフィド結合によって結合していて，全体として Y 字型の構造をしている（図 1）．L 鎖と H 鎖の分子量はそれぞれおよそ 25 kDa と 50 kDa である．L 鎖には λ 鎖と κ 鎖の 2 種類がある．H 鎖には，γ 鎖，μ 鎖，α 鎖，δ 鎖，ε 鎖の 5 種類があり，これによりアイソタイプが決定される．1 つの抗体の 2 本ずつの L 鎖，H 鎖はまったく同

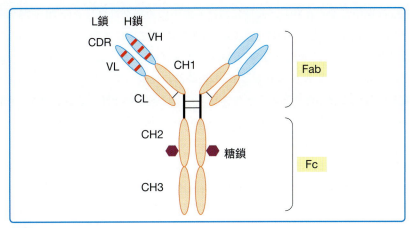

図1 抗体の構造

一である.

　抗体分子のY字のVにあたる部分をFab領域, Iにあたる部分をFc領域と呼ぶ. Fab領域は抗原結合(antigen binding)部位であり，遺伝子再構成によって異なる抗体分子の抗原結合性を生み出すためにアミノ酸配列が異なる部分である可変領域(V領域)を含んでいる. 可変領域は約110アミノ酸からなる. それぞれの鎖の可変領域の中には3つの相補性決定領域(complementarity determining region：CDR)がある. 相補性決定領域が抗体分子の中で実際に抗原に結合する部位であり，5〜10程度のアミノ酸配列からなる. それ以外の比較的変異の少ない部分はフレームワーク領域(framework region：FR)と呼ばれ，CDRを構造的に支える役割をもっている.

　Fc(crystalizable)領域は，γ, μ, α, δ, ε の各鎖ごとにアミノ酸配列は同一であり，L鎖の可変領域を除く領域を含めて定常領域を構成している. α, δ, γ の定常領域は約340アミノ酸からなる3つのドメイン(CH1–CH3)，μ, ε の定常領域は約440アミノ酸からなる4つのドメインから構成されている. Fc領域はFc受容体や補体との結合などを決定する部分である. すなわち，Fab領域は抗体の抗原結合性，Fc領域は抗体のエフェクター機能を決定している.

　免疫染色などで免疫グロブリンを検出する抗体を選ぶ場合,「抗IgG抗体」とあっても，H+Lに反応するものはIgG以外の免疫グロブリンとも反応するので，実際には「抗Ig抗体」である. IgGを特異的に検出するためには γ 鎖を認識するものを選ぶ必要がある. また, Fc受容体との結合を防ぐためにはFabやF(ab)2型の抗体を選ぶ必要がある.

抗体の種類

　抗体にはH鎖の種類によって規定されるアイソタイプとして，IgG, IgM, IgA, IgD, IgEの5種類がある.

IgGは血中に多く存在し，ヒトにおける血中の免疫グロブリンの70〜75％を占める．ヒトでは，IgG1，IgG2，IgG3，IgG4の4種類のサブクラスがある．これらのサブクラスは定常領域のアミノ酸配列は95％以上が共通であるが，ヒンジ領域の構造が大きく異なっている．ヒンジ領域はFabとFcの接続部に位置している．IgGは遺伝子再構成により抗原に対する親和性が高い．サブクラスごとに補体結合性，胎盤通過性，食細胞の貪食促進能などに違いがある．胎盤におけるIgGの能動輸送は新生児（胎児性）Fc受容体（neonatal Fc receptor：FcRn）による．

　IgMは分泌されると5量体を形成し，ほとんど血中のみに存在する．ヒトの血中の免疫グロブリンの約10％を占める．IgMは病原体に対して最初に産生される．自然抗体のほとんどはIgM型抗体である．IgMの抗原親和性はIgGに比べて低いが，多量体を形成することによりそれを補っている．

　IgAは分泌液に多く含まれ，粘膜免疫防御系（MALT）において重要な役割を果たす．IgAはIgA1とIgA2の2つのアイソタイプがある．IgAはJ鎖により結びつけられて2量体を形成する．粘膜固有層の形質細胞から産生された2量体IgAは，粘膜上皮細胞の基底膜側に発現する多量体Ig受容体と結合して上皮細胞内に取り込まれ，管腔側に分泌される．

　IgDは成熟B細胞の膜表面に発現し，抗原受容体としてシグナル伝達に関与する．一方で，IgDの分泌型の意義は不明である．扁桃や上気道に存在する形質細胞から産生され，好塩基球に作用して気道免疫に関与するという報告がある．

　IgEはFcε受容体を介して肥満細胞に結合する．元来は寄生虫に対する免疫応答に重要な役割をもつと考えられている．

Fc受容体

　Fc受容体（Fc receptor：FCR）とは抗体のFc部分を特異的に認識して結合する受容体であり，主として免疫担当細胞の膜表面に発現している（図2）．IgG，IgA，IgEのFcを認識するFcγR，FcαR，FcεRの各受容体があり，IgAとIgMの両方を認識するFcμ/αRもある．ほとんどのFc受容体は細胞内領域にITAM（immunoreceptor tyrosine-based activation motif）と呼ばれるアミノ酸配列をもち，この領域がチロシンリン酸化されると細胞内シグナル分子をリクルートし，活性化シグナル伝達を起動することができ，細胞ごとに種々の免疫応答（活性化，貪食，脱顆粒）を誘導する．自然免疫細胞は抗原特異的な受容体をもたないわけであるが，Fc受容体を介して血液や体液中に存在する抗体を細胞表面に結合させることができるため，「借り物の抗原受容体」による抗原特異的な免疫応答を誘導することができるようになっているわけである．

　Fc受容体の中でB細胞に発現するFcRIIbだけは，ITAMではなく，免疫反応を抑制するITIM（immunoreceptor tyrosine-based inhibitory motif）のアミノ酸配列を有する．ITIMはチロシン脱リン酸化酵素をリクルートして活性化シグナルを終息させる．B細胞

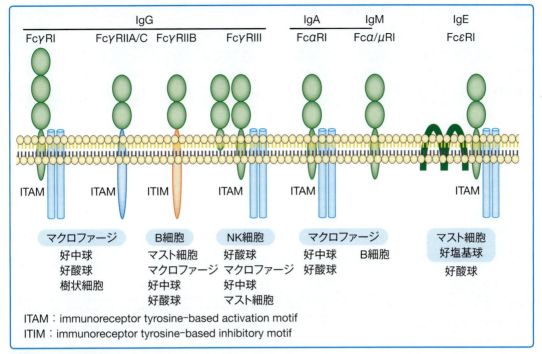

図2 Fc受容体
[藤本　学：B細胞と抗体．皮膚科サブスペシャリディーズ1冊でわかる皮膚アレルギー，塩原哲夫ほか（編），文光堂，東京，p24，2012より許諾を得て転載]

　上で抗原受容体とFcRIIbが同時に架橋される状況とは，抗原抗体複合体がすでに形成されている場合であり，そのような状況下ではB細胞はさらなる活性化は不要であると考えられ，抑制性シグナルが誘導されることは目的にかなっている．

　Fc受容体にはこのほかにFcRnがあり，IgGのリサイクルや輸送（トランスサイトーシス）にかかわっている．FcRnは血管内皮細胞にも発現し，抗体の血中から組織中へ移行にも関与していると考えられる．抗体の組織への移行は局所に炎症があると亢進する[1]．

　多量体Ig受容体は2量体であるIgAに結合し，IgAの管腔分泌にかかわる．

抗体のはたらき

　抗体には主に3つのはたらきがある．

　中和作用：抗原である病原体や毒素に結合することにより，病原体や毒素が細胞に付着するのを阻害する．

　補体の活性化：抗体が抗原に結合すると，抗体に補体が結合して補体系が活性化される．このような機序による細胞の傷害を補体依存性細胞傷害（complement-dependent cytotoxicity：CDC）と呼ぶ．

　自然免疫系細胞の活性化：抗体が抗原に結合することにより，抗体のFc領域を認識す

表1 抗体のアイソタイプと機能

	IgG				IgM	IgA1/2	IgD	IgE
	IgG1	IgG2	IgG3	IgG4				
MW（kD）	146	146	165	146	970	160	184	188
血清値（mg/mL）	9	3	1	0.5	1.5	3	0.03	0.0003
中和	++	++	++	++	+	++		
補体結合	++	+	++		+++			
食細胞への結合	++		++			+		
マスト細胞への結合								++
半減期（日）	21	20	7	21	10	6	3	2
胎盤通過	++	+	++	+				
粘膜・乳汁への分泌			ヒンジが長く分解早い			あり		

［藤本 学：B細胞と抗体．皮膚科サブスペシャリディーズ1冊でわかる皮膚アレルギー，塩原哲夫ほか（編），文光堂，東京，2012をもとに筆者作成］

るFc受容体をもったマクロファージ，好中球，好酸球，ナチュラルキラー（NK）細胞などが抗原や細胞を認識して貪食・殺傷するのを促進する．このような機序による細胞の傷害を抗体依存性細胞傷害（antibody-dependent cellular cytotoxicity：ADCC）と呼ぶ．同様に，IgE抗体の場合には抗原によりFcε受容体が架橋されると肥満細胞の脱顆粒を誘導する．

抗体産生の維持機構

　従来，形質細胞は短寿命であり，抗体産生が必要になるとメモリーB細胞が活性化増殖して形質細胞となり，抗体産生が行われると考えられていた．ところが近年，形質細胞には短寿命の形質細胞（short-lived plasma cell）と長寿命の形質細胞（long-lived plasma cell）の2種類が存在することが明らかになってきた[2]．長寿命の形質細胞は骨髄に移動して，骨髄内のnicheにおいて抗原刺激の存在に依存せずに抗体を産生すると考えられている．

抗体が関与する皮膚疾患

　抗体は感染症において有害な病原体の排除にかかわる一方で，環境中の無害な抗原や自

己の抗原に対して産生されることがあり，種々の皮膚疾患のプレーヤーとなりうる．過敏反応は免疫機序の違いによりⅠ型からⅣ型に分類されている．

　Ⅰ型過敏症はIgEの関与する即時型アレルギーであり，蕁麻疹が含まれる．アレルゲンに感作された個体ではアレルゲンに特異的なIgEが産生されるようになり，組織中の肥満細胞に結合したIgEにアレルゲンが結合すると，脱顆粒により即時型のヒスタミンを放出し，また遅発性に持続的に作用するプロスタグランジンやロイコトリエンなどの脂質メディエーターやサイトカインなどを分泌する．

　天疱瘡や類天疱瘡に代表される自己免疫水疱症は，表皮間接着分子や表皮基底膜構成分子などに対する自己抗体が産生され，病変部にこれらの抗体の沈着が認められる．IgG型抗体のほか，疾患によってはIgA型抗体も関与する．Ⅱ型過敏反応に分類できる．

　血管炎は免疫複合体が関与する機序が代表的であり，Ⅲ型過敏反応に分類される．たとえば，IgA血管炎（アナフィラクトイド紫斑，Henoch-Schönlein紫斑病）では，真皮上層の毛細血管にIgAの沈着が認められる．

　膠原病においては自己抗体の産生が特徴的であるが，その多くは核内や細胞質内の分子であり，病態において直接関与しているかどうかは不明な点が多い．全身性エリテマトーデスでは，表皮基底膜にIgGやIgMの沈着がみられる（ループスバンドテスト）．

文　献
1) Ono S, et al：Local inflammation exacerbates cutaneous manifestation in a murine autoimmune pemphigus model. J Allergy Clin Immunol **139**：2026-2028, 2017
2) Shapiro-Shelef M, et al：Regulation of plasma-cell development. Nat Rev Immunol **5**：230-242, 2005

2 T 細胞

A. T細胞サブセット

> **ポイント**
> ▶細胞性免疫応答はT細胞を媒介とする抗原特異的な反応であり，病原体への防御反応であると同時に，さまざまな自己免疫疾患，慢性炎症疾患に関与する．
> ▶CD4$^+$ T細胞は，Th1，Th2，Th17，Th22，Tfh，Th9，Tregなどのサブセット，CD8$^+$ T細胞はTc1，Tc2，Tc17などのサブセットが同定されている．

T細胞サブセットの種類

　免疫システムは自然免疫と獲得免疫に大別され，さらに獲得免疫は細胞性免疫と液性免疫とに分けることができる．T細胞によって媒介される細胞性免疫応答は，抗原提示細胞（antigen presenting cells：APCs）のMHC分子に結合したペプチドをナイーブT細胞（naïve T細胞）がT細胞受容体（T-cell receptor：TCR）を介して認識することから始まる．このAPCsによる抗原提示において，MHCクラスI分子に結合した抗原ペプチドはCD8$^+$ T細胞のTCR，MHCクラスII分子に結合したものはCD4$^+$ T細胞のTCRにそれぞれ結合し，エフェクターT細胞（effector T細胞）へと分化誘導される．

　抗原提示を受けてエフェクターT細胞へと分化したCD4$^+$ T細胞はCD4$^+$ Tヘルパー細胞（Th細胞）となり，そのサイトカインの産生パターンによって，Th1，Th2，Th17に大きく分類される（図1）．Th1はIFN-γ，Th2はIL-4，IL-5，IL-13，Th17はIL-17A，IL-17F，IL-22を産生する．一方，ナイーブCD4$^+$ T細胞は濾胞性ヘルパーT細胞（follicular helper T cells：Tfh細胞）にも分化でき，このT細胞サブセットはIL-21を産生することで，主にB細胞の分化誘導，免疫グロブリンのclass switchにおいて重要な役割を果たしている（図1）[1]．ナイーブCD4$^+$ T細胞はinducible制御性T細胞（inducible regulatory T細胞：iTreg）へも分化することができ，免疫抑制，免疫寛容にとって非常に重要である（図1）．また最近，IL-9産生Th9細胞が新たに同定されている（図1）[2,3]．

　一方，APCsからの抗原提示後に活性化したCD8$^+$ T細胞はその抗原に特異的な細胞傷害活性を有し，細胞傷害性T細胞（cytotoxic T lymphocyte：CTL）と呼ばれる．その名の

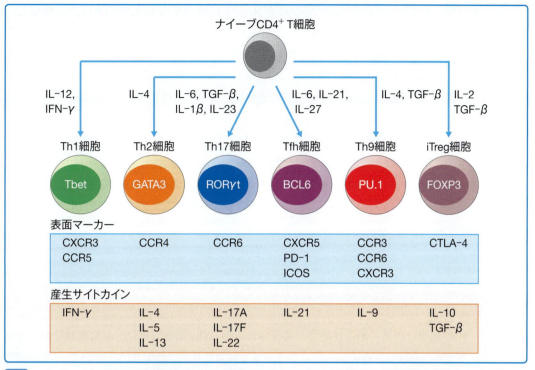

図1 ナイーブ CD4⁺ T 細胞から各 T 細胞サブセットへの分化，主要転写因子，表面マーカー，産生サイトカインの模式図

ナイーブ CD4⁺ T 細胞は APCs から抗原提示を受ける際，そのサイトカインシグナル，主要転写因子などの違いにより，それぞれの T 細胞サブセットへ分化する．各 T 細胞サブセットに特異的に発現するケモカインレセプター，産生サイトカインを示す．

ごとく，MHC クラス I 分子上に抗原ペプチドを発現した細胞を標的細胞と認識して，アポトーシスを誘導して殺傷する．CD8⁺ CTL の分化は APCs のみで誘導できる場合と，Th 細胞の介助が必要な場合とがある．

Th1 および Th2 細胞

　Th1 細胞は主にウイルス／細菌感染時の微生物排除目的に誘導される T 細胞サブセットであるが，ある種の自己免疫疾患における病因にもなる．Th1 細胞は IFN-γ を産生し，サイトカインレセプターである IL-12Rβ 鎖／IL-18R を発現，またケモカインレセプター CXCR3/CCR5 を発現している[4]．T-bet は Th1 細胞の主たる転写因子とされる[5]．前述したように，APCs 上の MHC クラス II 分子を介して抗原提示を受けたナイーブ CD4⁺ T 細胞は，同じく APCs 上の共刺激分子 B7 と T 細胞上の CD28 との結合によって，自ら IL-2 を産生する．産生された IL-2 とナイーブ CD4⁺ T 細胞上の IL-2 レセプター（IL-2R）による autocrine/paracrine により，エフェクター T 細胞へとクローン性に増殖していく．

その際，APCsから産生されたIL-12がIL-12Rに結合することでSTAT4を活性化し，IFN-γがT-betを誘導することで，ナイーブCD4⁺T細胞からTh1への分化成熟が誘導される[4,5]．Th1細胞が産生するIFN-γは周囲のマクロファージの活性化やB細胞からのIgG抗体の産生を促進させ，結果として微生物に対する免疫応答を増強させる．

一方，Th2細胞は蠕虫といった寄生虫感染症，アトピー性皮膚炎といったアレルギー疾患において重要な役割を果たす．Th2細胞は，IL-4, IL-5, IL-13を産生し，ケモカインレセプターCCR4を発現，GATA-3が主たる転写因子である[4,5]．ナイーブCD4⁺T細胞からTh2細胞への分化にはIL-4が必要であり，STAT6の活性化とGATA-3の転写活性によって誘導される[4,5]．Th2細胞から産生されるIL-4はB細胞からのIgEやIgG4の産生に寄与し，マクロファージの活性化を抑制する効果もある．また，IL-5は好酸球を活性化させる．

Th17細胞

Th17細胞は真菌，細菌感染時に誘導されるが，Th1細胞同様に，多発性硬化症，関節リウマチ，尋常性乾癬といった，さまざまな慢性炎症性疾患に関与している．Th17細胞はIL-17A, IL-17F, IL-22を産生し，ケモカインレセプターCCR6を発現，RORγtが主たる転写因子である[6]．ナイーブCD4⁺T細胞からTh17細胞への分化には，IL-6, TGF-β, IL-1β, IL-23といったサイトカインが必要であり，STAT3, IRF4, BATFの活性化，それに引き続くRORγtの転写活性によって誘導される[7]．Th17細胞から産生されるIL-17は好中球の遊走や抗菌ペプチドの産生とともに，真菌，細菌に対する防御機能に関与しており，特に皮膚粘膜表面におけるカンジダの排除に重要である[8]．本来，皮膚や腸管といった粘膜における病原侵入に対する防御システムの役割を果たすべきTh17細胞が異常に誘導されることで，尋常性乾癬をはじめとする慢性炎症疾患が引き起こされる．その詳細については別項を参照されたい．

Tfh細胞

Tfh細胞は主にIL-21を産生し，B-cell zoneへのホーミングケモカインレセプターであるCXCR5やprogrammed death 1（PD-1），inducible T-cell co-stimulator（ICOS）を発現する[1]．ナイーブCD4⁺T細胞からTfh細胞への分化には，IL-6, IL-21, IL-27といったサイトカインが必要であり，Bcl-6が主たる転写因子となる[9]．Tfh細胞の重要な役割はB細胞を成熟化させ，メモリーB細胞（memory B cell）や形質細胞へと分化誘導することである．抗原を捕捉したAPCsは末梢からリンパ節へ移入し，T細胞領域でナイーブCD4⁺T細胞に抗原提示し，T細胞を活性化，各種エフェクターT細胞へ分化させる．その過程において，B-cell zoneへのホーミングケモカインレセプターのCXCR5が発現され

た Tfh は胚中心へ移動することができ，自身の CD40 ligand（CD40L）と B 細胞側の CD40 との相互作用と自らが産生した IL-21 を介して，B 細胞の活性化，増殖，分化，そして免疫グロブリンの class switch に寄与する[9]．

Th9 細胞

　近年，Th9 細胞は IL-9 を産生する CD4$^+$ T 細胞という独立した T 細胞サブセットと同定された[2,3]．Th9 細胞は Th2 細胞に類似し，寄生虫感染症やアレルギー疾患に関与するが，その抗腫瘍効果の報告も最近では注目されている[10]．Th9 への分化には IL-4 と TGF-β が必要とされ，PU.1 がその主要な転写因子とされている[10]．

CD8$^+$ CTL

　エフェクター T 細胞へと活性化した CD8$^+$ CTL は，MHC クラス I 分子上に抗原ペプチドを発現したウイルスなどの感染細胞あるいは腫瘍細胞を標的細胞と認識して破壊する．CTL による細胞傷害のメカニズムはパーフォリン，グランザイムといった細胞傷害顆粒を放出し，標的細胞にアポトーシスを誘導する場合と，CTL に発現する Fas ligand（FasL）と標的細胞上に発現する Fas との相互作用を介する方法がある．Th1 とは異なり，CD8$^+$ CTL は細胞質内にとどまって増殖する微生物に対しても，細胞性免疫応答が可能である．

　一方，従来，CD8$^+$ CTL は IFN-γ，TNF-α を産生する cytotoxic T 細胞（cytotoxic T：Tc）集団と考えられてきたが，その後のサイトカイン産生パターンや転写因子の発現パターンから，Tc1，Tc2，Tc17 と Th 細胞と同様なサブセットに分類されつつある．すなわち，IFN-γ 産生 T-bet／Eomes 陽性の Tc1，IL-4，IL-5，IL-13 産生 GATA-3 陽性の Tc2，そして IL-17，IL-22 産生 RORγt/T-bet 陽性の Tc17 となる[4]．

文　献

1) Ma CS, et al：Here, there and everywhere：T follicular helper cells on the move. Immunology **152**：382-387, 2017
2) Veldhoen M, et al：Transforming growth factor-beta 'reprograms' the differentiation of T helper 2 cells and promotes an interleukin 9-producing subset. Nat Immunol **9**：1341-1346, 2008
3) Dardalhon A, et al：IL-4 inhibits TGF-beta-induced Foxp3+ T cells and, together with TGF-beta, generates IL-9+ IL-10+ Foxp3- effector T cells. Nat Immunol **9**：1347-1355, 2008
4) Annunziato F, et al：The 3 major types of innate and adaptive cell-mediated effector immunity. J Allergy Clin Immunol **135**：626-635, 2015
5) Fang D, et al：Dynamic balance between master transcription factors determines the fates and functions of CD4 T cell and innate lymphoid cell subsets. J Exp Med **214**：1861-1876, 2017
6) Dong C：TH17 cells in development：an updated view of their molecular identity and genetic programming. Nat Rev Immunol **8**：337-348, 2008
7) Durant L, et al：Diverse targets of the transcription factor STAT3 contribute to T cell pathogenicity and homeostasis. Immunity **32**：605-615, 2010
8) Romani L：Immunity to fungal infections. Nat Rev Immunol **11**：275-288, 2011
9) Ma CS, et al：The origins, function, and regulation of T follicular helper cells. J Exp Med **209**：1241-1253, 2012
10) Li Y, et al：TH9 cell differentiation, transcriptional control and function in inflammation, autoimmune diseases and cancer. Oncotarget **7**：71001-71012, 2016

T 細胞

B. 制御性 T 細胞

> **ポイント**
> ▶ FoxP3の発現だけでは制御性 T 細胞を定義できない．
> ▶ FoxP3$^+$ T 細胞を評価する際は，可能な限り免疫抑制機能を検証する．
> ▶ 制御性 T 細胞には，胸腺由来と末梢組織由来がある．
> ▶ 一過性に FoxP3 を発現するヘルパー T 細胞が存在する．

制御性 T 細胞とは

制御性 T 細胞(regulatory T cells：Treg)とは転写因子 FoxP3 を発現する CD4$^+$ T 細胞のサブセットであり，免疫寛容の維持に不可欠の細胞である．FoxP3 をコードする遺伝子 *FOXP3*(ヒト)/*Foxp3*(マウス)の変異は，種々の臓器特異的自己免疫疾患，アレルギー，炎症性腸炎の原因となることから，免疫系における制御性 T 細胞の重要性が推し量られる[1]．

末梢血中 CD4$^+$ T 細胞の約 10％が制御性 T 細胞に属する[1,2]．フローサイトメトリーでヒト末梢血を解析すると，制御性 T 細胞は CD4$^+$ T 細胞分画のうち，CD25$^+$CD4$^+$CD3$^+$，または CD25$^+$ CD127^{low} として検出される(図1)．

制御性 T 細胞は胸腺内で分化する胸腺型(thymus-derived Treg：tTreg)と，腸管などの胸腺外で分化する末梢型(peripherally induced Treg：pTreg)に分類される[3]．健常者における末梢血中制御性 T 細胞の大部分は胸腺型である．内因性(natural：nTreg)，誘導性(induce：iTreg．adaptive：aTreg)などの分類もあるが，その使用基準については Abbas らの勧告を参考にしていただきたい[3]．Abbas らによる制御性 T 細胞のサブセット分類については後述する．

FoxP3 は制御性 T 細胞の分化に不可欠の転写因子である．しかし，FoxP3 を発現するが，免疫抑制機能をもたない T 細胞も存在する．また，FoxP3 を一過性に発現する T 細胞も確認されている．したがって，FoxP3 は制御性 T 細胞を識別する際の有用なマーカーだが，その解釈には注意が必要である．

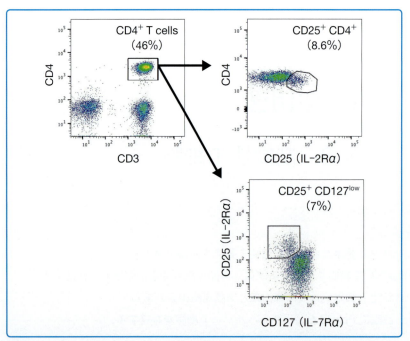

図1 フローサイトメトリーでみたヒト末梢血中の制御性T細胞
制御性T細胞は，CD4⁺ T細胞（CD3⁺CD4⁺）のうち，CD4発現レベルがわずかに低いCD25⁺の分画（図右上），特にCD127^{low}CD25⁺（図右下）に存在する．

表1 制御性T細胞サブセットの特徴

特　徴	tTreg	pTreg	iTreg
分化の場	胸腺内	胸腺外	試験管内
前駆細胞	CD4SP 胸腺細胞（CD25⁺ FoxP3⁻ GITR⁺ CD24^{high}）	FoxP3⁻CD4⁺ T細胞	FoxP3⁻CD4⁺ T細胞
誘導抗原	自己抗原	種々の抗原	種々の抗原
FOXP3/IL2RA/CTLA4 遺伝子領域のDNAメチル化状態	低い	高い	高い

　本稿ではアレルギー疾患における制御性T細胞の役割を考察するうえで注意すべき点を中心に解説する．より一般的な事項や歴史的背景については文献を参照していただきたい[4〜6]．

制御性T細胞のサブセット

　制御性T細胞は，分化条件，活性化状態などにより，いくつかに分類される．それぞれ簡単に紹介し，サブセットの分化条件について考察する（表1）[1,7,8]．

❶ 胸腺由来制御性 T 細胞（thymus-derived regulatory T cell：tTreg）

rTreg は，CD4 single positive 胸腺細胞から $CD25^+FoxP3^-GITR^+CD24^{high}$ 前駆細胞を経て，$FoxP3^+CD25^+CD24^-$ となり，胸腺内で分化成熟する制御性 T 細胞である．健常者末梢血中制御性 T 細胞の 90％を占める．

マウスでは T 細胞受容体（TCR）下流のシグナル関連分子（c-Rel，Nr4a）を欠損させると tTreg が激減するため，自己抗原と比較的強い親和性の TCR を発現する胸腺細胞が tTreg に分化すると考えられている．また，IL-2/IL-15 欠損マウスや，common γ-chain 欠損マウスでは tTreg が消失するため，これらのサイトカイン刺激が分化に必須である．TGF-β は，胸腺細胞の BIM（BCL2L11）依存性クローン除去を抑制し，tTreg の分化に寄与するとされる．

CD28 分子の細胞内ドメインには，LCK の結合と NF-κB 活性に関与する部位がある．この部位は胸腺細胞のアポトーシスを抑制し，tTreg の分化を誘導する．CD27 分子も同様の機能をもつ．TCR 刺激と CD28 刺激を受けた胸腺細胞は，GITR（TNFRSF18），OX40（TNFRSF4），TNFR2（TNFRSF1B）を発現する．これらの TNF 受容体関連分子はいずれもアポトーシスを抑制し，tTreg 細胞の分化を促進する．

近年の研究から，tTreg では，制御性 T 細胞を特徴づける *FOXP3*，*IL2RA*，*CTLA4* 遺伝子領域の DNA メチル化の低下（DNA hypomethylation）などのエピジェネティックな変化が確認されており，これらの遺伝子の定常的発現と，免疫抑制活性の安定化の関連が示唆されている．

❷ 末梢誘導性制御性 T 細胞（peripherally derived Treg cell：pTreg）

pTreg は，腸管などの胸腺外で分化した制御性 T 細胞である．$FoxP3^-CD4^+$ T 細胞が TGF-β と IL-2 に曝露されることで分化する．FoxP3，CD25，CTLA-4 を発現し，表面分子発現パターンは tTreg と大差ない．しかし，*FOXP3* 遺伝子などのエピジェネティックな状態が tTreg と異なり，FoxP3 の発現や免疫抑制活性が不安定である．細胞を生かした状態で tTreg と pTreg を確実に識別する方法は，まだ開発されていない．

❸ *In vitro*-induced Treg cell（iTreg）

iTreg は特定の細胞培養条件下で誘導され，FoxP3 の発現とともに免疫抑制活性が確認された T 細胞である．IKK の発現と，カルシウムシグナル経路は iTreg の誘導を促進する．一方，AKT 活性は iTreg の分化を抑制する．

PTEN は AKT シグナル経路を抑制するので，iTreg の分化を促進させる．TCR の強い刺激は PTEN の発現を抑制し，AKT を活性化するので，iTreg の誘導を抑制する．したがって，iTreg の誘導には「suboptimal」な TCR 刺激がよいとされる．

ITK 欠損 T 細胞は，iTreg への分化が促進され，ITK 欠損マウスでは tTreg が増加する．

これらの現象は，ITK の欠損により，PTEN の機能が優位になる結果と考えられている．AKT による iTreg の分化調節機構は不明な点が多いが，AKT の下流に位置する mTOR（mammalian target of rapamycin/mechanistic target of rapamycin）による細胞分裂/細

表2 制御性T細胞サブセットの分化に関与する因子

因子名	tTreg	pTreg	iTreg
CD28	↑	↓	↓
CD5	↓	↑	?
CTLA-4	?	↑	?
PD-L1（PTEN↓）	?	↑	↑
mTOR	?	?	↓
AMPK（mTORの抑制）	?	?	↑
Etomoxir（脂肪酸酸化の抑制）	?	?	↓

↑：促進，↓：抑制，?：定見なし．

胞代謝調節が関与すると考えられる．

制御性T細胞サブセットの分化に関与する因子

iTregの分化誘導条件の解析や，種々の遺伝子改変マウスの解析から，制御性T細胞の分化条件が解明されつつある（表2）[7,8]．

CD28刺激は，tTregの胸腺内分化を促進するが，iTregとpTregの誘導は抑制する．また，TCRシグナル強度を抑制するCD5分子を欠損するマウスでは，tTregが増加するが，pTregは減少する．逆に，抑制系シグナルを伝達するCTLA-4は，iTregの分化を促進する．同様にPD-L1（programmed cell death 1 ligand 1）は，PTENの発現増強とAKTシグナル経路の抑制を介して，iTreg，pTregの分化を促進する．

近年，細胞のエネルギー代謝とFoxP3発現の関係が明らかになった．FoxP3の発現自体は制御性T細胞の必要十分条件ではない．しかし，その発現調節は，制御性T細胞の免疫抑制活性や分化と密接に関係する．ナイーブT細胞は，抗原とまだ反応していない状態にあり，そのエネルギー代謝はTCA回路によるピルビン酸と脂肪酸の酸化に依存する．抗原刺激により活性化すると，代謝プログラムが変更され，AKTシグナル経路の活性化を介して，グルコースとアミノ酸を大量に消費する状態になる．一方，iTregのエネルギー代謝は，酸化的リン酸化と脂肪酸酸化が中心である．解糖系を抑制した状態でCD4$^+$ T細胞を in vitro で分化させると，FoxP3が発現され，（抗原刺激に反応しない）アナジー状態となる．アナジー状態とは，抗原刺激を受けてもリンパ球が反応しない状態のことである．解糖系の活性化に関与するmTORを欠損させたT細胞は，iTregに分化しやすくなることは前述のとおりである．AMP-activated protein kinase（AMPK）の活性化も，mTOR経路の抑制を介して，FoxP3の発現とiTreg分化を誘導する．一方，etomoxirを用いて脂肪酸酸化を抑制すると，iTregの分化が阻害される．したがって，FoxP3の発現とiTregの分化は，エネルギー代謝と密接にかかわっている．

解糖系と制御性T細胞の関係はやや複雑である．HIF-1α（hypoxia inducing factor 1 alpha)経路を操作し，解糖系優位にした制御性T細胞は，FoxP3発現が抑制され免疫抑制活性を失う．しかし，制御性T細胞が生体内で増殖するには，解糖系が必要である．また，解糖系はヒトFOXP3のスプライスバリアントの発現を調節する．たとえば，解糖系を抑制した条件で誘導したヒトiTregは，FOXP3発現レベルは高まるが，FOXP3トランスクリプトの多くは抑制活性に重要な第2エキソンを欠く．逆に，FoxP3が代謝を調節する可能性も示唆されている．$CD4^+$ T細胞にFOXP3を強制発現させると，PI3K-AKT-mTORC1経路が抑制され，解糖系関連遺伝子の発現が減少する一方，酸化的代謝関連遺伝子発現が増加する．

上記の分子，シグナル伝達経路，代謝経路は，種々の免疫関連疾患の治療標的となると考えられる．しかし，その詳細は不明であり，今後の検討が待たれる．

制御性T細胞以外のFoxP3発現細胞

制御性T細胞以外の細胞もFoxP3を発現する．これまで，$CD4^+$ T細胞，$CD8^+$ T細胞，ナチュラルキラーT(NKT)細胞，マクロファージ，B細胞，がん細胞における発現が報告されている．これらの細胞におけるFoxP3の意義については，今後の研究が待たれる[7]．

❶ 活性化 $CD4^+$ T細胞

試験管内でT細胞を抗CD3抗体で刺激するとFoxP3を発現する[9]．その発現は一過性であり，刺激3日目で，$CD4^+$ T細胞と$CD8^+$ T細胞の25％程度がFoxP3陽性となるが，10日目にはほぼ0％となる[9]．

試験管内でIL-1β存在下にTh17を誘導する際，第2エキソンと第7エキソンを欠如するFOXP3が発現される[10]．また，Crohn病では第7エキソンを欠如するFOXP3が増加する[10]．したがって，自己免疫病やアレルギーにおいても，FOXP3のスプライスバリアントが何らかの役割を果たす可能性がある．

ヒト末血中$CD4^+$ T細胞をCD25(またはFoxP3)とCD45RAで染色すると，$FoxP3^+CD4^+$ T細胞を3つのサブクラスに分離できる(図2)[11]．$FoxP3^{low}CD45RA^+CD45RO^-CD25^{low}$ (Fraction Ⅰ)は，胸腺から供給されて間もない(recent thymic emigrant)制御性T細胞である．$FoxP3^{high}CD45RA^-CD45RO^+CD25^{high}$ (Fraction Ⅱ)は，Fraction Ⅰが抗原刺激を受けた状態の制御性T細胞である．$FoxP3^{low}CD45RA^-CD45RO^+CD25^{low}$ (Fraction Ⅲ)は，FoxP3を発現するが抑制活性はもたず，IFN-γやIL-17を産生する活性化ヘルパーT細胞である．また，$CD25^-CD45RA^-$ (Fraction Ⅳ)はメモリーT細胞，$CD25^-CD45RA^+$ (Fraction Ⅴ)はナイーブT細胞に相当する(図2)．FoxP3とCD25の発現レベルはある程度の相関関係があるため，CD25の発現が高い分画はFoxP3発現レベルも高い傾向にある[11]．

Fraction Ⅰ〜Ⅴについて，Ikarosファミリーに属する転写因子Heliosの発現をみると興味深い結果が得られる(未発表)．Fraction ⅠとⅡは$Helios^+Foxp3^+$である．$CD45RA^-CD25^{low}$分画は，$FoxP3^{low}$細胞が含まれるが，これらの細胞ではHeliosは発現しない(図

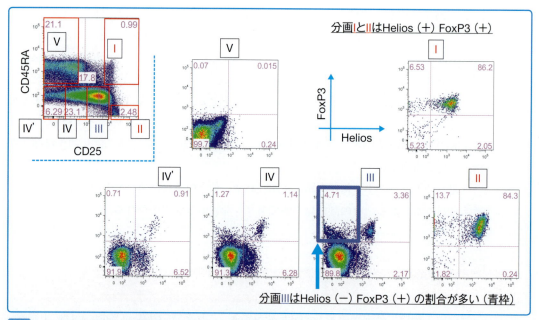

図2 FoxP3⁺CD4⁺ T細胞の3つのサブクラス

ヒト末梢血中CD4⁺ T細胞を，CD25（またはFoxP3）とCD45RAで染色すると，FoxP3⁺CD4⁺ T細胞を3つのサブクラスに分離できる．
FoxP3^{low}CD45RA⁺CD45RO⁻CD25^{low}（Fraction Ⅰ）は，胸腺から供給されて間もない（recent thymic emigrant）制御性T細胞である．FoxP3^{high}CD45RA⁻CD45RO⁺CD25^{high}（Fraction Ⅱ）は，Fraction Ⅰが抗原刺激を受けた状態の制御性T細胞である．FoxP3^{low}CD45RA⁻CD45RO⁺CD25low（Fraction Ⅲ）は，FoxP3を発現するが抑制活性は持たず，IFN-γやIL-17を産生する活性化ヘルパーT細胞である．また，CD25⁻CD45RA⁻（Fraction Ⅳ）はメモリーT細胞，CD25⁻CD45RA⁺（Fraction Ⅴ）はナイーブT細胞に相当する．FoxP3とCD25の発現レベルはある程度の相関関係があるため，CD25の発現が高い分画はFoxP3発現レベルも高い傾向にある．しかし，厳密には，CD25とFoxP3の発現レベルのずれが存在する（Fraction Ⅰ～VをFoxP3とHeliosで展開した図を参照）．しかしFoxP3の染色は細胞を固定する必要があり，制御性T細胞を生かした状態では精製できない．この問題を回避したい場合は，FoxP3の代わりにCD25を指標とせざるをえない．
Fraction Ⅰ～Ⅴについて，Heliosの発現を組み合わせて展開すると興味深い結果になる．Fraction ⅠとⅡはHelios⁺Foxp3⁺である．CD45RA⁻CD25^{low}分画は，FoxP3^{low}細胞が含まれるが，これらの細胞はHeliosは発現しない．Fraction Ⅲ～Ⅳに，Helios⁺FoxP3⁻細胞が存在するが，この細胞集団の由来と機能は不明である．

2）．またFraction Ⅲ～ⅣにHelios⁺FoxP3⁻細胞が存在するが，この細胞集団の由来と機能は不明である（図2）．

ヒト末梢血CD4⁺ T細胞をFoxP3とHeliosで展開し，① Helios⁻FoxP3⁺，② Helios⁺FoxP3⁺，③ Helios⁺FoxP3⁻，④ Helios⁻FoxP3⁻に分割し，各分画のCD45RAとCD25の発現を調べると，①はFraction Ⅲ，②はFraction Ⅰ～Ⅱ，③はFraction Ⅲ～Ⅳ，④はFraction Ⅳ～Ⅴに対応する（図3）．Heliosの染色もFoxP3と同様に細胞を固定する必要があるため，染色した細胞を生細胞として解析できない．この問題を回避するためには，Heliosの発現と連動する細胞表面分子などのバイオマーカーを見いださねばならない．Neuropilin 1（NRP1）が1つの候補分子であるが，検証が必要である（未発表）．

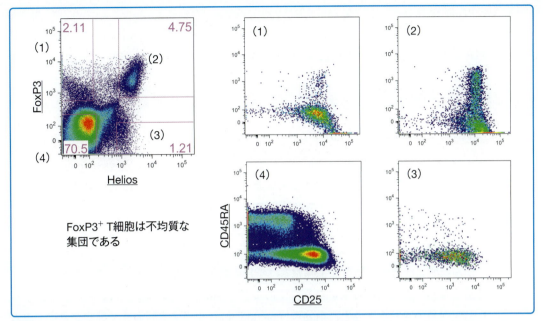

図3 FoxP3とHeliosによるヒト末梢血CD4⁺T細胞の展開
ヒト末梢血CD4⁺T細胞をFoxP3とHeliosで展開し，(1) Helios⁻FoxP3⁺, (2) Helios⁺FoxP3⁺, (3) Helios⁺FoxP3⁻, (4) Helios⁻FoxP3⁻に分割し，各分画のCD45RAとCD25の発現を調べると，(1)はFraction Ⅲ, (2)はFraction Ⅰ～Ⅱ, (3)はFraction Ⅲ～Ⅳ, (4)はFraction Ⅳ～Ⅴに対応する．Heliosの染色もFoxP3と同様に細胞を固定する必要があるため，染色した細胞を生細胞として解析できない．この問題を回避するためには，Heliosの発現と連動する細胞表面分子などのバイオマーカーが必要である．

❷ CD8⁺制御性T細胞

前立腺がんなどの腫瘍組織に，FoxP3を発現するCD8⁺T細胞が検出される．これらの細胞の免疫抑制活性については今後の研究の蓄積が待たれる．

❸ NKT細胞

NKT細胞はCD1dに提示された脂質抗原を認識するT細胞で，種々のサイトカインを産生し，免疫寛容への関与も示唆されている．T細胞抗原受容体の多様性が限られているinvariant NKT (iNKT) 細胞も，TGF-βの存在下にFoxP3を発現する[12]．免疫寛容におけるFoxP3⁺iNKT細胞の役割は今後の研究が待たれる．

❹ T細胞以外の免疫細胞

マクロファージやB細胞などのT細胞以外の免疫細胞におけるFoxP3の発現が報告されている．マウス腎細胞がんに浸潤するマクロファージがFoxP3を発現すると報告されているが，その意義については検討を要する[13]．免疫抑制活性を有する制御性B細胞の一部がFoxP3を発現し，その数が多発性硬化症患者と全身性エリテマトーデス (SLE) 患者の重症度と正に相関することが報告されている[14]．

❺ がん細胞

乳がん，前立腺がん，膵臓がん，甲状腺がん，胃がん，卵巣がんにおいて，FoxP3の発現が報告されている．その意義は不明である．

アレルギー疾患における制御性T細胞の役割と研究面での注意

IPEX症候群では，アナフィラキシー症状や湿疹様皮膚炎を発症することから，制御性T細胞がアレルギー疾患の発症を抑制していると推測される．しかし，一般的なアレルギー疾患の病変部における制御性T細胞の増減については，まだ一定の見解が得られていない．

がん局所に浸潤する制御性T細胞と，予後の関係も同様に混沌としていたが，近年，矛盾する結果の説明が可能になりつつある[15]．Saitoらによれば，大腸がんに浸潤するFoxP3$^+$T細胞を解析すると，前述の「Fraction Ⅱ」に相当する制御性T細胞が多数を占めるAタイプと，「Fraction Ⅲ」に相当する活性化ヘルパーT細胞が優位のBタイプに分類できる[15]．さらに，Aタイプの予後は不良だが，Bタイプの予後は良好であったとの報告がなされた[15]．

したがって，アレルギー疾患を解析する場合にも，制御性T細胞の役割を解析するには，病変部に浸潤するFoxP3発現T細胞の「機能」を検討すべきであり，マーカー分子の発現解析だけでは不十分であることに留意すべきだろう．さらに，末梢血中の制御性T細胞は，必ずしも病変部に浸潤する制御性T細胞の状態を反映しているとは限らない．末梢血しか検体を採取できない状況では，対象臓器へのホーミング受容体を発現する細胞について検討するなど，工夫を要すると考える．

文　献

1) Kitagawa Y, et al：Molecular control of regulatory T cell development and function. Curr Opin Immunol **49**：64-70, 2017
2) Nomura T, et al：The panoply of alphabetaT cells in the skin. J Dermatol Sci **76**：3-9, 2014
3) Abbas AK, et al：Regulatory T cells：recommendations to simplify the nomenclature. Nat Immunol **14**：307-308, 2013
4) 坂口志文：ゆらぐ自己と非自己―制御性T細胞の発見．生命誌ジャーナル **89**，2016，http://brh.co.jp/s_library/interview/89/（2018年4月アクセス）
5) 多田富雄：制御性T細胞：過去と現在．JSI Newsletter **11**：3，2003，http://www.jsi-men-eki.org/scientist/newsletter/html/vol11no1/JSI_Newsletter_vol11no1_p3.htm（2018年4月アクセス）
6) 熊ノ郷淳（編）：免疫ペディア：101のイラストで免疫学・臨床免疫学に強くなる！，羊土社，東京，2017
7) Lu L, et al：The regulation of immune tolerance by FOXP3. Nat Rev Immunol **17**：703-717, 2017
8) Li MO, et al：T cell receptor signalling in the control of regulatory T cell differentiation and function. Nat Rev Immunol **16**：220-233, 2016
9) Gavin MA, et al：Single-cell analysis of normal and FOXP3-mutant human T cells：FOXP3 expression without regulatory T cell development. Proc Natl Acad Sci U S A **103**：6659-6664, 2006
10) Mailer RK, et al：IL-1beta promotes Th17 differentiation by inducing alternative splicing of FOXP3. Sci Rep **5**：14674, 2015
11) Miyara M, et al：Functional delineation and differentiation dynamics of human CD4+ T cells expressing the FoxP3 transcription factor. Immunity **30**：899-911, 2009
12) Monteiro M, et al：Identification of regulatory Foxp3+ invariant NKT cells induced by TGF-beta. J Immunol **185**：2157-2163, 2010
13) Devaud C, et al：Foxp3 expression in macrophages associated with RENCA tumors in mice. PLoS One **9**：e108670, 2014
14) Vadasz Z, et al：The Expansion of CD25 high IL-10 high FoxP3 high B Regulatory Cells Is in Association with SLE Disease Activity. J Immunol Res **2015**：254245, 2015
15) Saito T, et al：Two FOXP3（+）CD4（+）T cell subpopulations distinctly control the prognosis of colorectal cancers. Nat Med **22**：679-684, 2016

T 細胞

C. Resident memory T 細胞

> **ポイント**
> ▶ 皮膚に分布するT細胞は主にメモリーT細胞であり，その中に，血中，リンパ節中と皮膚中を循環する central memory T 細胞や migratory memory T 細胞，いったん皮膚に移行した後，循環に戻らず皮膚にとどまり続ける resident memory T 細胞のように，複数のメモリー T 細胞分画が存在する．
> ▶ 皮膚疾患において，原因となる皮膚T細胞分画の動態や機能の相違が臨床像と相関する場合が考えられる．
> ▶ 複数の皮膚疾患で皮膚 resident memory T 細胞の関与が考えられ，さらに皮膚のみでなく，resident memory T 細胞が分布する組織における組織特異的疾患に組織 resident memory T 細胞が関与する可能性が考えられる．

組織 T 細胞と resident memory T 細胞

　皮膚のような末梢組織に分布するT細胞は主としてメモリーT細胞であることが知られている．このメモリーT細胞は生体の免疫システムが抗原と遭遇することで産生され，抗原再曝露時に素早く応答できるよう備えている．四半世紀前にヒト末梢血中リンパ球から central memory T 細胞（T_{CM}），effector memory T 細胞（T_{EM}）という２つのメモリーT細胞分画が報告された．T_{CM} はリンパ組織中に優位に分布する分画であり，T_{EM} はリンパ組織以外に多くみられる[1]．以後，主にマウスモデルを通してメモリーT細胞分画の動態や機能に関する詳細な研究が進んでいる．T_{CM} はケモカイン受容体 CCR7 と接着分子 L- セレクチン（CD62L）を発現し，リンパ節や血中へ容易に移行するとされる一方，T_{EM} は CCR7，CD62L の発現レベルが低く，発現する表面マーカーに応じた特異的な組織向性を有すると考えられる．近年の研究から，T_{CM}，T_{EM} 以外にも，migratory memory T 細胞，recirculating memory T 細胞など，異なる動態を呈するメモリーT細胞分画が報告されており，組織に分布するメモリーT細胞が多様な動態機能を呈することがわかってきた（図1）．なかでも，いったん組織に移行した後，循環に戻ることなくその組織に長くとどま

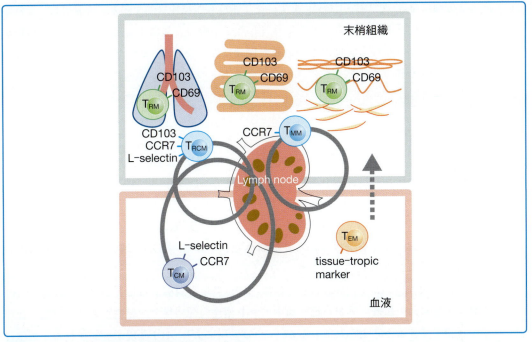

図1 メモリーT細胞の動態に応じた分画
生体内のメモリーT細胞は，血中・リンパ組織・末梢組織を異なる動態をもって循環するcentral memory T細胞（T_{CM}），migratory memory T細胞（T_{MM}），recirculating memory T細胞（T_{RCM}），主に血中に存在し炎症を起こした組織にその組織向性に応じて動員されると考えられるeffector memory T細胞（T_{EM}），いったん組織に移行した後，循環に戻ることなく組織にとどまり続けるresident memory T細胞（T_{RM}）のように，動態から複数の分画に区別される．

り続け，強いエフェクター機能を発揮する分画が報告され，resident memory T細胞（T_{RM}）と名付けられた．T_{RM} は腫瘍，感染症，炎症などのマウスモデルを通して，主に腸管，肺，生殖器，皮膚など，外来異物にさらされる上皮組織で多く報告されている．T_{RM} は循環中から他のT細胞の遊走がない状態でも，分布する組織に応じた特定の抗原に対して免疫応答を起こすことができ，front line barrierとしての機能を有することが推察されるが，脳神経系，腎臓，膵臓など，本来病原体の存在しない組織にも分布することが報告されており，組織の免疫恒常性保持にも役割を有すると考えられる．

T_{RM} の特徴

❶ T_{RM} への分化

末梢組織での抗原曝露により所属リンパ節で樹状細胞から抗原断片を提示されたナイーブT細胞は，活性化され1万倍以上に増殖すると考えられている[2]．この増殖したT細胞クローンの一部はCCR7，CD62Lを発現したままリンパ節や血中を循環する性格を保ち，

T_{CM} 分画になる．CCR7，CD62L を失った T 細胞も組織特異的マーカーを発現し，それに応じた組織向性を獲得する．組織に移行した T 細胞の一部は T_{RM} として機能し，組織から抗原が除かれた後も長期間その組織の保護に役立つ．同一のナイーブ T 細胞から T_{RM} と T_{CM} を含む循環 T 細胞が産生され，さらに T_{CM} の一部が組織向性マーカーを発現することも報告されている．

❷ T_{RM} の表面発現分子

T_{RM} に発現するマーカーとして CD69 とインテグリン αE（CD103）が挙げられる．また，表皮 T_{RM} のマーカーとしてインテグリン α1 である CD49a も報告されている．

a) CD69

CD69 は短期活性化マーカーとみなされてきたが，組織に分布する $CD69^+$ T 細胞の多くが抗原による活性化を受けてから長期間経過しており，CD69 は組織に保持される際のマーカーともみなされるようになった．CD69 を T_{RM} のマーカーとする理由の 1 つに，CD69 が sphingosine 1 phosphate 受容体（S1P1）発現を制御することが挙げられる．S1P1 発現 T 細胞は，組織，リンパ節，血中の S1P 濃度勾配に従い，組織からリンパ節，血中へと移行できると考えられているが，CD69 発現により S1P1 発現が抑制されると細胞は S1P の濃度勾配を感知できず，結果的に $CD69^+$ T 細胞が組織内にとどまることになると解釈することができる[3]．

b) CD103

CD103 は上皮細胞に発現する接着因子 E- カドヘリンのリガンドとして知られ，T_{RM} が CD103 と E- カドヘリンの相互作用により上皮細胞に結合していることが推察されるが，$CD103^+$ T_{RM} は E- カドヘリンを発現しない組織にも存在し，また $CD103^-$ T_{RM} 分画も報告されている．総じて CD103 発現は，主に上皮組織の T_{RM} にみられると推察できるが，確実な見解はない．

c) CD49a

CD49a はインテグリン α1 であり，CD29（インテグリン β1）と会合して very late antigen 1（VLA-1）complex を構成する．多岐にわたる細胞での発現が知られているが，表皮と真皮の T_{RM} 解析からヒト表皮に CD49a を発現する T 細胞が多く分布することが報告され，この分子を表皮 T_{RM} マーカーと考えることができる[4]．CD49a 発現は細胞のサイトカイン産生傾向とも連動しており，$CD49a^+$ 表皮 T 細胞が IFN-γ 産生傾向を，$CD49a^-$ 表皮 T 細胞が IL-17 産生傾向を有することが報告されている．Th1 疾患，Th17 疾患におけるこの表皮 T_{RM} の役割が注目される．

❸ 脂質と T_{RM}

T_{RM} の長期生存に関して，その長期維持のために細胞が脂質の取り込みを要することが報告された[5]．脂肪酸結合蛋白（fatty acid binding protein：FABP）である FABP4，FABP5 の発現が皮膚 T_{RM} で高まっており，これらを発現した T 細胞は実際に脂肪酸の取り込みが多いこと，また FABP4，FABP5 を欠如した T 細胞は T_{RM} として長期間組織に生存でき

ないことが示されている．T_{RM} が脂肪酸をエネルギー源とした独自の ATP 産生機構によりその維持をなしていると推察され，今後の T_{RM} 構築機構の詳細な解明が待たれる．

皮膚疾患と皮膚 T_{RM}

T_{RM} は前述のようにさまざまなマウスモデルでの解析が進んでいるが，ヒト T_{RM} においてはヒト皮膚 T_{RM} の解析がもっとも進んでいるといえる．皮膚 T 細胞リンパ腫（cutaneous T-cell lymphoma：CTCL）における αCD52 抗体治療を通した解析が，皮膚 T 細胞の実際の動態を最初に示した研究であろう[6]．αCD52 抗体は循環中の T 細胞のみを除去し，組織内の T 細胞を除去することはできない．この抗体の投与を受けた CTCL 症例では循環中 T 細胞が速やかに除去されるとともに，皮膚から $CCR7^+CD62L^+$ T 細胞が消失し，一方で $CD69^+CD103^+$ T 細胞，$CD69^+CD103^-$ T 細胞が皮膚に残ることが確認された．この結果から，$CCR7^+CD62L^+$ T 細胞がマウス T_{CM} と同様の動態をとる細胞であり，皮膚から循環中に移行して αCD52 抗体により除去されること，$CD69^+CD103^+$ T 細胞，$CD69^+CD103^-$ T 細胞が皮膚から循環中に戻ることなく皮膚にとどまり続ける T_{RM} に相当する細胞であることが判明した[6]．

このような T 細胞分画の動態を踏まえて，さまざまな皮膚疾患における皮膚 T 細胞の解析結果を解釈することができる．CTCL においては血中に悪性 T 細胞が出現し，紅皮症を呈する Sézary 症候群では悪性 T 細胞が T_{CM} の表現型を有し，境界明瞭な紅斑，局面を形成する古典的な菌状息肉症では悪性 T 細胞が T_{RM} の表現型を有すること[7]が報告され，薬疹や乾癬にみられるような同一の皮膚疾患概念における複数の臨床像が，T_{RM}/T_{CM} といった T 細胞の表現型の相違から説明できる可能性も考えられる（図2）．たとえば同一部位に境界明瞭な紅斑の出現を繰り返す，あるいは継続する尋常性乾癬においては表皮内に $CD103^+$ CD8 T 細胞が多数存在し，皮疹が軽快した乾癬元病変部においても IL-17 産生 CD8 T_{RM} が残存することが報告され[8]，尋常性白斑の病変部に分布する CD8 T_{RM} にはメラノサイト反応性 T_{RM} が含まれ症状の維持に関与することや，悪性黒色腫の白斑部に悪性黒色腫細胞抗原に特異的な T_{RM} が分布し，皮膚の抗腫瘍免疫において重要な役割を担うことも報告されている[9]．感染症では再発性外陰部ヘルペスにおいて T_{RM} の関与が報告されており[10,11]，これらの結果からヒトの炎症性疾患や感染症での皮膚免疫反応において T_{RM} が病態に大きくかかわることが示唆される．

皮膚以外の組織 T_{RM}

❶ バリア組織の T_{RM}

消化管，呼吸器，生殖器上皮といったバリア組織について，主にマウス感染症モデルに

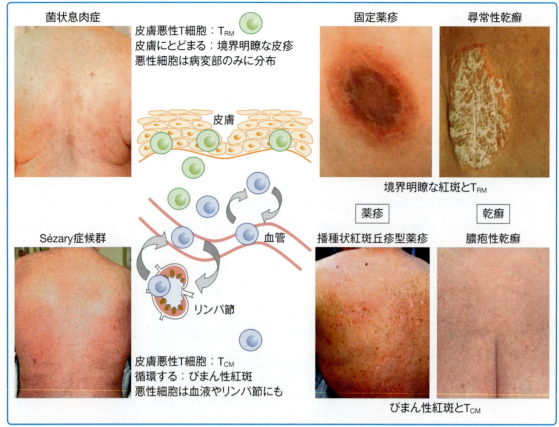

図2　皮膚疾患の臨床像と関与するT細胞の表現型

上段）早期菌状息肉症は境界明瞭な局面を形成し，悪性T細胞は局面内のみに存在し循環中から検出されない．皮膚から単離した悪性T細胞はT_{RM}（緑）の表現型を有し，再循環せず組織にとどまり続けるT_{RM}の性質から菌状息肉症の臨床像を説明できる．

下段）Sézary症候群はびまん性紅斑を呈し，悪性T細胞が皮膚のみならず血中やリンパ節に蓄積する．皮膚から単離した悪性T細胞はT_{CM}（青）の表現型を有し，血中，リンパ節，組織を循環するT_{CM}の性質からSézary症候群の臨床像を説明できる．薬疹，乾癬などの同一の疾患概念の中で異なる臨床像を呈する皮膚疾患に，責任皮膚T細胞の分画の相違が関与している可能性が考えられる．

おいて組織T_{RM}の果たす役割に関する報告が相次いでいる．ヒトにおいても，たとえばHPVと子宮頸部T_{RM}の研究など[12, 13]，感染症・腫瘍制御におけるT_{RM}の役割が検討されており，またCrohn病，気管支喘息や間質性肺炎といった自己免疫，自己炎症性機序が想定される疾患においてもT_{RM}の関与が報告されており，今後の研究の進展が待たれる．

❷ バリア組織以外のT_{RM}

上述のように，T_{RM}が外界とのバリアとして機能する皮膚，消化管，呼吸器，生殖器上皮などに存在することは非常に理にかなっているが，一方でT_{RM}が脳神経系，肝臓，腎臓，関節といった非バリア組織にも存在することが報告されつつあり，こういった非バリア組織のT_{RM}はその分布や動態から，脳炎や肝炎のような重症感染症における役割のほか，多発性硬化症，ループス腎炎，慢性関節リウマチといった臓器特異的な慢性炎症性疾患へ

の関与が強く考えられる．また，悪性腫瘍浸潤T細胞（tumor-infiltrating lymphocytes：TILs）がCD69，CD103発現など，T_{RM}の表現型を有する場合が多く，TILのT_{RM}マーカー発現と，予後や治療反応性との相関が報告されている[14,15]．局所免疫応答と広く考えれば，感染症防御，臓器特異的自己免疫性疾患，腫瘍免疫に共通して局所T_{RM}が役割を有することはきわめて自然な流れであり，急速に解明が進められることが期待される．

文　献

1) Sallusto F, et al：Two subsets of memory T lymphocytes with distinct homing potentials and effector functions. Nature **401**：708-712, 1999
2) Tubo NJ, et al：Single naive CD4+ T cells from a diverse repertoire produce different effector cell types during infection. Cell **153**：785-796, 2013
3) Turner DL, et al：Mucosal resident memory CD4 T cells in protection and immunopathology. Front Immunol **5**：331, 2014
4) Cheuk S, et al：CD49a Expression Defines Tissue-Resident CD8（+）T Cells Poised for Cytotoxic Function in Human Skin. Immunity **46**：287-300, 2017
5) Pan Y, et al：Survival of tissue-resident memory T cells requires exogenous lipid uptake and metabolism. Nature **543**：252-256, 2017
6) Clark RA, et al：Skin effector memory T cells do not recirculate and provide immune protection in alemtuzumab-treated CTCL patients. Sci Transl Med **4**：117ra7, 2012
7) Watanabe R, et al：Alemtuzumab therapy for leukemic cutaneous T-cell lymphoma：diffuse erythema as a positive predictor of complete remission. JAMA Dermatol **150**：776-779, 2014
8) Cheuk S, et al：Epidermal Th22 and Tc17 cells form a localized disease memory in clinically healed psoriasis. J Immunol **192**：3111-3120, 2014
9) Malik BT, et al：Resident memory T cells in the skin mediate durable immunity to melanoma. Sci Immunol **2**：eaam6346, 2017
10) Nakanishi Y, et al：CD8（+）T lymphocyte mobilization to virus-infected tissue requires CD4（+）T-cell help. Nature **462**：510-513, 2009
11) Iijima N, et al：T cell memory. A local macrophage chemokine network sustains protective tissue-resident memory CD4 T cells. Science **346**：93-98, 2014
12) Cuburu N, et al：Intravaginal immunization with HPV vectors induces tissue-resident CD8+ T cell responses. J Clin Invest **122**：4606-4620, 2012
13) Maldonado L, et al：Intramuscular therapeutic vaccination targeting HPV16 induces T cell responses that localize in mucosal lesions. Sci Transl Med **6**：221ra1, 2014
14) Webb JR, et al：Tumor-infiltrating lymphocytes expressing the tissue resident memory marker CD103 are associated with increased survival in high-grade serous ovarian cancer. Clin Cancer Res **20**：434-444, 2014
15) Djenidi F, et al：CD8+CD103+ tumor-infiltrating lymphocytes are tumor-specific tissue-resident memory T cells and a prognostic factor for survival in lung cancer patients. J Immunol **194**：3475-3486, 2015

2 T細胞

D. γδT細胞

ポイント
- γδT細胞は主に上皮に存在するT細胞である．
- γδT細胞はαβT細胞とは違い，T細胞受容体の多様性に乏しく，T細胞受容体をパターン認識受容体のように用いている．
- 皮膚の感染症，尋常性乾癬，腫瘍などの疾患において重要な役割をしている．

皮膚のγδT細胞

　γδT細胞はT細胞全体の2〜3%しか存在しないT細胞の一群である．γδT細胞の多くは上皮組織に存在している．皮膚のγδT細胞は定常状態で上皮に存在する$V\delta1^+$細胞と，炎症時に末梢血より浸潤する$V\gamma9V\delta2^+$細胞の2つに大分される．これらはともに感染防御や腫瘍免疫に働くが，その機能は病原体や腫瘍の種類によってそれぞれ異なる[1]．

　皮膚のγδT細胞の多くは真皮に存在し，真皮のT細胞の5〜16%を占める[2]．$V\delta1^+$細胞は細胞傷害性T細胞に相当し，上皮内腫瘍の監視を行っていると考えられている[3]．実際，扁平上皮がんや悪性黒色腫といった固形がんにおいて，しばしば$V\delta1^+$細胞が浸潤している(図1)．また，$V\delta1^+$細胞は感染防御にもかかわっており，Hansen病患者の皮膚病変部では$V\delta1^+$細胞が増殖している[4]．

　一方，血中に多く存在する$V\gamma9V\delta2^+$細胞の一部は，表面に皮膚リンパ球関連抗原（cutaneous lymphocyte-associated antigen：CLA）やCCR6という皮膚へ移動するためのケモカイン受容体を発現しており，炎症時に血中より皮膚に浸潤する能力をもっている[5]．また，活性化$V\gamma9V\delta2^+$細胞はIL-17といった炎症性サイトカインを産生する[5]（図1）．実際，乾癬や抗酸菌感染症患者の皮膚病変にはIL-17産生γδT細胞が増殖している[6]．

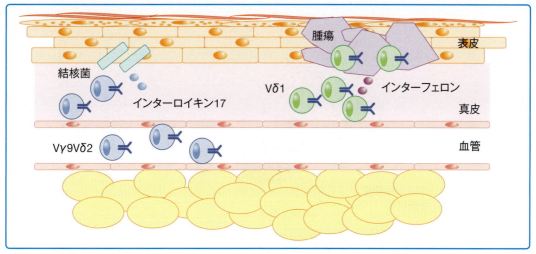

図1　皮膚のγδT細胞
皮膚に存在するVδ1細胞は皮膚内の恒常性を維持する．腫瘍を発見するとインターフェロンを産生し，抗腫瘍に働く．血液に存在するVγ9Vδ2細胞は感染症などの炎症に際し血中より皮膚に浸潤し，インターロイキン17を産生し感染防御に働く．

γδT細胞の活性化誘導因子

　αβT細胞はT細胞受容体の多様性を有することにより，抗原特異的に活性化されて獲得免疫反応を担っている．一方，γδT細胞はT細胞受容体の多様性に乏しく，一般に受容体特異的な反応は起こさない．たとえば，表皮内Vδ1 T細胞はストレス下で発現する分子をもつ表皮細胞に反応し，Vγ9Vδ2$^+$細胞は微生物が産生する共通の抗原に対し反応する．つまり，γδT細胞のT細胞受容体はパターン認識受容体と同じように働いている．また，Toll様受容体のようなパターン認識受容体も発現しており，微生物に共通しているリン酸化抗原や内因性・外因性危険信号をγδT細胞受容体やToll様受容体を介して直接認識し，自然免疫細胞様の素早い応答をする[7]（図2）．

γδT細胞と皮膚疾患

　以上のように，γδT細胞はαβT細胞とは異なるユニークな特徴をもつことが明らかとなっているが，γδT細胞の皮膚疾患における役割は解析が十分には進んでいなかった．しかし近年，γδT細胞が特定の炎症性皮膚疾患の主要なエフェクター細胞として機能している可能性があることが明らかになった．以下に，γδT細胞の関与が深いと考えられる皮膚疾患について紹介する．

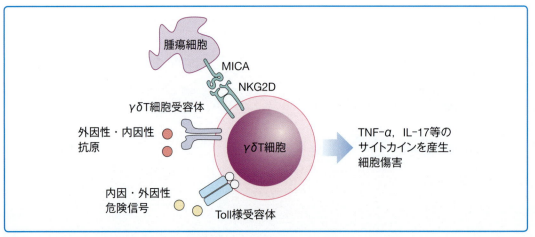

図2 γδT細胞に発現している受容体
γδT細胞は微生物，内因性リン酸化抗原に反応するγδT細胞受容体，腫瘍に発現する主要組織適合遺伝子複合体クラスⅠ関連遺伝子（MHC class Ⅰ chain-related gene A：MICA）を認識するNKG2D，内因性・外因性危険信号を認識するToll様受容体を発現する．この受容体によりさまざまな組織ストレスからの誘導因子に反応して活性化し，自然免疫細胞様の素早い免疫応答をする．

［中溝 聡ほか：炎症と免疫 24：184-188, 2016 より許諾を得て転載］

❶ 皮膚抗酸菌感染症

　皮膚抗酸菌感染症は世界で年間30万人以上が罹患する疾患であり，いまだ重要な感染症である．皮膚抗酸菌感染症は大きく，皮膚結核，皮膚非定型抗酸菌症，Hansen病の3つに分類され，非定型抗酸菌症は近年，増加傾向にある．

　γδT細胞は抗酸菌に対する感染防御を担っていることが知られる．γδT細胞はT細胞受容体により抗酸菌の構成分子を認識することにより活性化し[8]，また抗酸菌感染後は血中のγδT細胞は増加する[9]．皮膚局所においても，Hansen病患者の肉芽種病変では多くのγδT細胞が浸潤している[7]．また，γδT細胞欠損マウスでは抗酸菌感染初期における致死率の増加がみられ，肉芽種形成が阻害されることが知られている[10]．このことから，皮膚γδT細胞は抗酸菌感染早期における自然免疫応答に関与していると考えられる（図1）．

❷ 尋常性乾癬

　尋常性乾癬は全世界人口の約1％が罹患している代表的な慢性炎症性皮膚疾患である．臨床的には厚い鱗屑を付着した境界明瞭な紅斑が全身に多発する．その根本的病因は不明な点が多いが，TNF-α，インターロイキン（IL）-12/23 p40，IL-17Aが病態形成に重要であることが判明している．実際に，これらをターゲットとした各生物学的製剤は著しい病態改善効果を発揮する．

　尋常性乾癬の患者では血中のγδT細胞が減少し，皮疹部でγδT細胞が増加することが報告されている[5,6]．また，皮膚病変部に存在するγδT細胞はIL-17A産生能を有していた．これらのことから，γδT細胞は尋常性乾癬の病態に関与している可能性が示唆される（図3）．

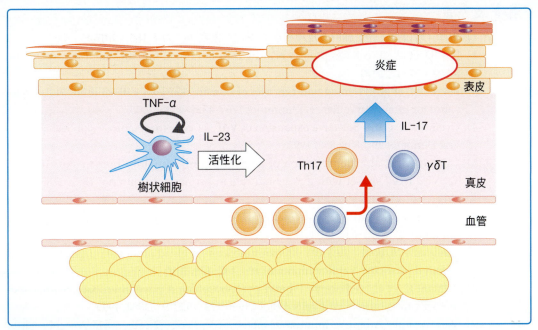

図3　尋常性乾癬のモデル図
乾癬では皮膚の樹状細胞が活性化しており，IL-23やTNF-αを産生させる．これらのサイトカインにより皮膚のγδT細胞，Th17細胞は活性化し，IL-17などの炎症性サイトカインが産生され，皮膚の炎症が惹起される．

❸ γδT細胞に関連した腫瘍性疾患

　γδT細胞が腫瘍化した皮膚疾患として，皮膚γδT細胞リンパ腫と種痘様水疱症が知られている．皮膚γδT細胞リンパ腫は腫瘍化したγδT細胞が単クローン性に皮膚で増殖したリンパ腫である．頻度はまれであるが，他のT細胞リンパ腫に比べ予後が不良であることが知られている．種痘様水疱症はまれな小児の光線過敏症で，通常はB細胞を標的とするEpstein-Barrウイルスがγδ T細胞に潜伏感染したことにより起こるγδT細胞増殖症である[11]．本症は東アジアや中央・南アメリカで多発することから，何らかの遺伝的背景の存在が考えられている．

文　献

1) 中溝　聡ほか：γδT 細胞と皮膚疾患．炎症と免疫 **24**：184-188，2016
2) Bos JD, et al：T-cell receptor γδ bearing cells in normal human skin. J Invest Dermatol **94**：37-42, 1990
3) Ebert LM, et al：Homing and function of human skin γδ T cells and NK cells：relevance for tumor surveillance. J Immunol **176**：4331-4336, 2006
4) Uyemura K, et al：Selective expansion of Vδ1 + T cells from leprosy skin lesions. J Invest Dermatol **99**：848-852, 1992
5) Laggner U, et al：Identification of a novel proinflammatory human skin-homing Vγ9Vδ2 T cell subset with a potential role in psoriasis. J Immunol **187**：2783-2793, 2011
6) Cai Y, et al：Pivotal role of dermal IL-17-producing γδ T cells in skin inflammation. Immunity **35**：596-610, 2011
7) Bonneville M, et al：γδ T cell effector functions：a blend of innate programming and acquired plasticity. Nat Rev Immunol **10**：467-478, 2010
8) Belmant C, et al：3-Formyl-1-butyl pyrophosphate A novel mycobacterial metabolite-activating human γδ T cells. J Biol Chem **274**：32079-32084, 1999
9) Shen Y, et al：Adaptive immune response of Vγ2Vδ2+ T cells during mycobacterial infections. Science **295**：2255-2258, 2002
10) D'Souza CD, et al：An anti-inflammatory role for γδT lymphocytes in acquired immunity to Mycobacterium tuberculosis. J Immunol **158**：1217-1221, 1997
11) Hirai Y, et al：Hydroa vacciniforme is associated with increased numbers of Epstein-Barr virus-infected γδT cells. J Invest Dermatol **132**：1401-1408, 2012

3 B細胞

A．B細胞サブセット

> **ポイント**
> ▶ B細胞は抗体産生のみならず，抗原提示，サイトカイン産生を介して重要な働きをしている．
> ▶ B細胞はB1細胞とB2細胞に大別され，さらにB2細胞は脾臓の濾胞（follicular）に存在するfollicular B細胞と辺縁帯（marginal zone：MZ）に存在するMZ B細胞とに分類される．Follicular B細胞は胚中心でT細胞のヘルプを受け，メモリーB細胞，形質細胞へ分化する．一方，MZ B細胞とB1 B細胞は胚中心外でT細胞のヘルプなしに形質細胞へと分化する．
> ▶ T細胞のようにB細胞にも免疫反応を抑制する制御性B細胞と促進するエフェクターB細胞の相反するサブセットが存在する．

B細胞の多彩な作用

　B細胞の主な役割は液性免疫と呼ばれる抗体産生による，細胞外微生物と微生物トキシンを中和し除去するはたらきである．T細胞は非蛋白質抗原に対して免疫応答ができないため，非蛋白質抗原である多糖類と脂質の豊富な莢膜をもつ微生物に対する免疫応答は，B細胞の液性免疫が担うことになる．ナイーブB細胞からメモリーB細胞まで，表面に抗体をレセプターとして表出するものの，抗体分泌能をもたず，形質細胞に最終分化することにより抗体分泌細胞へと変化する．また，抗体の種類もIgMからIgG，IgA，IgEへとクラススイッチし，液性免疫の機能的能力を拡大する．すなわち，IgGは貪食応答を高め，IgAは粘膜免疫に特化し，IgEは寄生虫に対する防御を行うことができる（寄生虫が減少した現在では，IgEは即時型アレルギーの原因抗体として悪者扱いであるが，元々は重要な防御機能を担っていた）．このように，B細胞は抗体産生を介して免疫応答を促進的に制御する機能がこれまで主に解析対象となってきた．しかしながら近年，B細胞は抗体産生のみならず，T細胞への抗原提示，樹状細胞の制御，サイトカイン産生を介して重要な働きをしていることが明らかになってきた[1]（図1）．特にサイトカイン産生B細胞の機能

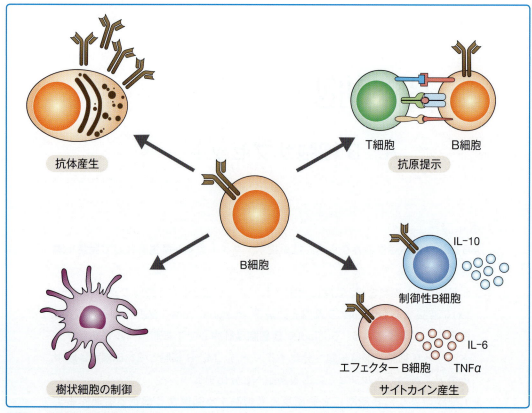

図1　B細胞の多彩な作用
B細胞は抗体産生のみならず，T細胞への抗原提示，樹状細胞の制御，サイトカイン産生を介して重要な働きをしている．

は重要であり，これまでB細胞がサイトカインを産生することがあまり知られていなかったが，近年の研究によりB細胞が種々のサイトカインを産生することが明らかとなってきた（図1）．

B細胞のサブセット

❶ 抗体産生能によるB細胞サブセット分類

　B細胞の分化過程を図2に示す．B細胞は骨髄内において，造血幹細胞からpro B細胞，pre B細胞，ナイーブB細胞へと分化し，さらにナイーブB細胞は骨髄からリンパ組織や脾臓などの末梢免疫組織に移動する．末梢B細胞はB2細胞（図2A）とB1細胞（図2B）に大別され，さらにB2細胞は脾臓の濾胞（follicular）に存在するfollicular B細胞と辺縁帯（marginal zone：MZ）に存在するMZ B細胞とに分類される．感染などの免疫応答が誘導されると胚中心が形成され，follicular B細胞はT細胞―B細胞境界領域で同じ抗原を認

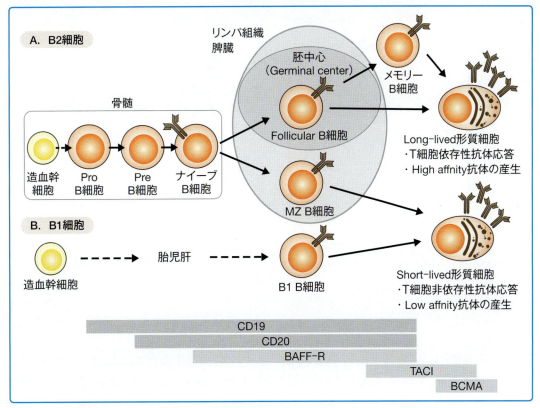

図2　抗体産生能によるB細胞サブセット分類

A) B2細胞．Follicular B細胞は胚中心でT細胞と協調しaffinity maturationを経てメモリーB細胞，long-lived形質細胞へ分化する．一方，MZ B細胞は胚中心外でT細胞のヘルプなしにshort-lived形質細胞へと分化する．

B) B1細胞．B1 B細胞はshort-lived形質細胞へと分化する．

識するヘルパーT細胞と遭遇し協調しながら，AID (activation-induced deaminase) 遺伝子によるIg遺伝子のアイソタイプスイッチと体細胞突然変異 (somatic hypermutation) を繰り返し，高親和性 (high affinity) 抗体を産生するようになる (T細胞依存性抗体応答)．High affinity B細胞は抗原と効率よく結合することにより生存することができ，胚中心で最後まで生き延びることによりhigh affinity B細胞クローンが選択される．すなわち，抗原と結合力が弱いB細胞は死滅する．また免疫応答の過程で，胚中心での抗原量の減少とともに，さらに低い濃度で抗原に結合することが要求され，B細胞の抗体はさらにhigh affinity化が進む．

　B細胞はこのaffinity maturation (親和性成熟) の過程でメモリーB細胞 (抗体分泌能なし) および形質細胞 (抗体分泌能あり) へと分化し，ともに胚中心の外へ移動していく．メモリーB細胞は再感染時に臨戦態勢をとれるよう体内を循環するものや，そのままリンパ組織にとどまるものも存在する．形質細胞は骨髄に移動し，長期にわたって生存し (long-lived形質細胞)，抗体を産生し続ける．一方，胚中心以外のMZ B細胞や胎児肝を由来とするB1細胞は，多糖類や脂質などの抗原刺激により，T細胞のヘルプなしに形質細胞へ

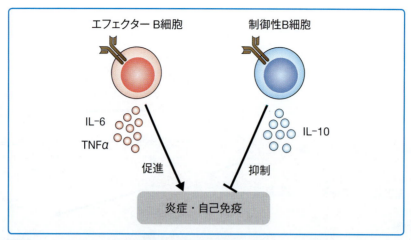

図3　サイトカイン産生能によるB細胞サブセット分類
エフェクターB細胞はIL-6, TNFαなどの産生により, 免疫反応や炎症を促進する作用がある. 一方, 制御性B細胞はIL-10産生を介して, より過剰な免疫反応や炎症を抑制する.

と分化し抗体産生を行う(T細胞非依存性抗体応答). T細胞依存性抗体応答と比較すると, 抗体はlow affinityのままで形質細胞の寿命も短い(short-lived 形質細胞)が, MZ B細胞やB1細胞は多糖類や脂質の豊富な莢膜をもつ微生物に対する重要な防御機構である.

B細胞の各サブセットによる細胞表面マーカーの発現を図2に示す. CD19はpro B細胞からメモリーB細胞まで, CD20はpre B細胞からメモリーB細胞まで幅広く発現しているが, ともに形質細胞になると消失する(図2). 一方, B細胞の強力な活性化因子であるBAFFの受容体はBAFF-R, TACI, BCMAと3種類存在し, TACIとBCMAは形質細胞にも発現しているのが特徴である(図2).

❷ サイトカイン産生能によるB細胞サブセット分類

B細胞はサイトカイン産生を介して, 免疫反応において非常に重要な役割を果たしていることが明らかになってきた. さらに, B細胞は均一な細胞集団ではなく, サイトカイン産生能から2つに大別される. 制御性B細胞(regulatory B細胞)は, IL-10の産生により過剰な免疫反応や炎症を抑制する. 一方, エフェクターB細胞はIL-6などの産生により免疫反応や炎症を促進する作用がある. これら相反する作用を有する制御性B細胞とエフェクターB細胞のバランスが自己免疫疾患において非常に重要である[2](図3).

自己抗体, 自己反応性B細胞

自己反応性B細胞が出現する原因としてBAFFの発現異常が知られている[3,4]. 通常, B細胞の分化の過程で適切な抗原を認識する抗体を有するB細胞は選択的に生存し(ポジ

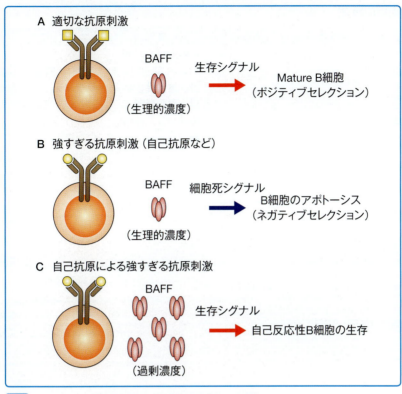

図4 BAFFの発現異常と自己反応性B細胞
A)ポジティブセレクション．B)ネガティブセレクション．
C)BAFFが過剰に存在すると自己反応性B細胞が生存する．

ティブセレクション，図4A)，自己抗原を認識するB細胞(自己反応性B細胞)は強すぎる抗原刺激となり，B細胞のアポトーシスを誘導し除去される(ネガティブセレクション，図4B)．しかしながら，B細胞の強力な活性化・生存因子であるBAFFが過剰に存在すると，本来アポトーシスでネガティブセレクションされるはずの自己反応性B細胞が生存し，自己抗体産生をきたす(図4C)．自己免疫性疾患でのBAFFの発現異常が多数報告されており[4,5]，BAFFを標的とした治療法が開発されている[6]．

B細胞を標的とした治療

B細胞を標的とした治療が有効な疾患には，B細胞系の血液腫瘍と自己免疫疾患がある．

❶ B細胞系血液腫瘍

CD20はB細胞に広く発現する細胞表面マーカーであり(図2)，このCD20を表出するB細胞性リンパ腫や慢性リンパ性白血病が抗CD20抗体(リツキシマブ，オファツムマブ)の治療標的となり，本邦でも保険適用となる(表1)．

表1 B細胞標的療法

機序	一般名	商品名	本邦	海外	臨床治験
抗CD20抗体	リツキシマブ	リツキサン®	B細胞リンパ腫，ANCA関連血管炎，難治性のネフローゼ症候群	左記＋関節リウマチ	SLEで有効性示せず
	オファツムマブ	アーゼラ®	慢性リンパ性白血病	慢性リンパ性白血病	
	オクレリズマブ	オクレバス®	−	多発性硬化症	SLEで開発中止（日和見感染のため）
抗CD22抗体	エプラツズマブ		−	−	SLEで有効性示せず
抗BAFF抗体	ベリムマブ	ベンリスタ®	SLE	SLE	
TACI-Ig	アタシセプト		−	−	SLEで進行中
CART-CD19	CTL019	キムリア®	−	B細胞急性リンパ性白血病	
CART-BCMA	CART-BCMA		−	−	多発性骨髄腫で進行中

　さらに，CD20よりも広くB細胞に発現しているCD19を標的としたCART（chimeric antigen receptor T cells）療法が，2017年に米国FDAにより急性リンパ性白血病の治療薬として保険承認された（表1）．CART-CD19とはCD19を認識するように開発したCARの遺伝子を被験者のT細胞に体外で導入し，その遺伝子導入T細胞（CART-CD19）を患者に投与する治療法である．急性リンパ性白血病を対象とした臨床試験では劇的な治療効果を示し，FDAに迅速承認された治療法である．このCARTの技術を応用し，形質細胞に発現しているBAFFとAPRILの受容体であるBCMA（図2）を標的としたCART-BCMAが，多発性骨髄腫において臨床試験が行われている（表1）．

❷ 自己免疫疾患

　海外では関節リウマチに対して抗CD20抗体（リツキシマブ）によるB細胞除去療法が保険適用となる（表1）．また，天疱瘡における抗CD20抗体の有効性が多数報告されている．形質細胞にはCD20が発現していないので，抗CD20抗体による直接除去は不可能であるが，抗デスモグレイン抗体を産生する細胞はshort-lived形質細胞であり[7,8]，その供給源であるCD20$^+$メモリーB細胞を除去することで抗体価の低下がみられる．全身性エリテマトーデスにおいても抗CD20抗体の大規模臨床試験が行われたが，有効性は示されなかった．抗CD20抗体とは対照的に，抗BAFF抗体（ベリムマブ）は全身性エリテマトーデスの臨床試験においてプラセボとの比較で有効性を示し，2011年に欧米で，2017年には本邦でも保険適用が認められた．さらに，CART技術を応用したCAART（chimeric autoantibody receptor T cells）療法の開発も行われている．抗デスモグレイン3抗体産生B細

胞を認識するように設計された遺伝子をT細胞に導入し，その遺伝子導入T細胞が抗デスモグレイン3抗体産生B細胞を除去するしくみである[9]．既存の自己免疫疾患の治療法と比べ副作用が少なく，理想的な治療法である．

文　献

1) Lipsky PE：Systemic lupus erythematosus：an autoimmune disease of B cell hyperactivity. Nat Immunol **2**：764-766, 2001
2) Matsushita T, et al：Regulatory B cells inhibit EAE initiation in mice while other B cells promote disease progression. J Clin Invest **118**：3420-3430, 2008
3) Mackay F, et al：BAFF：a fundamental survival factor for B cells. Nat Rev Immunol **2**：465-475, 2002
4) Steri M, et al：Overexpression of the Cytokine BAFF and Autoimmunity Risk. N Engl J Med **376**：1615-1626, 2017
5) Matsushita T, et al：Elevated serum BAFF levels in patients with systemic sclerosis：enhanced BAFF signaling in systemic sclerosis B lymphocytes. Arthritis Rheum **54**：192-201, 2006
6) Navarra SV, et al：Efficacy and safety of belimumab in patients with active systemic lupus erythematosus：a randomised, placebo-controlled, phase 3 trial. Lancet **377**：721-731, 2011
7) Eming R, et al：Rituximab exerts a dual effect in pemphigus vulgaris. J Invest Dermatol **128**：2850-2858, 2008
8) Lunardon L, et al：Adjuvant rituximab therapy of pemphigus：a single-center experience with 31 patients. Arch Dermatol **148**：1031-1036, 2012
9) Ellebrecht CT, et al：Reengineering chimeric antigen receptor T cells for targeted therapy of autoimmune disease. Science **353**：179-184, 2016

3 B細胞

B. 制御性B細胞

> **ポイント**
> - 制御性B細胞はIL-10産生を介して炎症・免疫反応を抑制する．
> - マウス制御性B細胞はCD9$^+$ B細胞（MZ B細胞およびB1 B細胞）やCD138$^+$形質細胞サブセットに存在する．
> - ヒト制御性B細胞はCD27$^+$のメモリーB細胞やplasmablastサブセットに存在する．
> - 自己免疫疾患患者で制御性B細胞の減少ならびに機能低下が示されており，病勢を抑制するうえで重要な役割を有している．

制御性B細胞の歴史的経緯

　制御性B細胞（regulatory B細胞：Breg細胞）の研究は，1974年にKatzらが接触過敏反応においてB細胞が免疫抑制に重要であることを報告したことに始まる．1990年代には，Mizoguchi[1]やWolf[2]が遺伝的にB細胞を欠損したマウスを用いて，炎症性腸炎のモデルマウスや多発性硬化症のモデルマウス（experimental autoimmune encephalomyelitis：EAE）で症状が重症化すること，B細胞が炎症の抑制に重要であることを報告した．さらに2000年代に入り，Fillatreau[3]やMauri[4]が，IL-10の産生を介してB細胞が炎症反応を抑制することを報告し，この分野の研究がめざましく進歩することとなった．

Breg細胞による抑制機序

　IL-10は免疫応答を強力に抑制するサイトカインで，T細胞や抗原提示細胞の活性化を抑制するはたらきがある．Breg細胞は主にこのIL-10産生を介して炎症・免疫反応を抑制する．Breg細胞はCD4$^+$ T細胞のサイトカイン産生能（IFN-γ，TNF-α）や樹状細胞の抗原提示能を抑制する[5,6]（図1）．IL-10受容体の発現を調べると，CD4$^+$ T細胞よりも樹

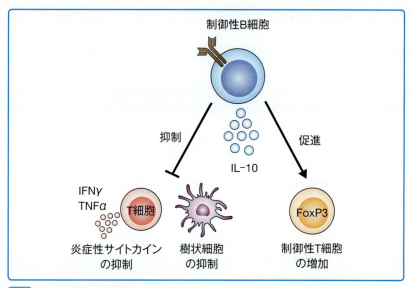

図1 制御性B細胞の機能
制御性B細胞はCD4⁺ T細胞のサイトカイン産生能(IFN-γ, TNF-α)や樹状細胞の抗原提示能を抑制する. その一方で制御性T細胞を増加させる.

状細胞やマクロファージなどの抗原提示細胞に，より強く発現しており，Breg細胞は抗原提示細胞に，より強く作用すると考えられる[5]．さらに，Breg細胞はTreg細胞を増加させ，炎症・免疫反応を抑制する[7]（図1）．

マウスBreg細胞のサブセット

これまでBreg細胞のフェノタイプの報告は多数なされているが，CD1d^{hi} marginal zone(MZ)-Breg細胞，CD5⁺ B1-Breg細胞，CD9⁺ Breg細胞（MZ-Breg細胞とB1-Breg細胞を包括），CD138⁺ Breg細胞に大別することができる（表1，図2A）．

❶ CD1d^{hi} MZ-Breg細胞

MZ B細胞はCD1d^{hi}CD21^{hi}のフェノタイプを有しており，CD1d^{hi}がMZ B細胞の特徴的なマーカーである．Mauriらは関節リウマチモデルマウスを用いて，IL-10産生Breg細胞がCD1d^{hi}CD21^{hi}CD23⁺IgM⁺ B細胞の亜集団に存在し，T2-MZ precursor B細胞に相当すると報告している[8]．さらに，YanabaらはIL-10産生Breg細胞がCD1d^{hi}CD5⁺ B細胞(B10細胞)に存在することを報告している[9]．よってBreg細胞は"CD1d^{hi}"という共通した表面マーカーを有し，CD1d^{hi} MZ-Breg細胞のサブセットに存在することが示されている（表1，図2A）．

表1 マウス・ヒト制御性B細胞

マウス制御性B細胞

サブセット	フェノタイプ	サイトカイン
CD1d^{hi} MZ-Breg 細胞		
MZ B 細胞	CD19$^+$CD21^{hi}CD23$^-$CD24^{hi}IgM^{hi}IgD^{lo}CD1d^{hi}	IL-10
T2-MZP B 細胞	CD19$^+$CD21^{hi}CD23^{hi}CD24^{hi}IgM^{hi}IgD^{hi}CD1d^{hi}	IL-10
B10細胞	CD19$^+$CD1d^{hi}CD5$^+$	IL-10
CD5$^+$ B1-Breg 細胞		
B1a 細胞	CD19$^+$CD5$^+$	IL-10
CD9$^+$ Breg 細胞（MZ-Breg 細胞 + B1-Breg 細胞）		
CD9$^+$ B 細胞	CD19$^+$CD9$^+$CD80$^+$	IL-10
CD138$^+$ Breg 細胞		
形質細胞	IgM$^+$CD138^{hi}TACI$^+$CXCR4$^+$CD1d^{int}TIM1^{int}	IL-10, IL-35
Plasmablast	CD138$^+$CD44^{hi}	IL-10

ヒト制御性B細胞

サブセット	フェノタイプ	サイトカイン
Transitional B 細胞	CD19$^+$CD24^{hi}CD38^{hi}	IL-10
メモリーB 細胞	CD19$^+$CD24^{hi}CD27$^+$	IL-10
Plasmablast	CD27^{hi}CD38^{hi}	IL-10

❷ CD5$^+$ B1-Breg 細胞

CD5$^+$ B1 B 細胞は腹腔内に存在することが知られていたが，腹腔のみならず脾臓や末梢血にも存在し，IL-10産生Breg細胞が多く含まれていることが明らかとなった[7]（表1，図2A）．

❸ CD9$^+$ Breg 細胞

IL-10産生Breg細胞がCD9$^+$ B 細胞に存在することが報告されている[7]．CD9はMZ B 細胞およびB1 B 細胞の細胞表面マーカーでもあり，CD1d^{hi} MZ-Breg 細胞およびCD5$^+$ B1-Breg 細胞の両者を包括するBreg 細胞のよいマーカーであることが明らかとなった[7]（表1，図2A）．

❹ CD138$^+$ Breg 細胞

IL-10産生CD138$^+$ plasmablast がEAEを抑制する[6]．また，脾臓由来CD138$^+$ B 細胞がIL-10ならびにIL-35の産生を介して，EAEやサルモネラ感染における免疫応答を抑制することも報告されている[10]．IL-35はIL-12ファミリーのサブユニットであるp35およびEBI3からなるヘテロダイマーで，Treg 細胞のみならずBreg 細胞も誘導する[11]．以上より，CD138$^+$ Breg 細胞がIL-10，IL-35産生を介して免疫反応を制御することが明らかとされている（表1，図2A）．

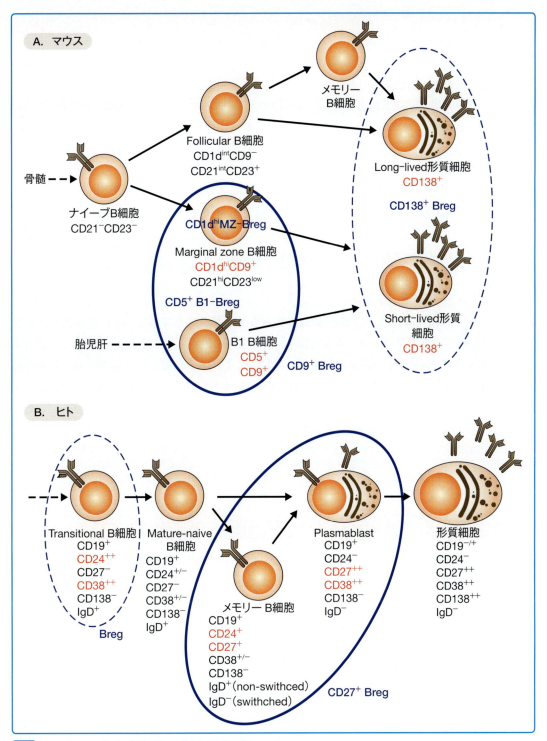

図2 マウス・ヒト制御性B細胞のサブセット
A)マウス．B)ヒト．赤字は重要な表面マーカー．

ヒト Breg 細胞

❶ ヒト Breg 細胞のサブセット

　ヒトの B 細胞は脾臓 B 細胞よりも末梢血中でのサブセット解析が詳細に行われている．また，ヒトとマウスでは B 細胞の表面マーカーの発現様式が違うため，IL-10 産生 Breg 細胞のサブセットもヒトとマウスで異なる．ヒトの IL-10 産生 Breg 細胞は CD19$^+$CD24^{hi}CD38^{hi} の transitional B 細胞のサブセット[12]や，CD24^{hi}CD27$^+$ のメモリー B 細胞サブセット[13]に存在することが報告されている（表 1，図 2B）．さらに，Breg 細胞が plasmablast にも存在する[6,14]（表 1，図 2B）．メモリー B 細胞や plasmablast のマーカーである CD27 が陽性である報告が多いことより，CD27$^+$ がヒト IL-10 産生 Breg 細胞のよいマーカーである（CD27$^+$ Breg 細胞，図 2B）．

❷ ヒト Breg 細胞の役割

　ヒト自己免疫疾患での Breg 細胞の解析も多数報告されてきている．全身性エリテマトーデス，関節リウマチ，全身性強皮症，多発性硬化症，自己免疫性水疱症などの患者末梢血中の Breg 細胞の測定が行われ，各報告により多少の違いはあるものの，おおむね Breg 細胞の減少ならびに機能低下が示されている[12,13,15]．また，Breg 細胞の機能低下が免疫疾患の発症に関与する可能性や，Breg 細胞の減少が疾患活動性と逆相関していることより，Breg 細胞が病勢を抑制するうえで重要な役割を有している可能性が示唆されている[15]．

今後の展望

　制御性 T 細胞における FoxP3 のような，Breg 細胞特異的な転写因子はいまだ明らかにされておらず，今後の課題である．これまで Breg 細胞のフェノタイプや機能の解析が進み，今後ヒトでの Breg 細胞の研究が飛躍的に進展するものと予想される．また Breg 細胞はこれまで主に自己免疫性疾患での研究が行われてきたが，今後は腫瘍免疫や感染免疫においてもその重要性が認識されることが予想される．さらには Breg 細胞をターゲットとした新規治療法の開発も期待される．

文　献

1) Mizoguchi A, et al：Suppressive role of B cells in chronic colitis of T cell receptor α mutant mice. J Exp Med **186**：1749-1756, 1997
2) Wolf SD, et al：Experimental autoimmune encephalomyelitis induction in genetically B cell-deficient mice. J Exp Med **184**：2271-2278, 1996
3) Fillatreau S, et al：B cells regulate autoimmunity by provision of IL-10. Nat Immunol **3**：944-950, 2002
4) Mauri C, et al：Prevention of arthritis by interleukin 10-producing B cells. J Exp Med **197**：489-501, 2003
5) Matsushita T, et al：Regulatory B cells (B10 cells) and regulatory T cells have independent roles in controlling experimental autoimmune encephalomyelitis initiation and late-phase immunopathogenesis. J Immunol **185**：2240-252, 2010
6) Matsumoto M, et al：Interleukin-10-producing plasmablasts exert regulatory function in autoimmune inflammation. Immunity **41**：1040-1051, 2014
7) Matsushita T, et al：A novel splenic B1 regulatory cell subset suppresses allergic disease through phosphatidylinositol 3-kinase-Akt pathway activation. J Allergy Clin Immunol **138**：1170-1182, e9, 2016
8) Evans JG, et al：Novel suppressive function of transitional 2 B cells in experimental arthritis. J Immunol **178**：7868-7878, 2007
9) Yanaba K, et al：A regulatory B cell subset with a unique $CD1d^{hi}CD5^{+}$ phenotype controls T cell-dependent inflammatory responses. Immunity **28**：639-650, 2008
10) Shen P, et al：IL-35-producing B cells are critical regulators of immunity during autoimmune and infectious diseases. Nature **507**：366-370, 2014
11) Wang RX, et al：Interleukin-35 induces regulatory B cells that suppress autoimmune disease. Nat Med **20**：633-641, 2014
12) Blair PA, et al：$CD19^{+}CD24^{hi}CD38^{hi}$ B cells exhibit regulatory capacity in healthy individuals but are functionally impaired in systemic Lupus Erythematosus patients. Immunity **32**：129-140, 2010
13) Iwata Y, et al：Characterization of a rare IL-10-competent B-cell subset in humans that parallels mouse regulatory B10 cells. Blood **117**：530-541, 2011
14) de Masson A, et al：$CD24^{hi}CD27^{+}$ and plasmablast-like regulatory B cells in human chronic graft-versus-host disease. Blood **125**：1830-1839, 2015
15) Matsushita T, et al：Decreased levels of regulatory B cells in patients with systemic sclerosis：association with autoantibody production and disease activity. Rheumatology (Oxford) **55**：263-267, 2016

4 自然リンパ球

ポイント
- 自然リンパ球（innate lymphoid cell：ILC）は抗原受容体をもたないリンパ球であり，サイトカイン刺激に反応して迅速にエフェクター機能を発揮する．
- ILC の多くは末梢組織，特に皮膚，腸管，肺などのバリア組織に常駐して，組織の恒常性維持や感染防御にかかわっている．
- ILC は Th1 サイトカイン産生を特徴とするグループ 1 ILC，Th2 サイトカイン産生を特徴とするグループ 2 ILC，Th17 サイトカイン産生を特徴とするグループ 3 ILC に分類される．
- アトピー性皮膚炎や乾癬などの炎症性皮膚疾患で ILC の活性化とサイトカイン産生が病態に関与している可能性がある．

自然リンパ球とは

　獲得免疫系に中心的な役割を果たすリンパ球である T 細胞および B（B2）細胞は，抗原受容体（T 細胞受容体，B 細胞受容体）による抗原認識を行うため抗原特異的な応答が可能であるが，応答には時間を要する．一方，刺激に反応して迅速にエフェクター機能を発揮するという自然免疫系の特徴を備えたリンパ球が存在し，自然リンパ球と呼ばれる．自然リンパ球は innate lymphocyte と innate lymphoid cell（ILC）の 2 種類に大別される（表 1）．Innate lymphocyte は抗原受容体をもつ自然リンパ球を包括する概念で，$\gamma\delta$T 細胞，invariant natural killer T（iNKT）細胞，mucosa-associated invariant T（MAIT）細胞，自然抗体を産生する B1 B 細胞，脾臓辺縁帯に存在する marginal zone（MZ）B 細胞などが含まれる．一方，ILC は抗原受容体をもたない自然リンパ球を包括する概念であり，ナチュラルキラー（NK）細胞，lymphoid tissue inducer（LTi），2010 年以降に発見されたナチュラルヘルパー細胞や nuocyte などが含まれる．狭義の「自然リンパ球」は ILC のことを指す．本稿では ILC について述べる．

表1 自然リンパ球の分類

応答	抗原受容体発現	リンパ球サブセット
時間を要する	あり	Conventional lymphocyte $\alpha\beta$T 細胞 (B2) B 細胞
迅速 （広義の自然リンパ球）	あり	Innate lymphocyte $\gamma\delta$T 細胞 iNKT 細胞 MAIT 細胞 B1 B 細胞 MZ B 細胞
	なし （狭義の自然リンパ球）	Innate lymphoid cell (ILC) Group 1 ILC Group 2 ILC Group 3 ILC

ILC の機能と分類

　ILC はリンパ球系共通前駆細胞（common lymphoid progenitor）を起源とする ILC 前駆細胞から分化する．リンパ組織，非リンパ組織の両者に存在するが，多くは末梢組織，特に皮膚，腸管，肺などのバリア組織に常駐して，組織の恒常性維持や感染防御にかかわっている．ILC は周囲からの刺激で活性化して，迅速にサイトカインを産生することによりエフェクター機能を発揮する．ILC はエフェクターサイトカインの産生パターンに基づき3グループに分類されている[1]（表2）．各 ILC サブセットの産生するエフェクターサイトカインや分化にかかわる転写因子は $CD4^+$ ヘルパー T 細胞サブセット（Th1, Th2, Th17）と類似しているが，T 細胞が抗原提示細胞に提示された抗原を抗原受容体（T 細胞受容体）で認識することで抗原特異的に活性化するのに対し，ILC は他の細胞から放出されたサイトカインにより活性化する．

　グループ 1 ILC は ILC 前駆細胞から T-bet 依存性に分化する．IL-12 や IL-18 刺激で活性化し，Th1 型サイトカイン（IFN-γ）や TNF-α を産生するのが特徴である．抗ウイルス防御や抗腫瘍免疫における重要性が古くから知られている NK 細胞はグループ 1 ILC に属するが，granzyme や perforin による細胞傷害活性をもつ点で ILC1 と異なる．ILC1 はサルモネラやトキソプラズマなど，細胞内感染症の防御における重要性や，Crohn 病の病態との関連が示唆されている．

　グループ 2 ILC は GATA3 および RORα 依存性に分化する．IL-25，IL-33，thymic stromal lymphopoietin（TSLP）など，上皮細胞由来のサイトカインによる刺激で活性化し，Th2 型サイトカイン（IL-5，IL-13，IL-4，IL-9，amphiregulin）を産生するのが特徴である．グループ 2 ILC に属する細胞は，ナチュラルヘルパー細胞（腸間膜脂肪組織），nuocyte（腸間膜リンパ節），innate helper type 2 cells（腸間膜リンパ節，脾臓，肝臓）などの名称で報

表2　Innate lynphoid cell（ILC）の分類

	Group 1 ILC		Group 2 ILC	Group 3 ILC	
	NK細胞	ILC1	ILC2	LTi	ILC3
発現する転写因子	T-bet Eomes	T-bet	GATA3 RORα	RORγt	RORγt
活性化刺激	IL-12 IL-18	IL-12 IL-18	IL-25 IL-33 TSLP	IL-23 IL-1β	IL-23 IL-1β
産生するエフェクターサイトカイン	IFN-γ TNF-α	IFN-γ TNF-α	IL-5 IL-13 IL-4 IL-9 amphiregulin	lymphotoxin α/β IL-17 IL-22	IL-17 IL-22
その他	Perforinや Granzymeによる 細胞傷害活性あり				

告が相次いだが，これらの細胞は表現型が若干異なるものの，基本的な機能は共通であり，混乱を避けるため，現在ではグループ2 ILC の特徴をもつ細胞をILC2と総称で呼ぶ傾向にある．蠕虫排除，組織修復，喘息の病態への関与が示唆されている．

　グループ3 ILC はRORγt 依存性に分化する．IL-23 と IL-1β刺激で活性化し，Th17型サイトカイン（IL-17，IL-22）を産生するのが特徴であり，LTi と ILC3 が含まれる．LTi は lymphotoxin α/β を産生することでリンパ組織形成に重要な役割を果たす．一方，ILC3 は細菌感染防御や組織修復における重要性が報告されている．

皮膚疾患における ILC の関与

　皮膚 ILC は主に真皮に存在している．健常ヒト皮膚にはグループ1，2，3のすべてのILC が存在する．ILC3 がもっとも多く，皮膚 ILC 全体の約 50 % を占める[2~4]．次いでILC2 が 25 ～ 40 %程度を占める[2~5]．残りは ILC1 と詳細不明の細胞である．皮膚疾患における ILC の役割についてはいまだ不明の点が多いが，アトピー性皮膚炎や乾癬の病態への関与が疑われている．

❶ アトピー性皮膚炎

　アトピー性皮膚炎マウスモデルにおいて，IL-5，IL-13を産生するILC2が重要な役割を果たしていること，ILC2は表皮由来のTSLP，IL-25，IL-33により活性化していることが示唆されている[5~8]．またマウスモデルのみならず，実際のアトピー性皮膚炎患者の皮疹部でもILC2が増加しており，TSLP，IL-25，IL-33の受容体発現が亢進している[5,7]．こうした知見から，皮膚ILC2はアトピー性皮膚炎の病態を促進している可能性がある．

しかし，マウスモデルによる知見はT細胞非依存性のアトピー性皮膚炎モデルやT細胞欠損マウスを利用して得られたものが多いため，実際のアトピー性皮膚炎の病態にILC2がどの程度かかわっているかについては明らかでない．

❷ 乾　癬

乾癬の病態にはTh17細胞の産生するIL-17およびIL-22が重要であると考えられてきた．しかし近年，ある種のマウス乾癬様皮膚炎では，Th17ではなくγδT細胞とILC3がIL-17とIL-22の主要な産生源になっていることが明らかになり[9]，乾癬の病態におけるILC3の役割が注目されている．実際，乾癬患者の皮膚でILC3が増えていることや，抗TNF治療による治療効果とILC3減少に相関がみられることが報告されており[2,3]，ILC3が乾癬皮疹の形成を促進している可能性がある．しかし，アトピー性皮膚炎におけるILC2の関与と同様，乾癬の病態にILC3が実際にどの程度かかわっているかについては，いまだ不明の点が多い．

文　献

1) Spits H, et al：Innate lymphoid cells--a proposal for uniform nomenclature. Nat Rev Immunol **13**：145-149, 2013
2) Teunissen, MBM, et al：Composition of innate lymphoid cell subsets in the human skin：enrichment of NCR$^+$ILC3 in lesional skin and blood of psoriasis patients. J Invest Dermatol **134**：2351-2360, 2014
3) Villanova F, et al：Characterization of innate lymphoid cells in human skin and blood demonstrates increase of NKp44+ ILC3 in psoriasis. J Invest Dermatol **134**：984-991, 2014
4) Dyring-Andersen B, et al：Increased number and frequency of group 3 innate lymphoid cells in nonlesional psoriatic skin. Br J Dermatol **170**：609-616, 2014
5) Salimi M, et al：A role for IL-25 and IL-33-driven type-2 innate lymphoid cells in atopic dermatitis. J Exp Med **210**：2939-2950, 2013
6) Imai Y, et al：Skin-specific expression of IL-33 activates group 2 innate lymphoid cells and elicits atopic dermatitis-like inflammation in mice. Proc Natl Acad Sci U S A **110**：13921-13926, 2013
7) Kim BS, et al：TSLP elicits IL-33-independent innate lymphoid cell responses to promote skin inflammation. Sci Transl Med **5**：170ra116, 2013
8) Roediger B, et al：Cutaneous immunosurveillance and regulation of inflammation by group 2 innate lymphoid cells. Nat Immunol **14**：564-573, 2013
9) Pantelyushin S, et al：Rorgammat+ innate lymphocytes and gammadelta T cells initiate psoriasiform plaque formation in mice. J Clin Invest **122**：2252-2256, 2012

角化細胞と自然免疫

ポイント

- 表皮は生体の最外層に位置する組織で，生体防御の3階層である，バリア，自然免疫，獲得免疫のすべてにかかわる．すべての皮膚炎はこの3階層のうちのいずれかの異常が引き金となって，病原体などに対する生体防御反応を一部模倣する形で生じる，と考えることができる．
- バリアは物理的バリアと化学的バリアとに分けることができる．角層とタイトジャンクションが物理的バリアを担う．角化細胞が恒常的に放出するプロテアーゼやリゾチームなどの生理活性物質が化学的バリアを担い，外的因子の侵入を阻む．
- 外的危険を認識して能動的かつ非選択的に働く生体防御機構を自然免疫と呼ぶ．表皮角化細胞は自然免疫のセンサーおよびエフェクターとして働く．
- 表皮角化細胞は外的危険因子を感知して，抗菌ペプチドなど病原体に直接作用する防御因子とともに，各種のケモカイン，サイトカイン，脂質メディエーターなどを能動的に産生し，自然免疫や獲得免疫の発動やタイプの決定にもかかわる．
- 表皮角化細胞は，自身の細胞死やDAMPsの放出が，周囲の角化細胞やその他の免疫担当細胞を活性化させることでも生体防御や炎症にかかわる．

表皮の構造と生体防御機能（図1）

❶ 表皮の構造

　表皮は個体が外界の病原体や有害物質から身を守る生体防御の最前線に位置する組織である．重層扁平上皮であり，最外層が角層で覆われる，という点で腸管や呼吸器の上皮と異なる．主に角化細胞（ケラチノサイト）で構成される．角化細胞は表皮や真皮のさまざまな免疫細胞，非免疫細胞と相互作用することで生体防御や炎症に関与する．

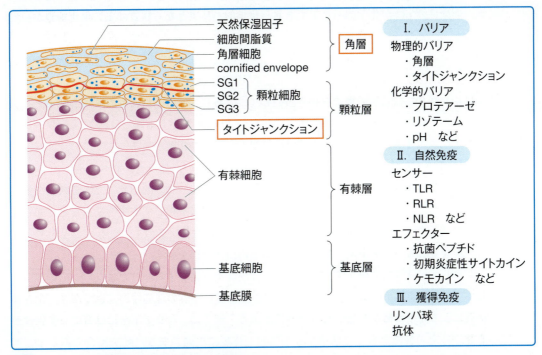

図1 バリアの構造と生体防御の3階層
NLR：NOD-like receptor, RLR：RIG-I-like receptor, SG：stratum granulosum, TLR：Toll-like receptor

❷ 表皮の生体防御機能

　生体防御の第一段階が恒常的バリア，第二段階が自然免疫，そして第三段階が獲得免疫と考えることができる．反応の時間軸や機能的な階層もこの順序と重なる．表皮角化細胞はこの3階層すべてに関与しうる．第一段階のバリアを構築する主役であるだけではなく，第二段階の自然免疫の発動にも主体的にかかわり，第三段階の獲得免疫に影響を与えることも知られている．ここではバリアと自然免疫に果たす役割を中心に述べる[1]．

バリア

❶ 物理的バリア

　外界の危険に対してあらかじめ用意され，生体を守る楯がバリアである．物理的バリアと化学的バリアの2種類に分けることができる．病原体，異物，有害物質などの物理的侵入を阻むのが物理的バリアである．物理的バリアは角層が機能の大部分を担う．顆粒層のタイトジャンクションが第二のバリアとして機能する．

❷ 化学的バリア

　表皮が恒常的に産生し，体表面の病原体の定着や増殖を防ぐプロテアーゼやリゾチー

ム，弱酸性のpHが化学的バリアである．化学的バリアとなる物質は主に角化細胞が産生するが，一部は汗にも含まれる．

❸ 物理的バリアと皮膚疾患

　フィラグリンは角層の機能を担う蛋白の1つであり，尋常性魚鱗癬の原因遺伝子として知られる．欧州ではアトピー性皮膚炎の患者の20〜50％が，本邦では約20％がフィラグリン遺伝子に変異を伴う．気管支喘息の罹患とも有意な相関がある．

　物理的バリア不全の特徴は，好酸球数の増加やIgEの高値など，Tヘルパー2（Th2）型と呼ばれる，寄生虫感染免疫に似た反応を伴う点である．物理的バリアである角層を侵す病原体としては，疥癬を起こすヒゼンダニや，経皮感染を起こす寄生性鉤虫などが知られる．掻爬行動がこれらの病原体の排除にもっとも有効な反応の1つであることを考えると，少なくともバリア不全の病態の入り口と出口は納得がいく．

　しかし，尋常性魚鱗癬がすべてアトピー性皮膚炎を発症するわけではない．その理由として2つの可能性がある．第一に，バリア不全は単に内外の疎通性の亢進であり，常在細菌叢による免疫修飾が未態である可能性がある．第二に，バリア不全には質的な多様性があり，特定の機能をもった構造や分子間相互作用に欠陥のあるバリア不全のみがTh2型の皮膚炎に関与する，という仮説も可能である．

❹ 化学的バリアと皮膚疾患

　プロテアーゼとそのインヒビターのバランスは表皮の成熟のみならず，病原体の定着や侵入の防御にも作用する．また，システインプロテアーゼはTh2アジュバントとして知られる．セリンプロテアーゼの受容体であるprotease-activated receptor 2（PAR2）はTh2型のTリンパ球の機能的分化にかかわる．Netherton症候群はセリンプロテアーゼインヒビターの*SPINK5*遺伝子の欠失変異で生じ，魚鱗癬様皮膚とともにアトピー性皮膚炎様の皮膚炎を生じる．

表皮角化細胞と自然免疫

❶ 皮膚の自然免疫

　外界の危険に対して誘導性で，獲得免疫に該当しないものをここでは自然免疫と呼ぶ．好中球などの顆粒球，マクロファージその他の単核球など，リンパ球以外の抗原特異性をもたない各種の免疫細胞のみならず，表皮角化細胞を含むすべての体細胞が自然免疫にかかわりうる．

❷ 表皮角化細胞のセンサーと細胞内シグナル（図2）

　Pathogen-associated molecular patterns（PAMPs）が外的危険因子を指すのに対して，

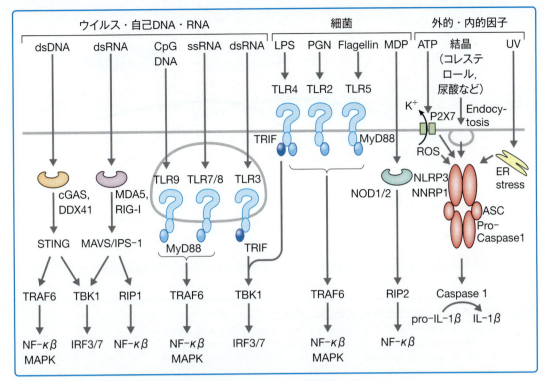

図2 表皮角化細胞の自然免疫の主なセンサーと細胞内シグナル

ASC：apoptosis-associated speck-like protein containing a CARD，ATP：adenosine triphosphate，
cGAS：Cyclic GMP-AMP synthase，CpG：cytosine-phosphate-guanine，
DDX41：DEAD（Asp-Glu-Ala-Asp）box polypeptide 41，dsDNA：double-strand DNA，
dsRNA：double-strand RNA，ER：endoplasmic reticulum，IL：interleukin，
IRF：interferon-regulatory factor，LPS：lipopolysaccharide，
MAPK：mitogen-activated protein kinase，
MAVS/IPS-1：mitochondrial antiviral signaling protein/interferon-β promoter stimulator 1，
MDA5：melanoma Differentiation-Associated protein 5，MDP：muramyl dipeptide，
MyD88：myeloid differentiation primary response 88，NOD：nucleotide-binding oligomerization domain，
NF-κB：Nuclear factor kappaB，NLRP：NLR family pyrin domain containing，
P2X7：purinergic receptor X7，PGN：proteoglycan，RIG-I：retinoic acid-inducible gene-I（ai），
RIP：receptor-interacting protein，ROS：reactive oxygen species，ssDNA：single-strand DNA，
ssRNA：single-strand RNA，STING：stimulator of interferon genes，TBK1：TANK-binding kinase 1，
TLR：Toll-like receptor，TRAF6：tumor necrosis factor receptor-associated factor 6，
TRIF：TIR-domain-containing adapter-inducing interferon-beta，UV：ultraviolet

内因性の危険因子をdamage-associated molecular patterns（DAMPs）と呼ぶ．PAMPsやDAMPsを認識するpattern recognition receptor（PRR）など，特定のリガンドを認識する受容体分子に依存した防御的反応を狭義の自然免疫と呼ぶ．その1つであるToll様受容体（TLR）の発見は「炎症がなぜ起こるのか」という根源的な問いに迫るための新たな道を開き，2011年ノーベル医学・生理学賞の対象となった．

TLRを含め，PRRは細胞表面と細胞内に局在が分かれる．認識する病原体や危険因子を局在によって機能的に分担している．PPRは数十種類を超える一方で，受容体にリガンドが結合した後に活性化する細胞内シグナル経路は，最終的にNF-κB経路，MAPキ

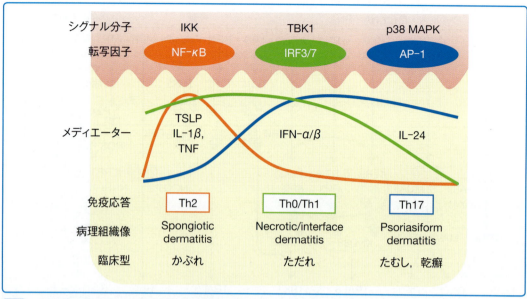

図3 細胞内シグナルと表皮角化細胞由来メディエーター
AP-1：activator protein 1, IFN：interferon, IKK：IkappaB kinase, IL：interleukin, IRF：interferon-regulatory factor, MAPK：mitogen-activated protein kinase, NF-κB：Nuclear factor kappaB, Th：T-helper, TNF：tumor necrosis factor, TSLP：thymic stromal lymphopoietin

ナーゼ（MAPK）経路，IRF3/7経路などにほぼ集約される．したがって，外的危険因子の種類にかかわらず，活性化する転写因子群，発現する遺伝子群のパターンは意外に限られている．

❸ 抗菌ペプチド

表皮の抗菌ペプチドとして，ヒトβ-ディフェンシン（HBD）やカテリシジン（LL-37）などが知られている[2]．角化細胞は各種のPRRや細胞ストレスにより外的危険を感知し，NF-κB経路の活性化によって抗菌ペプチドを産生する．直接の抗菌作用のほか，顆粒球や樹状細胞，Tリンパ球の遊走を介して自然免疫や獲得免疫を誘導する．

❹ 表皮による免疫の発動と方向づけ（図3）

PRRや細胞ストレスによる外的刺激はNF-κB経路，MAPK経路，IRF3/7経路などの活性化に集約され，抗菌ペプチドだけではなく，初期炎症にかかわる一連のサイトカイン，ケモカイン，脂質メディエーター合成酵素を転写レベルで誘導性に発現する．

表皮角化細胞が外的危険に応じて産生するインターロイキン（IL）-1α，IL-1β，IL-6などの初期炎症性サイトカインや，CXCL1，CXCL2，IL-8などのケモカイン，プロスタグランジンE2などの脂質メディエーターは，その後に引き続く生体防御反応や炎症の発動に重要な役割を果たす．

さらに，表皮角化細胞が誘導性に産生する一部の生理活性物質は免疫のタイプの方向付

けにも関与する．たとえば，thymic stromal lymphopoietin（TSLP）の産生はアトピー性皮膚炎に代表されるようなTh2型の反応，serum amyloid protein A（SAA）やIL-24などの産生は乾癬に代表されるようなTh17型の反応の方向付けにそれぞれ関与すると考えられる．

　一方で，表皮角化細胞によるこれらの生理活性物質の産生が免疫の発動や特定のタイプの免疫応答に必須であるかどうかの証拠は，まだきわめて限られている．

❺ DAMPs

　角化細胞の生理的な細胞死は「角化」という現象で，タイトジャンクションの外側で起こり，解剖学的にも機能的にも厳密に制御されている．外因による不測のダメージを受けた表皮角化細胞はネクローシスと呼ばれる細胞死の過程でさまざまな細胞内容物を放出する．核酸などの一部は抗菌ペプチドと結合することで樹状細胞などの免疫細胞や周囲の角化細胞のPRRに結合し，自然免疫の活性化に関与する．

自然免疫からみた皮膚疾患

❶ 自然免疫の局所性の異常

a）アトピー性皮膚炎

　アトピー性皮膚炎では抗菌ペプチドの発現が低下している．抗菌ペプチドの発現の一部は自然免疫や獲得免疫による制御も受けており，発現の変化は疾患の結果としての側面もあると考えられる．

b）尋常性ざ瘡（にきび）

　毛包漏斗部の過形成による角栓，脂腺の活性化を伴う．炎症の主座は毛包脂腺系にとどまる．炎症は角栓形成に先行するとの報告がある．TLR2の恒常的活性化とIL-1αの過剰発現は，顆粒球やリンパ球の集積，漏斗部の角化亢進などの病態の一端を担っている[3]．

　尋常性ざ瘡の病態はいまだに一元的に説明できていない．本来，毛包脂腺系は獲得免疫の攻撃対象から外れた免疫特権臓器として知られている．毛包脂腺系が自然免疫に対しても免疫特権臓器であり，その破綻がこれらの疾患の本態であるならば理解がしやすい．毛包脂腺系の免疫特権の正体の1つとして，毛包脂腺系でのPRRの活性化の制御機構を明らかにすることが今後の課題である．

c）酒さ

　尋常性ざ瘡の類縁疾患である．病理学的には毛包脂腺系周囲炎である．中年者の顔面中央の皮膚に生じ，毛細血管拡張を伴う．酒さではTLR2がカリクレイン5の発現を誘導し，カテリシジンの異常分解産物が炎症の悪化にかかわると考えられる[4]．しかしながら，TLR2などのPRRのスイッチが何かは特定されていない．

d）慢性膿皮症

頭部や臀部に限局した毛包脂腺系の化膿性病巣が遷延する疾患で，細菌の関与は一義的ではない．角栓を伴わない点で尋常性ざ瘡と異なる．いずれも後述する自己炎症性疾患の一症候として生じうることから，局所における自然免疫の過剰反応が主たる病因と考えられる．

e）乾癬

尋常性乾癬は厚い銀白色の過角化を伴う紅色局面が擦過部位に好発する慢性炎症性角化症で，本邦では1,000人に2～3人，欧米ではその10倍以上が罹患するといわれる．リンパ球を主体とした炎症の発端を自然免疫の機能異常にまでさかのぼりつつある臓器特異的炎症性疾患である．現時点では，必ずしも実際の病態を特定の自然免疫の異常だけでは説明できない．しかし，獲得免疫の活性化に先立って自然免疫にかかわる分子や細胞の活性化が起こっている，という状況証拠ならばそろっている[5]．

尋常性乾癬の表皮ではHBD-2やカテリシジン，S100蛋白などの抗菌ペプチドやDAMPsの発現が亢進している．カテリシジンの分解産物であるLL-37は自己DNAと結合し，TLR9を介して形質細胞様樹状細胞（pDCs）を活性化してIFNαの産生を亢進させ，尋常性乾癬の病態に関与するとの報告がある．

一方で，TLRやその他のPRRの下位の主要経路であるNF-κB経路の表皮特異的欠損は乾癬様皮膚炎をきたす．このことは表皮細胞の自然免疫の機能異常のみによっても尋常性乾癬の病態が生じうることを端的に示している．

乾癬のほとんどは多因子遺伝であるが，一部は家族性で，その中で*CARD14*遺伝子の機能獲得変異が報告されている．CARD14は皮膚にその局在がほぼ限局しているシグナル分子で，Bcl2, MALT1とシグナル複合体を形成してNF-κB経路を活性化させることはわかっているが，上流の経路や受容体はまったくわかっていない．

家族性の乾癬を除いて，乾癬ではなぜ自然免疫の異常な活性化が起こるのか，という問題が未解決である．健常な皮膚は日常的にさまざまなストレスにさらされても，恒常性の維持により自然免疫や獲得免疫の活性化が堅固に制御されている．素因による恒常性の破綻閾値の低下が発症を誘導している可能性はある．

f）毛孔性紅色粃糠疹

乾癬の類縁疾患で，典型的には毛孔に一致した紅色丘疹が融合して紅色の粃糠疹（細かい鱗屑を伴った局面）を生じる．ほとんどが特発性であるが，一部は家族性であり，家族性乾癬と同じ*CARD14*の機能獲得変異が報告されている．しかしながら，何がこれらの2つの疾患のわかれ道を決めるのかはわかっていない．

❸ 自然免疫の全身性の異常[6]

a）先天性自己炎症性疾患

自然免疫の制御分子の先天的異常で慢性炎症をきたすものと，後天性のものとがある．自然免疫の担い手の1つである好中球の増加や活性化を伴うことが多い．皮膚科領域では*NLRP3*遺伝子の機能獲得変異でIL-1βの活性化が起こり，蕁麻疹様紅斑を繰り返す

cryopyrin-associated periodic syndrome(CAPS)などが古典的自己炎症性疾患である．

b）後天性自己炎症性疾患

Behçet病や壊疽性膿皮症が含まれる．Behçet病は再発性口腔内アフタ性潰瘍，皮膚病変，眼病変，外陰部潰瘍を四主徴とする好中球性炎症性疾患である．壊疽性膿皮症は原因不明の非感染性皮膚潰瘍を生じる疾患であるが，しばしば炎症性腸疾患や関節リウマチに合併する．他臓器にも膿瘍を生じ，顆粒球除去療法の適応となる．

先天性自己炎症性疾患の機序は説明がつくとしても，後天性の自己炎症性疾患のスイッチは不明である．① 感染を模倣するような内在性のリガンドや活性酸素種(ROS)の過剰，② PRRの発現過剰や活性化の閾値の低下，③ PRRの細胞内シグナル伝達経路の異常活性化，などが可能性として考えられる．

c）全身性エリテマトーデスと全身性強皮症

自然免疫の異常を伴う疾患は自己炎症性疾患以外にもある．全身性エリテマトーデス(SLE)と全身性強皮症の2つの全身性疾患では，早い時期から自然免疫の関与が指摘されてきた[7,8]．自己炎症性疾患が自然免疫の量的な過剰であるのに対して，これらの疾患では，① 自然免疫の単純な過剰だけでは病態を説明できず，② 自己反応性リンパ球の関与が病態形成に不可欠である．

SLEと全身性強皮症の末梢単核球ではインターフェロン(IFN)α反応遺伝子の発現亢進がみられる．IFN-αは自然免疫の機能を決定づけるサイトカインの1つである．IFN-αとSLEの関与について，以下のような概念が報告されている．SLEの血清中にはLL-37抗体が高力価で検出され，この抗体は好中球内のLL-37と自己DNA複合体の排出を伴う細胞死を誘導する．これが形質細胞様樹状細胞(pDC)の活性化とIFN-αの大量産生，自己反応性B細胞の活性化を促す．実際に，SLEの皮膚病変ではpDCの浸潤がみられる．全身性強皮症での組織傷害は線維芽細胞のTLR3を活性化し，線維化の悪循環に関与する．

バリアと自然免疫からみた炎症性疾患の診断アルゴリズム(図4)

皮膚の生体防御の担い手として，本来ならば生体を守るべきバリア，自然免疫，獲得免疫のしくみのいずれかの異常によって，皮膚があたかも戦場のごとく燃えさかるのが皮膚炎だといってよい．ある階層の生体防御の異常は先行する階層の異常が原因となることがある．

生体防御は系統発生学的に合目的的であり，特定の危険や病原体から生き残るのに最適な反応が誘導される．そして，転写因子の活性化レベルでの基本的な応答は意外に限られている．

皮膚に限らず，炎症を生体防御の各階層に分けて考え，もともとどのような危険や病原体に対抗するための反応なのかを想像できれば，疾患をより俯瞰的にとらえることができる．絶え間ない抗原曝露による正しい反応なのか，獲得免疫の構築の異常なのか，自然免

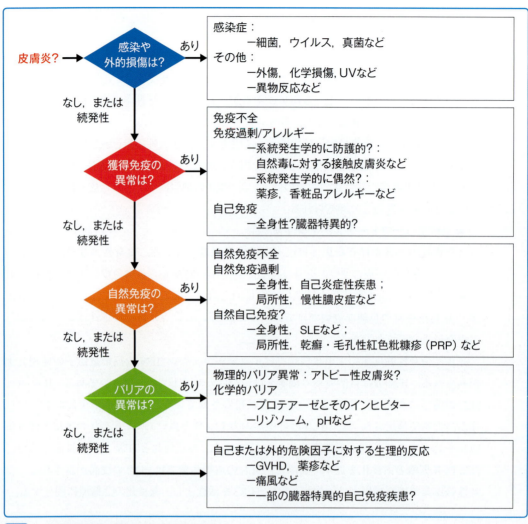

図4 炎症性疾患の診断アルゴリズム

疫の異常が存在するのか，物理的または化学的バリアの恒常性の一過性または永続的な異常なのか．炎症の出口からたどっていくのがアルゴリズムとして理解しやすい．

　以上の概念はまだ学問として未熟である．新しい枠組みの中で，生体防御の各階層間の相互作用の一つ一つを，特定の分子の機能や細胞の動態に注目して解析していけば，個々の疾患の理解がより深まるだろう．若い皮膚科医である読者諸君の今後の活躍に大いに期待したい．

文　献

1) Dainichi T, et al：Classification of inflammatory skin diseases：a proposal based on the disorders of the three-layered defense systems, barrier, innate immunity and acquired immunity. J Dermatol Sci **76**：81-89, 2014
2) Modlin RL, et al：Innate and Adaptive Immunity in the Skin. Fitzpatrick's Dermatology in General Medicine, 8th ed, Goldsmith LA, et al（eds.）, McGraw-Hill, New York, 2012
3) Zaenglein AL, et al：Acne Vulgaris and Acneiform Eruptions. Fitzpatrick's Dermatology in General Medicine, 8th ed, Goldsmith LA, et al（eds.）, McGraw-Hill, New York, 2012
4) Steinhoff M, et al：New insights into rosacea pathophysiology：a review of recent findings. J Am Acad Dermatol **69**：S15-26, 2013
5) Perera GK, et al：Psoriasis. Annu Rev Pathol **7**：385-422, 2012
6) Lee C-CR, et al：Systemic Autoinflammatory Diseases. Fitzpatrick's Dermatology in General Medicine, 8th ed, Goldsmith LA, et al（eds.）, McGraw-Hill, New York, 2012
7) Bosch X：Systemic lupus erythematosus and the neutrophil. N Engl J Med **365**：758-760, 2011
8) Bhattacharyya S, et al：Understanding fibrosis in systemic sclerosis：shifting paradigms, emerging opportunities. Nat Rev Rheumatol **8**：42-54, 2011

6 樹状細胞

ポイント

- ▶樹状細胞は皮膚を含む末梢組織中に広く存在し，自然免疫応答と獲得免疫応答をつなぎ，生体における免疫応答を司る．
- ▶樹状細胞は代表的な抗原提示細胞であり，皮膚において抗原を捕捉したのち，皮膚から所属リンパ節へ移動する際に成熟し，所属リンパ節でナイーブT細胞に抗原提示を行い，エフェクターT細胞への分化誘導を行う．
- ▶皮膚の樹状細胞はいくつかのサブセットに分類され，皮膚免疫においてそれぞれ特異な役割を有する．
- ▶樹状細胞には誘導型皮膚関連リンパ組織（iSALT）におけるエフェクターT細胞の活性化や，リンパ組織の構築と維持という新たな役割が知られる．

樹状細胞とは

　樹状細胞は，1973年にRalph Steinman博士がマクロファージと異なる，樹状突起をもつ新規の細胞として同定した白血球細胞である[1]．血液中ならびに皮膚を含む末梢組織中に広く分布し，特に上皮や粘膜面に数多く存在する．樹状細胞の重要な役割として，組織中に侵入した病原体や自己分解産物などの抗原を取り込んで組織の恒常性を維持しつつ，その強力な抗原提示能力によって，抗原特異的エフェクターT細胞の分化誘導（細胞性免疫）や，引き続くB細胞の活性化による抗体の産生を促す（液性免疫）．このように樹状細胞は自然免疫応答と獲得免疫応答をつなぎ，生体における免疫応答を司る中心的な細胞である[2]．

　近年，さまざまな樹状細胞サブセットの存在が報告され，それぞれの特異的な誘導除去マウスの開発が進むことで[3]，免疫応答への樹状細胞のかかわりの詳細が明らかとされてきている．さらに，マウスにおいて発見された樹状細胞の各サブセットに相当する集団がヒトにおいても確認され[4]，その相関が解析されつつある．

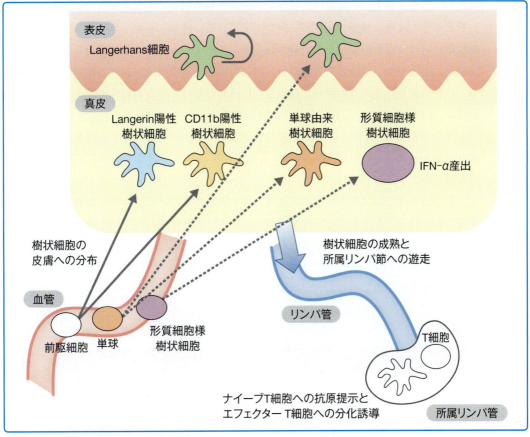

図1 皮膚免疫における樹状細胞の動き
定常状態(実線)では，血中から供給された前駆細胞より真皮樹状細胞は分化する．Langerhans細胞は定常下では自律的な増殖を行うが，炎症時には単球より供給される．炎症・感染下(点線)では，単球由来樹状細胞，形質細胞様樹状細胞も皮膚に流入する．刺激を受けて活性化し成熟した樹状細胞は所属リンパ節に移動し，ナイーブT細胞への抗原提示とエフェクターT細胞への分化誘導を行う．

樹状細胞の成熟

　　樹状細胞は骨髄中の未熟な前駆細胞から分化し，血液に乗って運搬され未成熟な状態で皮膚を含むさまざまな末梢組織に分布する(図1)．未成熟樹状細胞は組織中に数日から数週間存在するか，局所の微生物からのシグナルや局所の炎症を感知し活性化すると，成熟樹状細胞へ変化する[2]．

　　未成熟樹状細胞は多様な貪食受容体を発現し，外来抗原を活発に取り込むが，主要組織適合遺伝子複合体(major histocompatibility complex：MHC)クラスⅠ，Ⅱ分子の発現は中等度か，細胞内に存在し，細胞表面にはほとんど発現していない．逆に成熟樹状細胞となると貪食能は減弱するが，MHCクラスⅠ，Ⅱ分子の細胞表面での発現は亢進する．さらに，ケモカインレセプターのC-C chemokine receptor type(CCR)7を発現することで，そのリガンドであるchemokine(C-C motif)ligand 19(CCL19)やCCL21の勾配に応じて，

真皮リンパ管，およびその先の所属リンパ節のT細胞領域へと遊走する．

　樹状細胞の成熟は感染・炎症下と定常下で異なる．感染・炎症下で抗原を捕捉した樹状細胞は，同時に周りの細胞から誘導される炎症性サイトカインや微生物由来のシグナルを認識し，迅速かつ一過性に貪食能や樹状突起の伸展性，皮膚内における運動性を亢進させる．これにより外来抗原の取り込みがさらに活発となり，リンパ節への遊走が増進する．同時に，CD40，CD80，CD86といった補助刺激分子の発現が誘導される．所属リンパ節のT細胞領域ではMHC/抗原複合体からの抗原刺激と補助刺激分子の両者のシグナルが樹状細胞からナイーブT細胞へ同時に入力されることで，エフェクターT細胞の分化誘導が引き起こされる（図1）．

　定常下でも未成熟状態から成熟状態への樹状細胞の変化と二次リンパ組織への遊走は恒常的に行われる．このような定常下での樹状細胞の成熟は「自然成熟」と呼ばれ，自己細胞由来の断片をMHCに抗原提示する．補助刺激分子発現が低いため，エフェクターT細胞の分化誘導を行わず，むしろこれらに反応するT細胞の除去や不活性化を誘導して免疫寛容を維持する一端を担うことが示唆されている[2]．

皮膚の樹状細胞の種類と皮膚免疫における役割

　皮膚の樹状細胞は部位的に，表皮に存在するLangerhans細胞と真皮に存在する真皮樹状細胞に大別される．さらに，真皮樹状細胞は分化に必要な転写因子の違いや表面発現分子の違いから，古典的樹状細胞であるLangerin$^+$樹状細胞とCD11b$^+$樹状細胞に大別できる．また皮膚炎に際しては，形質細胞様樹状細胞が皮膚に流入し，単球由来樹状細胞が皮膚へ流入した単球より誘導される（表1，図1）．これらの樹状細胞サブセットの皮膚免疫における特異的な役割は徐々に明らかとされつつある．それぞれのサブセットについて，現在までの知見を概説する．

❶ Langerhans細胞

　Langerhans細胞は樹状細胞の1つとして機能するが，細胞表面分子などからは表皮内で高度に分化したマクロファージの1つと考えられている．発生学的にもLangerhans細胞は胎生期の造血組織に由来し，胎生期に表皮内に生着したのち，成長してからも自律的に複製と増殖を行い，集団の維持を行う点で他の樹状細胞と異なる．

　Langerhans細胞に独特の役割として，表皮バリアを越えた抗原の捕捉が挙げられる．タイトジャンクションは表皮角質層下の顆粒細胞層に存在し，強固な表皮バリアを形成して多くの病原体や蛋白由来の外来抗原の皮膚への侵入を阻む．Langerhans細胞は，このタイトジャンクションを越えて樹状突起を角質上層内へ伸展することで，これらの外来抗原の捕捉と引き続く免疫応答を可能とする[5,6]．実際にマウスにおいて，卵白アルブミン蛋白質抗原に対するIgE産生やTヘルパー（Th2）型免疫応答にLangerhans細胞が重要な役割を担う．他に，カンジダ皮膚感染モデルや尋常性乾癬モデルにおけるTh17型免疫応

表1 皮膚樹状細胞の種類

	定常下での割合	転写因子	表面マーカー分子（マウス）	表面マーカー分子（ヒト）
Langerhans細胞	表皮細胞の2〜4％	ID2, PU.1, Runx3, IRF8	CD11c$^+$, CD11b$^+$, Langerin/CD207$^+$, CD205$^+$, CD301b$^+$, E-cadherin$^+$, SIRPα^+, EpCAM$^+$, F4/80$^+$	CD11b$^+$, CD11c$^+$, E-cadherin$^+$, SIRPα^+, EpCAM$^+$, Langerin/CD207$^+$, Birbeck granule$^+$, CD1a$^+$
Langerin陽性真皮樹状細胞	真皮樹状細胞の10〜20％	ID2, Batf3, NFIL3, IRF8	XCR1$^+$, CD103$^+$, Langerin/CD207$^+$, CD205$^+$, Clec9A$^+$	CD11c$^+$, XCR1$^+$, CD141$^+$, Clec9A$^+$
CD11b陽性真皮樹状細胞	真皮樹状細胞の50〜70％	IRF4, Notch2, Rbpj, KLF4	CD11c$^+$, CD11b$^+$, CD301b$^+$, SIRPα^+	CD11c$^+$, CD1α^+, CD1c$^+$, SIRPα^+
単球由来樹状細胞	−	KLF4, IRF8	CD11c$^+$, CD64$^{low/+}$, CCR2$^+$	CD11c$^+$, CD14$^+$
形質細胞様樹状細胞	−	E2-2, SPIB, IRF7, IRF8	CD11c^{int}, B220, CD317 (Bst-2), Siglec-H	CD123/IL-3R$^+$, CD303 (BDCA-2)$^+$, CD304 (BDCA-4)$^+$

［文献4, 7, 11をもとに筆者作成］

答の誘導，接触皮膚炎モデルやリーシュマニア感染症モデルなどにおける皮膚炎症への抑制性の作用も想定され，皮膚疾患で異なった役割が解明されつつある[7]．

❷ Langerin$^+$ 樹状細胞

　Langerin陽性樹状細胞は真皮に常在する古典的樹状細胞（classical dendritic cell：cDC）のうち，cDC1として分類され，XCR1，CD103など特徴的な表面分子を発現する．もっとも重要な点として，本サブセットは外来抗原を捕食しMHCクラスIに提示することで細胞傷害性CD8 T細胞（cytotoxic T：Tc1）の分化誘導を行うクロスプレゼンテーション能力に特化している．マウスの皮膚ブドウ球感染モデル，カンジダ感染モデル，ヘルペス感染モデルなどにおいて，本サブセットの誘導除去を選択的に行うと，Tc1やTc17による免疫応答が減弱することが示され[8〜10]，これらのT細胞サブセットの分化誘導に対するLangerin陽性樹状細胞の重要性が明らかとされている．またケラチノサイト由来の抗原を効率的にCD8 T細胞に提示することから，同時に定常下において自己抗原に対する免疫寛容の誘導を担うサブセットである可能性が示唆されている[10]．

❸ CD11b$^+$ 樹状細胞

　CD11b陽性樹状細胞はcDC2として分類され，真皮樹状細胞の70〜80％を占める真皮の主要な画分である．Langerin陰性樹状細胞とも呼称される．ハプテンの一種である蛍光色素（FITC），パパイン，ダニ抗原，鉤虫などを皮膚に曝露させた際に生じるTh2型反応において，本サブセットの主体的な役割が報告されており[11]，T細胞サブセットの分

化誘導に対するLangerin⁺樹状細胞との役割の住み分けが興味深い．また尋常性乾癬のマウスモデルにおいて，本サブセットがTh17型の免疫応答の誘導でも主要な役割を担うとする報告もある[12]．

❹ 単球由来樹状細胞

単球由来樹状細胞は皮膚炎症などに血中から皮膚へ多量に流入する単球から分化した樹状細胞である．炎症性樹状細胞(inflammatory dendritic cells)，あるいはTipDC(TNF-α iNOS producing dendritic cell)などと呼称されてきた集団と同一と考えられている．単球は炎症に際し，皮膚からリンパ節へ移動することで枯渇してしまう樹状細胞の主な供給源とされる．定常下で自律的な集団維持を行っているLangerhans細胞についても，同様に炎症時には単球から誘導される[7]．単球由来樹状細胞の皮膚免疫における役割は多くが未解明であるが，さまざまな表面分子マーカーを用いてマクロファージや他の樹状細胞サブセットとの詳細な区別が進んできたことからも[3,4]，今後の展開が期待される領域である．

最近では尋常性乾癬のモデルマウスにおいて，本サブセットがIL-23のソースとして皮疹成立に重要であることが報告された[12]．前述のLangerhans細胞やCD11b⁺樹状細胞が重要であるとする報告とあわせ，各サブセットの相補的あるいは主体的な役割の詳細な検討や注意深い解釈が必要である．また同報告において，リンパ節への樹状細胞の遊走は必ずしも皮疹の成立に必要でなく，皮膚局所の単球由来樹状細胞が肝要である可能性が示唆されたことは，乾癬の病態の成立を考えるうえで重要である．

❺ 形質細胞様樹状細胞

形質細胞様樹状細胞はT細胞への抗原提示や分化誘導能力をもたない特殊な樹状細胞である．形態学的にも樹状突起をもたず，形質細胞やB細胞に類似する[11]．形質細胞様樹状細胞は他の樹状細胞と異なり，皮膚などの末梢組織中には常在せず，血液，リンパ組織を主に巡回し，炎症に際して末梢組織に動員される．その特徴的な役割は，ウイルス感染に際して特別な抗ウイルス活性をもつⅠ型インターフェロン(interferon-alpha：IFN-α)を大量に分泌し，ウイルス量を減らすことである．特に皮膚科領域では尋常性乾癬において，その重要性が古くより考えられてきた．実際に尋常性乾癬のマウスモデルにおいて，本サブセットが自己DNAと抗菌ペプチドの複合体を抗原として認識し活性化することや，本サブセットより産生されるIFNαが初期の乾癬局面形成に重要であることが示されている[11,13]．

樹状細胞の新たな役割

これまで述べた以外の，注目すべき樹状細胞の役割を紹介する．

❶ 誘導型皮膚関連リンパ組織(iSALT)の形成

　慢性炎症や感染症への生体反応として，リンパ組織様構造が末梢組織中に誘導され，侵入した抗原に対し局所で直接かつ迅速な T/B 細胞性免疫応答を行う．これを三次リンパ組織様構造(tertiary lymphoid structures：TLS)と呼ぶ．

　誘導型皮膚関連リンパ組織(inducible skin-associated lymphoid tissue：iSALT)[14]は接触皮膚炎反応において，「皮膚局所における CD8$^+$ エフェクターT細胞の活性化の場」として誘導される真皮樹状細胞集塊を指し，組織局所における樹状細胞の役割を際立たせるとともに，TLS としての皮膚の可能性を提示した．臨床的に，多くの皮膚疾患において皮膚局所に iSALT と同様の樹状細胞集塊が確認され，樹状細胞を中心とした免疫制御が行われることが推測できる．皮膚局所におけるエフェクターT細胞サブセットの活性化がいずれかの樹状細胞サブセット特異的に行われるのか，ナイーブT細胞のプライミングも他の TLS 同様に行われうるのかなど，「免疫組織」としての皮膚の主要な役割の解明が期待される．

❷ リンパ組織の維持

　樹状細胞の役割として，リンパ組織の構築に対する直接的作用も報告されている．二次リンパ組織であるリンパ節では，高内皮静脈と呼ばれる特殊な血管が存在し，ナイーブT細胞やB細胞を恒常的かつ効率的にリンパ節へと流入させている．マウスにおいて樹状細胞を特異的に誘導除去した状況下ではリンパ節のサイズは非常に小さくなるが，その病態として樹状細胞が恒常的に発現するリンホトキシンシグナルが高内皮静脈の形質維持に肝要であり[15]，この静脈が消失し細胞流入が阻害されるために生じることが示された．同様に，マウスの肺炎モデルで樹状細胞を誘導除去すると TLS の形成が阻害される．ヒトのメラノーマにおいても，腫瘍周囲に形成される TLS において樹状細胞数と高内皮静脈様血管の数は比例し，腫瘍の予後と関連することが示唆されている．これらの結果は，樹状細胞がリンパ組織の形成と維持そのものに必須であることや，T細胞以外の細胞(ここでは特に血管)への直接的に作用することを示し，興味深い．皮膚局所において，樹状細胞と特に他の皮膚構造細胞との相互作用については，いまだ解明されていない点が多く，重要な研究課題となるであろう．

文　献

1) Steinman RM, et al：Identification of a novel cell type in peripheral lymphoid organs of mice. I. Morphology, quantitation, tissue distribution. J Exp Med **137**：1142-1162, 1973
2) DeFranco AL, et al：Immunity：the immune response in infectious and inflammatory disease, New Science Press, London, p387, 2007
3) Durai V, et al：Functions of Murine Dendritic Cells. Immunity **45**：719-736, 2016
4) Murphy TL, et al：Transcriptional Control of Dendritic Cell Development. Annu Rev Immunol **34**：93-119, 2016
5) Kubo A, et al：External antigen uptake by Langerhans cells with reorganization of epidermal tight junction barriers. J Exp Med **206**：2937-2946, 2009
6) Nakajima S, et al：Langerhans cells are critical in epicutaneous sensitization with protein antigen via thymic stromal lymphopoietin receptor signaling. J Allergy Clin Immunol **129**：1048-1055, e6, 2012
7) Kaplan DH：Ontogeny and function of murine epidermal Langerhans cells. Nat Immunol **18**：1068-1075, 2017
8) Igyarto BZ, et al：Skin-Resident Murine Dendritic Cell Subsets Promote Distinct and Opposing Antigen-Specific T Helper Cell Responses. Immunity **35**：260-272, 2011
9) Naik S, et al：Commensal-dendritic-cell interaction specifies a unique protective skin immune signature. Nature **520**：104-108, 2015
10) Bedoui S, et al：Cross-presentation of viral and self antigens by skin-derived CD103+ dendritic cells. Nat Immunol **10**：488-495, 2009
11) Kashem SW, et al：Antigen-Presenting Cells in the Skin. Annu Rev Immunol **35**：469-499, 2017
12) Wohn C, et al：Langerinneg conventional dendritic cells produce IL-23 to drive psoriatic plaque formation in mice. Proc Natl Acad Sci U S A **110**：10723-10728, 2013
13) Lande R, et al：Plasmacytoid dendritic cells sense self-DNA coupled with antimicrobial peptide. Nature **449**：564-569, 2007
14) Natsuaki Y, et al：Perivascular leukocyte clusters are essential for efficient activation of effector T cells in the skin. Nat Immunol **15**：1064-1069, 2014
15) Moussion C, et al：Dendritic cells control lymphocyte entry to lymph nodes through high endothelial venules. Nature **479**：542-546, 2011

肥満細胞・好塩基球

ポイント

▶ 肥満細胞，好塩基球はともに造血幹細胞由来の白血球細胞で，IgE に高親和性をもつ Fc 受容体 FcεR I を細胞表面にもつことを特徴とする顆粒球である．ともに T ヘルパー 2 型（Th2）免疫反応の中心的なサイトカインである IL-4 を産生する．

▶ 好塩基球は Th2 免疫反応の抗原提示にかかわるが，3 つのパターンで関与すると考えられる．

▶ 好塩基球には，古典的には IgE で活性化されるが，それ以外にも IL-3 で活性化されるタイプと thymic stromal lymphopoietin（TSLP）で活性化させるタイプが存在する．

肥満細胞と好塩基球

　肥満細胞は 1878 年，好塩基球は 1879 年に，いずれも Paul Erlich により発見された顆粒球である[1]．両者はともに T ヘルパー 2 型（Th2）免疫反応の中心的なサイトカインであるインターロイキン 4（IL-4）を産生し，慢性アレルギーやアレルギー炎症の病態を形成する細胞である．両者は類似点も多く，長らく混同されてきた背景がある．まずはその類似点・相違点についてまとめる．

　肥満細胞，好塩基球はともに造血幹細胞由来の白血球細胞で，IgE に高親和性をもつ Fc 受容体 FcεR I を細胞表面にもつことを特徴とする顆粒球である．細胞表面にある FcεR I がアレルゲンによって 2 個以上架橋されると，レセプターが凝集して細胞が活性化し脱顆粒を起こす．両者はともに，細胞内にヒスタミン，プロテアーゼ，種々のサイトカイン，アラキドン酸代謝産物を有している点が共通している．

　肥満細胞は骨髄由来の造血幹細胞から分化してくるが，前駆細胞が末梢血中から末梢組織に侵入し，末梢組織内で成熟する．一度成熟した肥満細胞は再度血中を循環することはなく，粘膜や皮膚など広く末梢組織に分布する．一方で，好塩基球は骨髄で成熟し，炎症

表1 肥満細胞と好塩基球の類似点・相違点

	肥満細胞	好塩基球
由来	造血幹細胞	造血幹細胞
成熟場所	末梢組織	骨髄
寿命	月単位	日単位
存在場所	末梢組織	末梢血
大きさ	6〜12 μm	5〜7 μm
ムコ多糖類	ヘパリンやコンドロイチン硫酸	主にコンドロイチン硫酸
トリプターゼ	多	少
脂質メディエーター	PGD2, LTB4, LTC4, LTD4, LTE4, PAF	LTC4, LTD4, LTE4

のない状態では末梢組織には存在せず，末梢血中に循環する．好塩基球は短命であるのに対し，肥満細胞の寿命は月単位と長い[2]（**表1**）．

肥満細胞

ヒト皮膚には7,000〜10,000/mm^3もの肥満細胞が血管・神経線維に近接して存在する．このため肥満細胞は，血管透過性，炎症，免疫反応にかかわる種々のエフェクター細胞を局所への遊走させる重要な役割がある．また肥満細胞自体もエフェクター細胞として働く．

❶ アレルギー性接触皮膚炎における肥満細胞の役割

われわれは，肥満細胞が樹状細胞の機能に影響を与えることで，接触皮膚炎の病態に関与することを見いだした[3]．肥満細胞のみが除去された状態で接触皮膚炎を誘導したところ，野生型に比べ接触皮膚炎反応が減弱していた．さらに，肥満細胞は抗原を取り込んだ樹状細胞が所属リンパ節に遊走するのを抑制することがわかった．以上より，肥満細胞は樹状細胞の遊走を制御することで，アレルギー性接触皮膚炎の病態形成に関与していることが明らかとなった[3]．

さらに近年，接触皮膚炎感作相の初期に肥満細胞と樹状細胞が皮膚局所で近接して存在することが，二光子励起顕微鏡を用い観察された．抗原提示を受けた樹状細胞は所属リンパ節へと遊走する前に，皮膚局所に存在する肥満細胞と近接して存在するようになり，シナプスのような構造を形成する．その際，樹状細胞は主要組織適合遺伝子複合体（major histocompatibility complex：MHC）クラスⅡを肥満細胞へと受け渡し（肥満細胞のtrogocytosis），肥満細胞の抗原提示能を上げていることがわかった．このように，肥満細胞は樹状細胞の機能を調整し，皮膚炎の初期における生体防御に重要な役割を果たしていることが判明した[4]．

好塩基球

　好塩基球は末梢血白血球分画でもっとも少ない（1％以下）細胞集団である．「肥満細胞に類似した細胞」として長らく無視されてきた存在であった．近年，好塩基球特異的なモノクローナル抗体が樹立され，その機能解析が積極的に行われた．蕁麻疹，接触皮膚炎，アトピー性皮膚炎，水疱性類天疱瘡，好酸球性膿疱性毛包炎，疥癬といった多くのヒト皮膚疾患で好塩基球の浸潤がみられる[5]．

　好塩基球の新たな役割として，Karasuyama らは IgE 依存性の超遅延型アレルギー皮膚炎（IgE-CAI）において，3～4日目をピークとする遅延型反応で，好塩基球はイニシエーター細胞として働くことを報告した[6]．われわれもマウスの刺激性接触皮膚炎において，炎症の早期に好塩基球が浸潤し，線維芽細胞と協調して好酸球の病変部への浸潤を促進することを見いだした[7]．

❶ 好塩基球による Th2 誘導

　2009年に相次いで，好塩基球には抗原提示能があり，Th2反応を誘導するとした論文が発表された（後述のパターン②に該当）[8～10]．好塩基球がアレルギー炎症の初期に大量の IL-4 を産生するだけではなく，MHC クラスⅡ，CD40，CD80，CD86 などの共刺激分子を発現しており，ナイーブT細胞を Th2 細胞に抗原特異的に分化誘導することが，異なるマウスの実験系で証明された．その後，知見が蓄積され，好塩基球の Th2 誘導には3つのパターンがあることが明らかとなった（図1）

　① 好塩基球が超早期の IL-4 産生細胞であり，樹状細胞（dendritic cell：DC）の抗原提示と協調して働くパターン
　② 好塩基球自体が IL-4 産生細胞として，かつ抗原提示細胞として働くパターン
　③ 好塩基球が樹状細胞表面の MHC クラスⅡおよび抗原ペプチド複合体を奪い取り（trogocytosis），抗原提示細胞として働くパターン

　われわれは Th2 型炎症の代表例であるアトピー性皮膚炎における好塩基球の役割を検討するため，ハプテン反復塗布モデルと，OVA アルブミン蛋白─ODT モデルを実施した．好塩基球特異的除去したマウスにおいて，ハプテン反復塗布モデルでは Th2 反応の低下を認めたが，OVA─ODT モデルでは皮膚の炎症，OVA 特異的 IgE ともに野生型と同レベルであった．このことは抗原の種類によって好塩基球が免疫応答の役割を担うかどうか区別されることを意味し，Th2 誘導における樹状細胞との役割の分担があることを示唆した[11]．

　これらの事象を踏まえ，さらに好塩基球の trogocytosis という現象が報告された．好塩基球は MHC クラスⅡを発現しているが，*in vitro* で樹状細胞と共培養することで，好塩基球と樹状細胞の直接接触により MHC クラスⅡおよび抗原ペプチド複合体が樹状細胞側から好塩基球に渡される（trogocytosis）．その後，好塩基球自身が抗原提示細胞として働き，Th2 分化を促進するというものである．ビタミン D_3 アナログを連日塗布するというアトピー性皮膚炎マウスモデルでは，所属リンパ節において，好塩基球と樹状細胞が近接

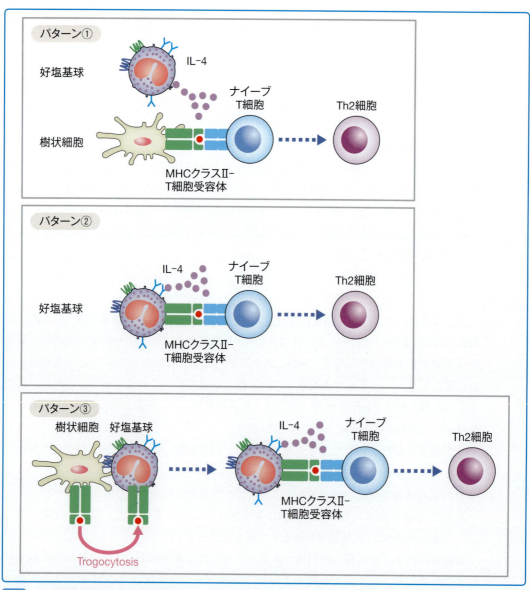

図1 好塩基球によるTh2誘導
好塩基球はTヘルパー2型(Th2)免疫反応を誘導する役割がある．その方法として，① 好塩基球が超早期のIL-4産生細胞であり樹状細胞の抗原提示と協調する，② 好塩基球がIL-4産生細胞かつ抗原提示細胞として働く，③ 好塩基球がtrogocytosisにより抗原提示細胞として働く，以上の3つのパターンが考えられる．

して存在していること，通常，好塩基球はある程度のMHCクラスIIを発現しているが，CD11c（樹状細胞のマーカーの1つ）陽性細胞におけるMHCクラスIIの発現を阻害したマウスでは，好塩基球のMHCクラスIIの発現が低下していた．このことより，*in vivo* においても好塩基球のtrogocytosisの可能性が示唆され，Th2誘導に関与していると考えられた[12]．

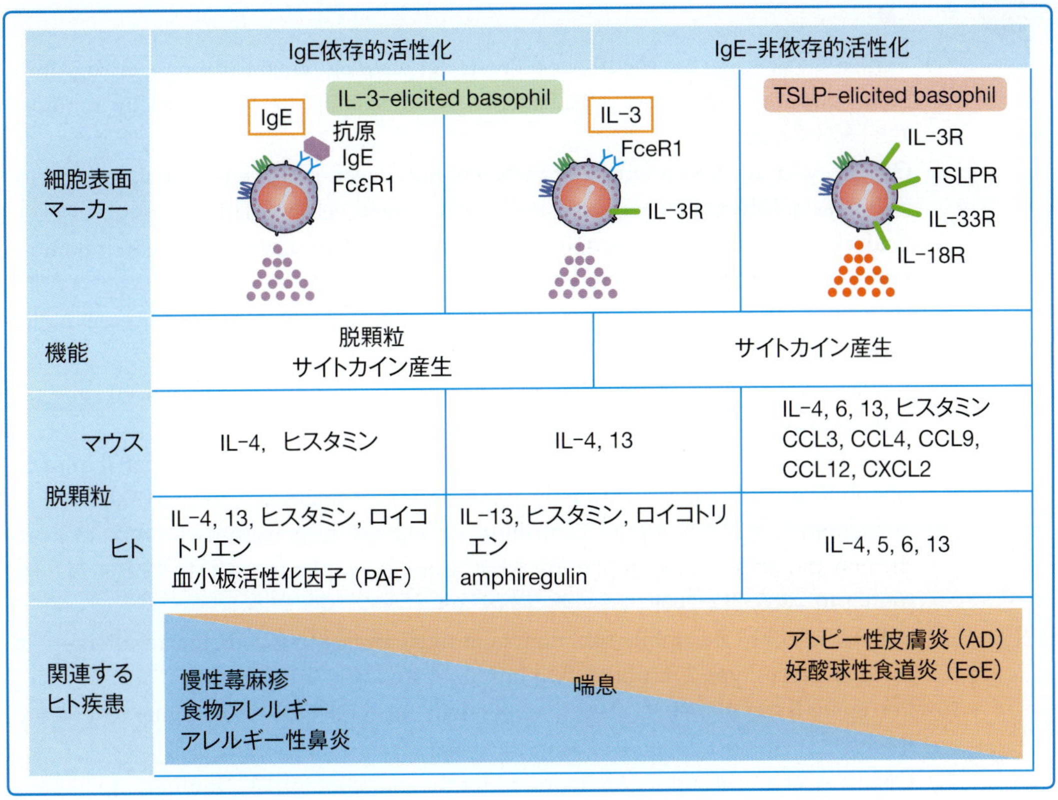

	IgE依存的活性化		IgE非依存的活性化
細胞表面マーカー	IgE 抗原 IgE FcεR1	IL-3-elicited basophil IL-3 FcεR1 IL-3R	TSLP-elicited basophil IL-3R TSLPR IL-33R IL-18R
機能	脱顆粒 サイトカイン産生		サイトカイン産生
マウス 脱顆粒	IL-4, ヒスタミン	IL-4, 13	IL-4, 6, 13, ヒスタミン CCL3, CCL4, CCL9, CCL12, CXCL2
ヒト 脱顆粒	IL-4, 13, ヒスタミン, ロイコトリエン 血小板活性化因子（PAF）	IL-13, ヒスタミン, ロイコトリエン amphiregulin	IL-4, 5, 6, 13
関連するヒト疾患	慢性蕁麻疹 食物アレルギー アレルギー性鼻炎	喘息	アトピー性皮膚炎（AD） 好酸球性食道炎（EoE）

図2 好塩基球の活性化別分類

好塩基球は大きくIgE依存的活性化とIgE非依存的活性化に分けられる．
IL-3により活性化されるものと，TSLPにより活性化されるものにも分かれ，それぞれ表面マーカー，脱顆粒した際の反応が異なる．またIgEやIL-3により活性化される好塩基球は，慢性蕁麻疹，食物アレルギー，アレルギー性鼻炎と関連がある．TSLPで活性化される好塩基球はアトピー性皮膚炎，好酸球性食道炎と関連が深い．

❷ 好塩基球の活性化

　好塩基球は古典的にIgEやIL-3で活性化されることが知られている．好塩基球の活性化にはIgE依存性，IgE非依存性に大きく分けられる．

　しかし，好塩基球にはthymic stromal lymphopoietin（TSLP）によって活性化される一群があることが報告され，好塩基球はヘテロな細胞集団であることが示唆された[13]．それぞれの特徴を一覧にまとめる（図2）[14]．

　主に上皮細胞より産生されるTSLPはTh2免疫のマスターレギュレーターであり，アトピー性皮膚炎，喘息，アレルギー性鼻炎，好酸球性食道炎（EoE）などのTh2疾患の病因に寄与する．TSLPにより活性化される好塩基球は，IL-3により活性化される好塩基球と比べ，IL-3刺激により多量のIL-4やケモカインを産生する．EoE病変部には好塩基球が多く浸潤し，病変部のTSLPの発現は高く，TSLPの遺伝子多型とEoEの発症の間に有意な関連が示唆されている[15]．

　肥満細胞，好塩基球ともによく似た特徴を有している部分と独自の特徴を有している部分があるが，それぞれにさまざまな機能を有し，アレルギー疾患の病態形成に寄与している．

文　献

1) Ehrlich P：Beitrage fur Theorie und Praxis der histologischen Farbung, Leipzig, 1878
2) Stone KD, et al：IgE, mast cells, basophils, and eosinophils. J Allergy Clin Immunol **125**：S73-80, 2010
3) Otsuka A, et al：Requirement of interaction between mast cells and skin dendritic cells to establish contact hypersensitivity. PloS One **6**：e25538, 2011
4) Dudeck J, et al：Mast cells acquire MHCII from dendritic cells during skin inflammation. J Exp Med **214**：3791-3811, 2017
5) Ito Y, et al：Basophil recruitment and activation in inflammatory skin diseases. Allergy **66**：1107-1113, 2011
6) Karasuyama H, et al：Newly discovered roles for basophils：a neglected minority gains new respect. Nat Rev Immunol **9**：9-13, 2009
7) Nakashima C, et al：Basophil and M2 macrophage infiltration in lesional skin of eosinophilic granulomatosis with polyangiitis. Eur J Dermatol **27**：552-553, 2017
8) Yoshimoto T, et al：Basophils contribute to TH2-IgE responses in vivo via IL-4 production and presentation of peptide-MHC class II complexes to CD4+ T cells. Nat Immunol **10**：706-712, 2009
9) Sokol CL, et al：Basophils function as antigen-presenting cells for an allergen-induced T helper type 2 response. Nat Immunol **10**：713-720, 2009
10) Perrigoue JG, et al：MHC class II-dependent basophil-CD4+ T cell interactions promote TH2 cytokine-dependent immunity. Nat Immunol **10**：697-705, 2009
11) Otsuka A, et al：Basophils are required for the induction of Th2 immunity to haptens and peptide antigens. Nature communications **4**：1739, 2013
12) Miyake K, et al：Trogocytosis of peptide-MHC class II complexes from dendritic cells confers antigen-presenting ability on basophils. Proc Natl Acad Sci U S A **114**：1111-1116, 2017
13) Siracusa MC, et al：TSLP promotes interleukin-3-independent basophil haematopoiesis and type 2 inflammation. Nature **477**：229-233, 2011
14) Siracusa MC, et al：Basophils and allergic inflammation. J Allergy Clin Immunol **132**：789-801, 2013
15) Noti M, et al：Thymic stromal lymphopoietin-elicited basophil responses promote eosinophilic esophagitis. Nat Med **19**：1005-1013, 2013

好中球・好酸球・マクロファージ

ポイント

▶ 個体の生体防御の発動においても，系統発生学的にも，好中球，好酸球，マクロファージなどの免疫担当細胞が主に獲得免疫の前段階を担う．

▶ 生体防御において，それぞれの細胞が異なる病原体や危険因子の排除を受けもつ一方で，それらの機能がさまざまな疾患で特徴的な炎症を決定づける．

▶ 好中球は生体の傷害部位にもっとも早く遊走する免疫細胞で，細菌の貪食や炎症の惹起による組織修復にかかわる一方，一連の好中球性皮膚疾患では広義の自己炎症としての病態にかかわる．

▶ 好酸球は節足動物関連皮膚疾患，多細胞寄生虫感染症およびアレルギー性疾患のほか，限られた皮膚疾患できわめて特徴的にみられる．

▶ マクロファージ（組織球）は病原体感染細胞や死細胞の貪食のほか，肉芽腫の形成による病原体や異物の封じ込め，また病的反応としての肉芽腫性疾患に関与する．

自然免疫を担う細胞

　抗原特異性と免疫記憶とをもつT細胞，B細胞による獲得免疫に対して，誘導性ではあるが原則として抗原特異性や記憶のない生体防御反応を自然免疫と呼ぶ．獲得免疫は病原体に対する特異性も攻撃力も高いが，初感染では発動までに通常1週間以上かかるため，それだけでは個体の生命に危険が及ぶ可能性もある．また淋菌のように感染期間の短い病原体では免疫記憶自体が成立しない．自然免疫は獲得免疫が発動されるまでの間の生体防御を担う．系統発生学的には，むしろ自然免疫で防御しきれない病原体に対して獲得免疫という新たな能力を身につけ，さらに自然免疫がこの能力を利用したり弱点を補ったりして一層の進化を遂げてきたといえる．

　すべての体細胞が自然免疫に関与しうる一方，循環血中および組織に局在する一連の骨髄由来細胞が大きな役割を果たす．その中から好中球，好酸球，およびマクロファージの

表1 好中球・好酸球・マクロファージの機能と関連皮膚疾患

細胞		好中球	好酸球	マクロファージ
局所への遊走		30分以内	数時間	数時間〜数日
寿命		数日	数日	数ヵ月〜数年
標的		莢膜のない細菌（莢膜のある細菌の貪食にはオプソニン作用を要する）	多細胞寄生虫	死細胞，異物 結晶（内因性・外因性） 抗酸菌
機能		貪食 殺菌・殺真菌作用 炎症の発動	寄生虫毒性 上皮のリモデリング？	貪食 抗原提示，炎症の制御 肉芽腫の形成
関連皮膚疾患	皮膚感染症など	細菌感染症 真菌感染症	刺虫症，疥癬 鉤虫皮膚爬行症 肺吸虫皮膚異所寄生	結核，抗酸菌感染症 Hansen病，梅毒 深在性真菌感染症 原虫感染症
	表皮・真皮	創傷 乾癬，掌蹠膿疱症	アトピー性皮膚炎 薬疹，丘疹紅皮症	—
	基底膜	後天性表皮水疱症 抗ラミニンγ1類天疱瘡	水疱性類天疱瘡	—
	真皮結合織	Sweet病	木村病	異物肉芽腫 環状肉芽腫
	付属器	ざ瘡，慢性膿皮症	好酸球性膿疱性毛包炎	酒さ
	血管	蕁麻疹 白血球破砕性血管炎	好酸球性血管浮腫 好酸球性多発血管炎性肉芽腫症（Churg-Strauss症候群）	多発血管炎性肉芽腫症（Wegener肉芽腫症）
	真皮─皮下	壊疽性膿皮症	限局性強皮症（モルフェア） 好酸球性脂肪織炎（Wells症候群） 好酸球性筋膜炎	痛風結節 リポイド類壊死
	全身	Behçet病 全身性エリテマトーデス	好酸球増多症候群 全身性強皮症	サルコイドーシス

3種類の細胞について，生体防御における本来の機能を踏まえたうえで，皮膚疾患の病態にどのようにかかわるかを俯瞰する（表1）．なおγδT細胞，ナチュラルキラー細胞を含む自然リンパ球，樹状細胞，肥満細胞，好塩基球については，それぞれ本書の他項に詳しい．

好中球

❶ 好中球の機能

組織の傷害をいち早く察知して傷害部位に遊走し，炎症を発動させることで，外的侵入

物に対する防御とともに組織修復に働く[1]．また好中球自身が高い貪食能とともに殺菌力，殺真菌力とをもち，細菌，真菌に対する生体防御を担う[2]．好中球減少では菌血症に加えて，カンジダ，アスペルギルス感染が問題となる．

❷ 好中球が関与する皮膚疾患

組織により多岐にわたる（表1）．感染症以外で代表的なものに乾癬，白血球破砕性血管炎が挙げられる．ざ瘡，壊疽性膿皮症は自己炎症性疾患の一症状としても生じ，Behçet病を含めて好中球性皮膚疾患と称されることもある．

乾癬では好中球が角層下に侵入することが特徴的所見であり，角層に菌体がないことを証明できなければ表在性皮膚真菌感染症と区別できない．

IgA血管炎（アナフィラクトイド紫斑）やIgM/IgG血管炎（皮膚アレルギー性血管炎）など，白血球破砕性血管炎では皮膚の小血管に好中球の浸潤，破砕像がみられる[3]．蕁麻疹でも皮膚の小血管周囲に好中球の浸潤がみられる．

全身性エリテマトーデスでは，neutrophil extracellular trap（NET）という現象に関連した，NETosisと呼ばれる特殊な細胞死が炎症の発症および持続に関与すると考えられている[4]．

好酸球

❶ 好酸球の機能

線虫や吸虫などの多細胞寄生虫（蠕虫）感染では，局所および循環血中の好酸球数が増加し，感染防御に働くことが知られている．また刺虫症や疥癬など，節足動物の攻撃や寄生を受けた部位でも増加する．気管支喘息などのアレルギー性疾患でも増加するが，生体防御反応としてのアレルギー性炎症にどのようにかかわるのかは不明な点も多い．気管支喘息では気道上皮のリモデリングに関与することが知られており，皮膚でもバリアのリモデリングを介する生体防御機能が示唆される．

❷ 好酸球が関与する皮膚疾患

好酸球は通常の健常組織や病変部にはほとんどみられないため，診断を決定づける重要なサインとなる（表1）．病態における役割については未解明の部分が多いが，ほとんどで瘙痒を伴い，皮膚蠕虫感染に対する生体防御に通じる点で合目的的と想像される．

アトピー性皮膚炎や薬疹では気管支喘息と同様，病変部および循環血中の好酸球数の増加が特徴的にみられる．高齢者によくみられる丘疹紅皮症も類似の病態と考えられる．

好酸球性膿疱性毛包炎（太藤病）は顔面などに瘙痒を伴う毛包一致性の無菌性好酸球性膿疱を好発する独立疾患で，インドメタシンの内服が奏効する．

好酸球性多発血管炎性肉芽腫症（Churg-Strauss症候群）では，気管支喘息，好酸球増多

に引き続いて好酸球性肉芽腫性血管炎を生じる.

強皮症およびその類縁疾患でも病初期に好酸球浸潤がみられる.

マクロファージ（貪食細胞，組織球）

❶ マクロファージの機能

循環血中では単球，組織中では組織球と呼ばれ，局在によって表現型はさまざまで，一部は髄外由来とされる[5]．古典的マクロファージ（M1）はインターフェロンγにより活性化し，老廃物の貪食のほか，tumor necrosis factor（TNF）を介した慢性炎症に関与する．一方，インターロイキン（IL）-4などのサイトカイン刺激により活性化し，IL-10の産生を介した炎症の制御，また組織の恒常性に関与する細胞群はM2マクロファージと呼ばれる[6]．

❷ 肉芽腫

自然免疫細胞による攻撃でも，獲得免疫による攻撃でも排除できない病原体や有害物質を封じ込める生体防御反応を指す．マクロファージは類上皮細胞や多核巨細胞，また脂肪滴を貪食した泡沫細胞として観察される．封じ込める相手によって組織型が異なり，①リンパ球によって取り囲まれるツベルクロイド型，②他の炎症細胞を伴わないサルコイド型，③類上皮細胞が変性組織や結晶を取り囲む索状型，④好中球を伴う化膿型，の4つに分類できる（図1）[7]．

❸ 肉芽腫性皮膚疾患

感染症がまず鑑別に挙がる．結核，Hansen病，その他の抗酸菌感染症のほか，梅毒や深在性真菌感染症，またリーシュマニア症などの原虫感染など多岐にわたり，主にツベルクロイド型をとる．結核では乾酪壊死がみられる．サルコイドーシスはサルコイド型の代表疾患だが，典型的な組織像をとらないこともある．索状型は，内容物の違いによって，環状肉芽腫，痛風結節，リポイド類壊死などに分けられる．化膿型は遷延した炎症性粉瘤などの異物反応でみられる．

治療の戦略と展望

好中球性皮膚疾患は好中球の走化性を低下させるコルヒチンのほか，ジアフェニルスルホン（DDS）やサラゾスルファピリジンなどのサルファ剤が奏効することでも特徴づけられる．サルファ剤はNETosisを促進することで好中球を減少させる[8]．

好酸球を標的としたヒト化抗IL-5抗体製剤のメポリズマブは，本邦で気管支喘息への

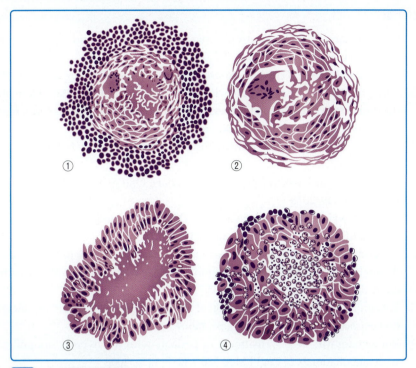

図1 肉芽腫の種類
① ツベルクロイド型，② サルコイド型，③ 索状型，④ 化膿型．
［文献7をもとに作成］

適応が保険収載されている．好酸球増多症候群(HES)[9]，好酸球性多発血管炎性肉芽腫症(Churg-Strauss症候群)でも有効である一方[10]，アトピー性皮膚炎での効果は限定的である．

肉芽腫形成において，DNA傷害に伴うToll様受容体(TLR)2の持続的な活性化が類上皮細胞への分化を誘導する[11]．肉芽腫形成にmammalian target of rapamycin(mTOR)の活性化がかかわること，mTORの抑制で肉芽腫の形成を抑制できることが動物実験で示されている[12]．サルコイドーシスはアクネ桿菌の関与が知られており，ミノサイクリンなどを含む多剤併用療法の有効性が報告されている．

今後，各疾患の病態を特徴づける，それぞれの自然免疫担当細胞の機能に標的を絞った治療提案が主流となるだろう．

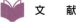 文　献

1) Lammermann T, et al：Neutrophil swarms require LTB4 and integrins at sites of cell death in vivo. Nature **498**：371-375, 2013
2) Gazendam RP, et al：How neutrophils kill fungi. Immunol Rev **273**：299-311, 2016
3) Sunderkotter CH, et al：Nomenclature of Cutaneous Vasculitis：Dermatologic Addendum to the 2012 Revised International Chapel Hill Consensus Conference Nomenclature of Vasculitides. Arthritis Rheumatol **70**：171-184, 2018
4) Bosch X：Systemic lupus erythematosus and the neutrophil. N Engl J Med **365**：758-760, 2011
5) Ginhoux F, et al：Tissue-Resident Macrophage Ontogeny and Homeostasis. Immunity **44**：439-449, 2016
6) Knudsen NH, et al：Identity Crisis：CD301b (+) Mononuclear Phagocytes Blur the M1-M2 Macrophage Line. Immunity **45**：461-463, 2016
7) Ackerman AB, et al：Definition of terms：Granuloma. Histologic Diagnosis of Inflammatory Skin Diseases：An Algorithmic Method Based on Pattern Analysis, 3rd ed, Ardor Scribendi, New York, 2005
8) Yotsumoto S, et al：Hyperoxidation of ether-linked phospholipids accelerates neutrophil extracellular trap formation. Sci Rep **7**：16026, 2017
9) Rothenberg ME, et al：Treatment of patients with the hypereosinophilic syndrome with mepolizumab. N Engl J Med **358**：1215-1228, 2008
10) Wechsler ME, et al：Mepolizumab or Placebo for Eosinophilic Granulomatosis with Polyangiitis. N Engl J Med **376**：1921-1932, 2017
11) Herrtwich L, et al：DNA Damage Signaling Instructs Polyploid Macrophage Fate in Granulomas. Cell **167**：1264-1280, e18, 2016
12) Linke M, et al：Chronic signaling via the metabolic checkpoint kinase mTORC1 induces macrophage granuloma formation and marks sarcoidosis progression. Nat Immunol **18**：293-302, 2017

9 補体

> **ポイント**
> ▶ 補体系は病原体の貪食，排除に重要な役割を果たす一方で，活性化フラグメントであるC3aやC5aは特異的受容体を介して免疫調整作用を発揮する．
> ▶ 補体欠損症患者では，しばしば易感染症や全身性エリテマトーデス（SLE）様皮疹といった症状を伴う．
> ▶ 近年では水疱症や血管炎といった疾患における病態形成への補体の関与が報告されている．

補体の成分とはたらき

　補体系は30種類以上もの可溶性蛋白質と細胞膜結合蛋白質から構成され，生体に侵入した病原体微生物を排除するため，防御機構として自然免疫系の一端を担っている．補体の活性化経路は大きく3つ（レクチン経路・古典経路・第二経路）に分けられる（図1）．レクチン経路や古典経路は，それぞれ病原体表面の糖鎖あるいは抗体に対して，mannose binding lectin（MBL），ficolin，C1qなどの認識分子が結合することで開始され，第二経路は血中で加水分解を受けたC3がB因子とともに病原体表面に結合することで開始される．

　このように異なる経路で活性化した補体系は，最終的に共通した病原体排除のためのエフェクター機能を発揮する．その主な機能としては，① C3bなどが病原体表面に結合することで食細胞による病原体の貪食を促進するオプソニン化作用，② 補体活性化の過程で生じたアナフィラトキシン（C3a，C5a）による血管透過性亢進作用や食細胞のリクルート作用，③ 補体系カスケードにおける最終産物であるmembrane attack complex（MAC）による病原体細胞膜を破壊する殺菌作用，が知られている．

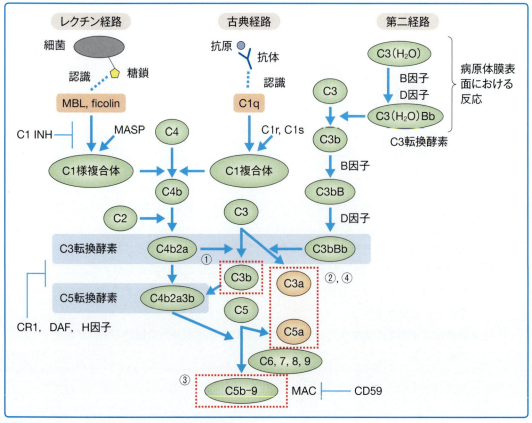

図1　補体の活性化経路とその制御因子

補体系はレクチン経路・古典経路・第二経路の3つの経路で活性化する．レクチン経路や古典経路は，それぞれ病原体表面の糖鎖あるいは抗体に対して，MBL, ficolin, C1qなどの認識分子が結合することで開始され，第二経路は血中で加水分解を受けたC3がB因子とともに病原体表面に結合することで開始される．補体系の主な機能としては，① オプソニン化作用，② C3a, C5aによる血管透過性亢進作用や食細胞のリクルート作用，③ MACによる殺菌作用がある．最近になり，C3a, C5aによる④ 特異的受容体を介した免疫調整作用も明らかになりつつある．
また，補体系には無秩序な活性化を抑制するための複数の制御因子が組み込まれている．C1 INHはC1複合体形成を，CR1, DAF, H因子などはC3あるいはC5転換酵素形成を，そしてCD59はMAC形成を阻害する．
MBL：mannan binding lectin, MASP：mannose-binding protein-associated serine protease,
MAC：membrane attack complex, C1 INH：C1 inhibotor, CR1：complement receptor 1,
DAF：decay accelerating factor.

補体活性化フラグメントによる免疫調整作用

　補体系の活性により産生されるC3aやC5aは，それぞれ特異的な受容体であるC3a受容体やC5a受容体を介して，さまざまな細胞に作用して免疫調整作用を発揮する．特に抗原提示細胞への作用は，これまで自然免疫の一部と考えられてきた補体系が獲得免疫系にも関与しうるという点で重要である．実際に，C5a受容体欠損マウスではTh17炎症である関節炎モデルの発症が抑制され[1]，Th2炎症である喘息モデルの症状が増悪する[2]といった報告があり，全身性炎症疾患におけるC5aRの関与と炎症の種類による異なる役割が示唆される．

さらに最近では，ヒトCD4陽性T細胞内で産生されたC5aが細胞内に存在するC5a受容体を介して，炎症性サイトカインの発現調節に関与している可能性があると示されたことから，細胞内局所における補体系活性フラグメントの役割が注目を集めている[3]．

補体欠損症とその臨床症状

先天的な遺伝子異常により補体成分を欠損すると，上述したような病原体排除がうまく機能しないために易感染性をきたす．わが国における補体欠損症としてはMBL欠損症が5％と最多であり，次いでC9欠損症が0.1％の頻度で報告されている．前者ではレクチン経路以外の補体活性化は保たれるために無症状であることが多いが，後者ではMAC形成が障害されるために髄膜炎菌や淋菌などのNisseria属感染に対して脆弱になる．また補体カスケードの中心をなすC3の欠損症は，これまで国内外で約20家系の報告にとどまる，きわめてまれな疾患であるが，オプソニン障害に起因する反復細菌感染（特に莢膜をもつインフルエンザ菌や肺炎球菌）をきたす[4]．

また，補体欠損症患者では免疫複合体やアポトーシスを起こした細胞の除去が障害されることで，しばしばSLE様症状を呈する[5]．補体欠損症患者でみられるSLE様症状は肺や腎障害の合併が少なく，皮膚症状（光線過敏による環状紅斑）がSLE患者と比較して多いと報告されている[6]．

補体系の制御因子とその欠損症

補体系には活性化による病原体の排除機構が自己細胞に反応したり，過剰に機能して正常組織を傷害したりしないように制御する複数の因子が存在する．これらが欠損すると補体の無秩序な活性化による臓器障害が生じる．たとえば，C1複合体形成を阻害するC1 inhibitorが遺伝的に欠損すると遺伝性血管浮腫を発症するが，本患者の約10％程度の患者でSLE様症状を合併することが報告されている[4]．本疾患では消耗性の低補体血症を呈することから，先述した補体欠損症患者に合併するSLE様症状と同様の発症機序が推定されている．

皮膚疾患における補体の関与

皮膚疾患における補体系の関与についての詳細な解析はいまだ少ないが，現時点で補体活性化が病態に関与すると報告される疾患群を以下に列挙する．

❶ 水疱性類天疱瘡（bullous pemphigoid：BP）

水疱性類天疱瘡は浮腫性紅斑と緊満性水疱を特徴とする自己免疫性水疱症であり，組織学的に皮膚基底膜への補体の沈着や肥満細胞の脱顆粒が観察される．C5a 受容体欠損マウスに BP モデルを用いた実験から，水疱形成には C5a 受容体を介した肥満細胞の脱顆粒が重要であることが明らかとなった[7]．

❷ 低補体血症性蕁麻疹様血管炎

低補体血症性蕁麻疹様血管炎は，瘙痒や疼痛，紫斑を伴う 24 時間以上持続する蕁麻疹様の皮疹と，皮膚真皮に白血球破砕性血管炎を認める疾患であり，血清補体低下を伴う．蛍光抗体直接法により血管周囲に補体沈着が認められ，抗 C1q 抗体が効率に陽性であることから，免疫複合体系形成による古典経路の活性化が病態に寄与していると考えられる[8]．

❸ ANCA 関連血管炎

ANCA 関連血管炎は血清中の抗好中球細胞質抗体（anti-neutrophil cytoplasmic antibody：ANCA）陽性を特徴とする疾患群であり，皮膚，肺，腎臓などの中小型血管が侵される．皮膚症状としては，紫斑，網状皮斑，潰瘍など，多彩な臨床像を呈するが，罹患血管部位には免疫複合体や補体沈着が認められないことが特徴である（pauci-immune）．しかし，ANCA 関連血管炎のマウスモデルでは C5 欠損マウスや B 因子欠損マウスにおいて腎臓における血管炎発症が抑制され[9]，さらに C5aR1 阻害薬でも抑制がみられた[10]ことから，第二経路を介した補体活性化が本疾患の病態に関与しうることが明らかとなった．現在，ヨーロッパにおいて糸球体腎炎を合併した ANCA 血管炎患者を対象として，C5a 受容体阻害薬を用いた第Ⅲ相臨床試験が行われており[11]，今後の臨床応用への期待が高まっている．

文　献

1) Hashimoto M, et al：Complement drives Th17 cell differentiation and triggers autoimmune arthritis. J Exp Med **207**：1135-1143, 2010
2) Köhl J, et al：A regulatory role for the C5a anaphylatoxin in type 2 immunity in asthma. J Clin Invest **116**：783-796, 2006
3) Arbore G, et al：T helper 1 immunity requires complement-driven NLRP3 inflammasome activity in CD4+ T cells. Science **352**：aad1210, 2016
4) 西坂浩明ほか：補体欠損と感染・自己免疫疾患．補体への招待，木下洋之ほか（編），メジカルビュー社，東京，p130-138，2011
5) Barilla-LaBarca ML, et al：Rheumatic syndromes associated with complement deficiency. Curr Opin Rheumatol **15**：55-60, 2003
6) Pettigrew HD, et al：Clinical Significance of Complement Deficiencies. Ann N Y Acad Sci **1173**：108-123, 2009
7) Yamamoto T, et al：Hereditary angioedema in Japan：Genetic analysis of 13 unrelated cases. Am J Med Sci **343**：210-214, 2012
8) Heimbach L, et al：The C5a receptor on mast cells is critical for the autoimmune skin-blistering disease bullous pemphigoid. J Biol Chem **286**：15003-15009, 2011
9) 関根英治ほか：補体異常値を示す疾患とそのメカニズム．補体 **52**(2)：14-26，2015
10) Xiao H, et al：Alternative complement pathway in the pathogenesis of disease mediated by anti-neutrophil cytoplasmic antibodies. Am J Pathol **167**：52-56, 2007
11) Xiao H, et al：C5a receptor(CD88)blockade protects against MPO-ANCA GN. J Am Soc Nephrol **25**：225-231, 2014

皮膚のマイクロバイオーム

ポイント
- 皮膚表面には多数の細菌，真菌，ウイルスなどの微生物が共生し，皮膚特有の微生物集団を構成しており，これらは皮膚常在微生物叢（マイクロバイオーム）と呼ばれる．
- 皮膚マイクロバイオームは微生物同士あるいは宿主とのクロストークを介して，安定した，複雑な生態系を構成している．
- 皮膚常在細菌叢のバランスの変調はディスバイオーシスと呼ばれ，さまざまな炎症性皮膚疾患の病態に関与している．

健常者における皮膚常在微生物叢とその特徴

　皮膚は体内環境と体外環境を隔てるバリア臓器であると同時に，その表面には多数の細菌，真菌，ウイルスなどの微生物が共生し，皮膚特有の微生物集団を構成している．これらは皮膚常在微生物叢（マイクロバイオーム）と呼ばれ，ただ皮膚表面に存在するだけでなく，微生物同士あるいは宿主とのクロストークを介して，安定した，複雑な生態系を構成している．

❶ 皮膚常在細菌叢

　皮膚常在細菌叢は近年の次世代シークエンサーを用いた解析手法，すなわち細菌由来の16S リボソーム RNA 遺伝子解析により皮膚常在細菌叢の網羅的解析が行われ，その詳細が明らかとなってきている．

　一般に *Staphylococcus*（ブドウ球菌）属，*Propionibacterium* 属，*Corynebacterium* 属は皮膚に存在する主要な常在細菌であるが，その存在比率は体表の部位やその微小環境によって異なる．たとえば，顔面，背部，前胸部などの脂漏部位には *Propionibacterium* 属や *Corynebacterium* 属などの細菌が大勢を占め，一方，肘関節屈側や膝関節屈側などの湿潤部位では *Staphylococcus* 属が大勢を占める（表1）[1]．

表1 環境別体表部位に占める細菌(属)の割合

細菌		環境別体表部位に占める細菌(属)の割合		
門	属	脂漏部位	湿潤部位	乾燥部位
Actinobacteria	Propionibacterium	46%	7%	13%
	Corynebacterium	10%	28%	15%
	他	4%	1%	0%
Firmicutes	Staphylococcus	16%	22%	5%
	Lactobacillales	3%	2%	4%
	Clostridiales	1%	2%	3%
Proteobacteria	Alphaproteobacteria	1%	1%	2%
	Betaproteobacteria	9%	21%	32%
	Gammaproteobacteria	1%	3%	7%
Bacteroidetes	Flavobacteriales	3%	9%	14%
	Bacteroidales	1%	0%	0%
その他		5%	4%	5%

[文献1をもとに筆者作成]

また無菌マウスを用いた研究などにより，皮膚常在細菌または皮膚常在細菌由来の物質が皮膚免疫応答を調節し，皮膚の恒常性の維持に貢献していることが明らかになってきている(図1)[2〜4]．

❷ 皮膚常在真菌叢

ヒト成人皮膚に生息している真菌の大半は Malassezia (マラセチア) 属であり，体表の部位による大きな差は認めないが，足蹠(踵，爪，足指の間)では複数の種類の真菌の生息を認める[5]．また，皮膚に生息する真菌のほとんどが Malassezia 属である成人に対し，14歳以下の小児の皮膚にはより多くの種類の真菌が生息しており，この多様性の消失は成長に伴う皮脂腺の増加や皮脂成分の変化に伴うものであると推測されている[6]．

❸ 皮膚常在ウイルス叢

皮膚に常在するウイルス(2本鎖DNAウイルス)のほとんどは細菌に感染するバクテリオファージであり，これらのウイルス叢は細菌叢と同様，体表の部位・微小環境により異なっている．これらのバクテリオファージは主に溶原性ファージであり，皮膚常在菌の抗生物質耐性，毒性，病原性などに影響を与えると考えられている[7]．

皮膚常在微生物と皮膚疾患

皮膚常在微生物叢のバランスの変調は炎症性皮膚疾患，すなわち尋常性ざ瘡，アトピー性皮膚炎(atopic dermatitis：AD)，尋常性乾癬などの病態に関与していることが報告され

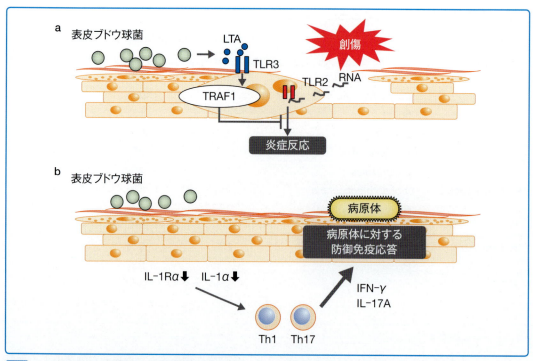

図1 表皮ブドウ球菌による防御免疫応答
a) 皮膚における創傷はケラチノサイトからのRNA放出を促進し，このRNAがケラチノサイト上のTLR2に認識されることにより炎症反応が誘導される．表皮ブドウ球菌により産生されたLTAはケラチノサイト上のTLR3により認識され，TRAF1を介してこの炎症反応を抑制する．
b) 皮膚に常在している表皮ブドウ球菌はケラチノサイトのIL-1α産生を促進，IL-1受容体αの発現を低下させることにより皮膚にIFN-α，IL-17A産生T細胞を誘導し，真菌などの病原体に対する防御免疫応答を誘導する．
LTA：lipoteichoic acid，TLR：toll like receptor，TRAF：TNF receptor associated factor.

ている．

❶ 尋常性ざ瘡

　尋常性ざ瘡の病変部では，正常皮膚の脂漏部位に常在しているアクネ桿菌が局所での抗菌ペプチド産生を制御することによって過剰に増殖していることが知られている．この過剰増殖が毛包壁の破壊や好中球浸潤，膿疱形成を促進する．一方でアクネ桿菌はケラチノサイトに作用し，尋常性ざ瘡の炎症を誘導している[8]．

❷ アトピー性皮膚炎

　Kongらは，小児AD患者では皮疹の増悪時に皮膚細菌叢の構成が劇的に変化し，特に黄色ブドウ球菌(*Staphylococcus aureus*)の割合が顕著に増加していることを示した[9]．すなわち，皮膚炎増悪時に皮膚細菌叢の構成・バランスの異常(dysbiosis：ディスバイオーシス)があることがわかり，この現象が皮膚炎の増悪と関係している可能性を示した．
　その後，複数のグループから黄色ブドウ球菌の菌体外毒素によるAD増悪の可能性や，

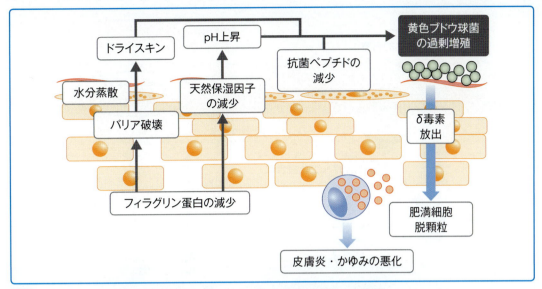

図2 黄色ブドウ球菌過剰増殖のアトピー性皮膚炎病態への影響
アトピー性皮膚炎患者の皮膚はフィラグリンの減少などに起因するバリア障害を認めており，同時に抗菌ペプチドの産生が低下している．また，アトピー性皮膚炎患者の皮膚炎増悪時には黄色ブドウ球菌が過剰増殖しており，黄色ブドウ球菌はδ毒素という菌体外毒素を放出することによって肥満細胞からの脱顆粒を促進し，皮膚炎・かゆみの悪化に寄与している．

黄色ブドウ球菌の過剰増殖に起因するディスバイオーシスによるマウス AD 様皮膚炎の増悪が報告されている（図2）[10,11]．

❸ 尋常性乾癬

尋常性乾癬の病変部では健常皮膚と比較して細菌叢の多様性が失われる傾向にあるとの報告[12]や，尋常性乾癬病変部の皮膚で *Malassezia* 以外の真菌や *Candida* 属の割合の増加が観察されており[13]，皮膚マイクロバイオームのバランスの破綻が尋常性乾癬の病態に関与していることを示唆する．

また，尋常性乾癬の皮膚では抗菌ペプチド，特に LL-37 の発現が亢進している．外的刺激によりケラチノサイトから放出された自己由来 DNA と LL-37 は複合体を形成し，形質細胞様樹状細胞からのインターフェロン α の産生を促進して乾癬の病態を悪化させる（図3）．

皮膚マイクロバイオームのバランスの破綻はさまざまな炎症性皮膚疾患の病態に関与している．マイクロバイオームを起点とする皮膚炎悪化のメカニズムが詳細に解明されることにより，既存の抗炎症治療とは一線を画する新規治療法の開発に新たな一歩を踏み出すことができると考える．

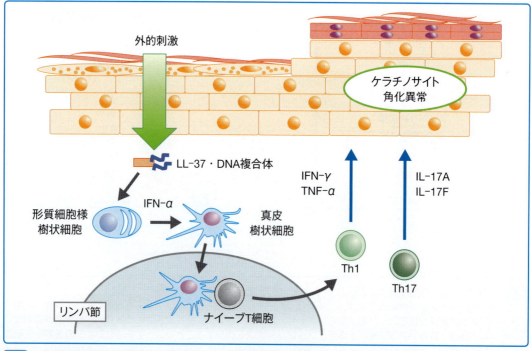

図3 尋常性乾癬の病態におけるLL-37の果たす役割
尋常性乾癬の病変部ではLL-37発現が亢進している．外的刺激によりケラチノサイトから放出された自己由来のDNAとLL-37が複合体を形成し，この複合体が形質細胞様樹状細胞からのインターフェロンα産生を促進し，乾癬の病態を悪化させる．

文献

1) Grice EA：The skin microbiome：potential for novel diagnostic and therapeutic approaches to cutaneous disease. Semin Cutan Med Surg **33**：98-103, 2014
2) Lai Y, et al：Commensal bacteria regulate Toll-like receptor 3-dependent inflammation after skin injury. Nat Med **15**：1377-1382, 2009
3) Naik S, et al：Compartmentalized control of skin immunity by resident commensals. Science **337**：1115-1119, 2012
4) Naik S, et al：Commensal-dendritic-cell interaction specifies a unique protective skin immune signature. Nature **520**：104-108, 2015
5) Findley K, et al：Topographic diversity of fungal and bacterial communities in human skin. Nature **498**：367-370, 2013
6) Jo JH, et al：Diverse Human Skin Fungal Communities in Children Converge in Adulthood. J Invest Dermatol **136**：2356-2363, 2016
7) Hannigan GD, et al：The human skin double-stranded DNA virome：topographical and temporal diversity, genetic enrichment, and dynamic associations with the host microbiome. MBio **6**：e01578-01515, 2015
8) Gallo RL, et al：Microbial symbiosis with the innate immune defense system of the skin. J Invest Dermatol **131**：1974-1980, 2011
9) Kong HH, et al：Temporal shifts in the skin microbiome associated with disease flares and treatment in children with atopic dermatitis. Genome Res **22**：850-859, 2012

10) Nakamura Y, et al：Staphylococcus delta-toxin induces allergic skin disease by activating mast cells. Nature **503**：397-401, 2013
11) Kobayashi T, et al：Dysbiosis and Staphylococcus aureus Colonization Drives Inflammation in Atopic Dermatitis. Immunity **42**：756-766, 2015
12) Langan EA, et al：The role of the microbiome in psoriasis：moving from disease description to treatment selection? Br J Dermatol：2017, epub ahead of print
13) Takemoto A, et al：Molecular characterization of the skin fungal microbiome in patients with psoriasis. J Dermatol **42**：166-170, 2015

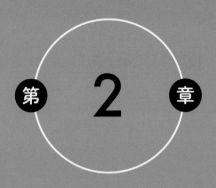

第2章

臨床力アップ!!のための皮膚免疫アレルギーのコア知識

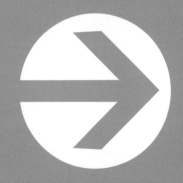

接触皮膚炎

A. 接触皮膚炎のメカニズム

> **ポイント**
> ▶金属アレルギーや植物アレルギーなどに代表される接触皮膚炎は，T細胞，特にCD8$^+$T細胞がその炎症誘導に中心的役割を果たす，抗原特異的な炎症である．
> ▶接触皮膚炎の成立過程は大きく感作相（皮膚所属リンパ節にて抗原特異的T細胞の分化・増殖が誘導される）と，惹起相（皮膚において抗原特異的T細胞の活性化が誘導される）に分けられる．
> ▶接触皮膚炎はマウスモデル（接触過敏反応：contact hypersensitivity）が確立されており，同モデルから感作相，惹起相の発症機序が検討されてきた．
> ▶マクロファージや肥満細胞など，自然免疫系細胞の関与メカニズムも進んでいる．
> ▶マウスモデルでは再現困難であったニッケルアレルギー，ウルシかぶれのメカニズム解明も大きく進歩している．

接触皮膚炎の概要

　接触皮膚炎は皮膚に接触した物質により引き起こされる皮膚炎の総称であり，一次刺激性接触皮膚炎とアレルギー性接触皮膚炎に大別される．一次刺激性接触皮膚炎は，物質の機械的・化学的刺激により各種細胞の活性化・障害から誘導される皮膚炎症である．一方，アレルギー性接触皮膚炎はIV型アレルギー反応に分類される免疫反応であり，感作相と惹起相に大別される．本稿での接触皮膚炎はアレルギー性接触皮膚炎を指す．
　感作相は抗原特異的T細胞がリンパ節で誘導される相である．惹起相は再侵入した抗原に対して抗原特異的T細胞が反応し，活性化されて種々のサイトカインを産生することで，抗原特異的な炎症が誘導される相である．CD4$^+$T細胞，CD8$^+$T細胞とも病態形成に関与するが，特にCD8$^+$T細胞がその炎症誘導に中心的役割を果たす．ニッケルアレルギーを代表とする金属アレルギーや，ウルシかぶれなどの植物アレルギーなど，接触皮

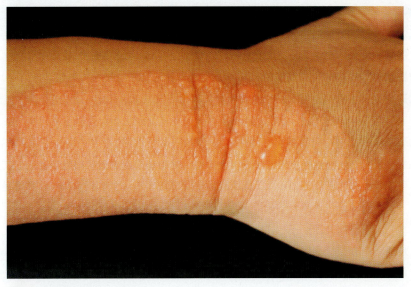

図1 接触皮膚炎の例
湿布薬に対する接触皮膚炎．紅斑，丘疹，水疱が混在している．

膚炎は皮膚科臨床においてももっとも頻度の高い疾患の1つである．臨床的には原因物質に接触した部位に一致して，接触1～2日後からかゆみを伴う紅斑・水疱などが生じる（図1）．

接触皮膚炎の動物モデル

接触皮膚炎の病態形成メカニズムは，主に接触過敏反応（contact hypersensitivity：CHS）と呼ばれるマウスモデルを使って研究されてきた．接触皮膚炎は，ほとんどの場合でハプテンと呼ばれる低分子量（おおよそ分子量 500 kD 以下）の物質により引き起こされると考えられている．分子量約 1,000 kD 以下の物質は皮膚バリア機能による経皮吸収阻害の影響が少ないため，ハプテンは皮膚を容易に通過する．ハプテンは通常それ自身では抗原性をもたないが，生体内の高分子蛋白質と結合することにより抗原性を獲得すると考えられている．したがって，マウスの接触皮膚炎モデルにおいても，DNFB（2,4-dinitrofluorobenzene）や TNCB（trinitrochlorobenzene）などのハプテンが使用され，多くの重要な知見が得られている[1]．

感作相のメカニズム

　皮膚に侵入したハプテンは皮膚の抗原提示細胞（皮膚樹状細胞）によって捕捉される．皮膚樹状細胞はその後所属リンパ節へ遊走・成熟し，そこで抗原特異的ナイーブT細胞へ抗原を提示する．遊走や成熟を促進する因子としては，TNF-α，IL-1βなどのサイトカイン，CCL19，CCL21，CXCL12などのケモカインが主要な役割を果たす．またハプテンは表皮角化細胞や肥満細胞を活性化し，TNF-αやPGE2などの産生を誘導し，皮膚樹状細胞の遊走と成熟過程を促進する．その他，好中球も皮膚樹状細胞の遊走・成熟を促進する可能性が報告されている[2]．抗原提示を受けたナイーブT細胞は5日間程度でエフェクターT細胞に分化誘導・増殖し，再度の抗原侵入に迅速に対応できるよう備える．エフェクターT細胞はINF-γ産生型のCD8 T細胞（Tc1細胞）が主体となる[1]．

　皮膚樹状細胞は表皮に存在するLangerhans細胞と真皮に存在する真皮樹状細胞に大別される．真皮樹状細胞は，マウスにおいてはさらにランゲリン分子発現の有無により，ランゲリン$^+$真皮樹状細胞，ランゲリン$^-$真皮樹状細胞に分けられる（その他にもXCR1，CD11bなど，複数のマーカーによる分類が提唱されている）[3]．長年，Langerhans細胞が抗原提示細胞として考えられてきたが，近年ではランゲリン$^+$真皮樹状細胞が重要視されている．しかし，これら3種類の皮膚樹状細胞はいずれも感作成立を誘導しうることが報告されており[4～7]，互いに相補的に機能している可能性が高いと考えられている．ハプテンの種類，濃度などの感作条件により各サブセットの寄与度が規定されるものと推察される（図2）．

　ヒトにおいても，Langerhans細胞およびマウス真皮樹状細胞のカウンターパートとして，CD141$^+$真皮樹状細胞（ランゲリン$^+$真皮樹状細胞），CD1d$^+$真皮樹状細胞（ランゲリン$^-$真皮樹状細胞）が報告されており[3,8]，複数の樹状細胞が相補的に感作誘導に関与している可能性がある．

惹起相のメカニズム

　ハプテンが再度皮膚に侵入すると，ケラチノサイト，肥満細胞などを活性化して，さまざまな炎症性サイトカインやケモカインを誘導し，好中球浸潤を誘導する．好中球浸潤を中心とした抗原非特異的炎症に伴い，感作で誘導された抗原特異的エフェクターT細胞（Tc1）が浸潤する．皮膚浸潤したエフェクターT細胞は真皮樹状細胞から抗原提示を受け活性化する[9]．真皮樹状細胞のうち，どのサブセットが中心となって抗原提示を行うかは，現在のところ明らかではない．

　Tc1からの炎症誘導因子はIFN-γが中心であるが，その他，perforin，Fas-ligand，granzyme Bなど，多種の因子が関与している[1,10～12]．Tc1に加え，IL-17産生型のCD8$^+$ T細胞（Tc17）の重要性も報告されている．これらの炎症誘導因子はケラチノサイトなどの活性化・サイトカイン/ケモカイン産生を誘導し，炎症増幅，惹起に寄与する．

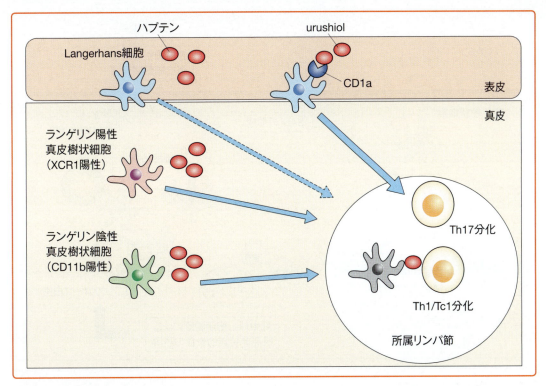

図2　感作相のシェーマ
各樹状細胞はそれぞれ感作誘導能を有するが，真皮樹状細胞においてよりその寄与度は高いと考えられる．ウルシかぶれにおいてはLangerhans細胞が重要な役割を果たしている．

❶ エフェクターT細胞の皮膚浸潤に重要なケモカイン

　複数のケモカインが作用しているが，CXCL9，CXCL10，CCL27，CCL17などのTh1/Tc1に対するケモカインが重要である．ケラチノサイトがその産生源としてもっとも重要と考えられている．

❷ inducible skin associated lymphoid tissue（iSALT）の形成

　エフェクターT細胞が真皮樹状細胞から抗原提示を受ける際，皮膚樹状細胞は血管周囲にクラスターを形成し，抗原提示に効率のよいシステムを構築する[9]．ハプテン刺激によりケラチノサイトからIL-1が産生され，IL-1刺激を受けた血管周囲マクロファージがCXCL2を産生して皮膚樹状細胞を集積すると考えられている．このクラスター形成により，エフェクターT細胞の活性化が効率よく誘導される（図3）．われわれは皮膚におけるこのシステムについて，inducible skin associated lymphoid tissue（iSALT）という呼称を提唱している[9]．CXCL2以外にも，脂質メディエーターの一種であるleukotriene B4（LTB4）もクラスター形成に重要であることがわかっている．

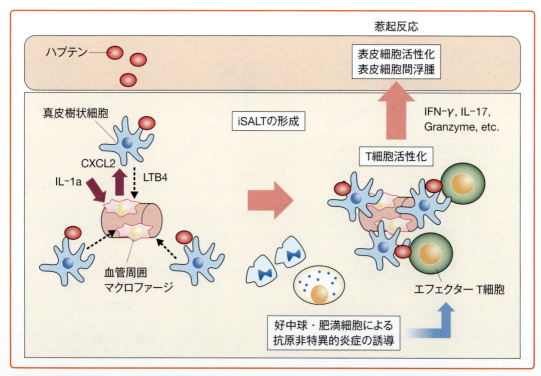

図3　惹起相のシェーマ
CXCL2, IL-1αなどの作用により, 血管周囲マクロファージ周囲に真皮樹状細胞が集積し, iSALTを形成する. 抗原非特異的炎症に伴って浸潤したエフェクターT細胞が主体となり, 抗原特異的炎症が惹起される.

接触皮膚炎における自然免疫細胞の関与

　dDCクラスター形成におけるマクロファージの関与が明らかとなったように, 接触皮膚炎における自然免疫細胞の重要性が続々と明らかとなっている. 代表的な自然免疫細胞である肥満細胞, 好中球, ナチュラルキラーT細胞の接触皮膚炎における役割について以下に述べる.

❶ 肥満細胞

　肥満細胞は皮膚では血管に沿って常在している. CHSにおける肥満細胞の役割は長年議論され, 感作促進, 抑制, 無関係など, 複数の報告がされてきた. しかし近年の結果からは, 肥満細胞はTNF-α産生を介して皮膚樹状細胞の遊走と成熟を促進して, 感作成立に重要な機能を果たしていると考えられている[13]. またハプテンにより脱顆粒やケモカイン産生誘導が生じて放出されるヒスタミンなどの血管透過性更新因子やCXCL2などが, 惹起時の炎症細胞浸潤にも関与している[14].

❷ 好中球

　好中球は炎症のもっとも早期から浸潤する細胞群である. 感作時におけるその役割は明

らかではなかったが，近年，好中球を感作時に抗体で除去すると抗原特異的T細胞の誘導が障害されることが報告され，好中球も感作誘導に関与していることが示された[15, 16]．そのメカニズムの詳細はいまだ不明であるが，皮膚樹状細胞の遊走障害や，IL-17A産生細胞の分化障害などの関与が報告されている．

❸ ナチュラルキラーT(NKT)細胞

NKT細胞のCHSにおける役割についても，ハプテンの種類やマウスの系統などで複数の異なる結果が報告されているが，NKT細胞欠損マウスでは感作後の皮膚樹状細胞の遊走は障害されなかったものの，その後のリンパ節での樹状細胞の生存が有意に低下していた．また，感作成立も障害されていた．すなわち，NKT細胞は感作後の皮膚樹状細胞のメインテナンスを制御して，感作成立に重要な役割を果たしている可能性がある[17]．

このように，自然免疫細胞は主に樹状細胞(DC)機能を制御することで，獲得免疫反応に深く関与していることが明らかとなりつつある．

感作・惹起の抑制因子

❶ 制御性T細胞

接触皮膚炎を抑制するT細胞サブセットとして，制御性T細胞が重要である．感作時および惹起時いずれにおいても，制御性T細胞を移入すると炎症は抑制され，逆に制御性T細胞を除去すると炎症の遷延が生じることから，感作相における抗原特異的T細胞の誘導の制御，また惹起相における炎症収束に重要と考えられている[18]．その炎症抑制メカニズムの詳細は不明な点も多いが，樹状細胞の活性化抑制，血管から皮膚への炎症細胞浸潤抑制作用が報告されている．また，皮膚制御性T細胞は皮膚から所属リンパ節へ循環することがわかっており，所属リンパ節においても炎症の進展を制御している可能性がある(図4)．

❷ Langerhans細胞

Langerhans細胞の接触皮膚炎における役割は不明な点が多いが，ハプテンの種類や濃度によって抑制的，促進的，両方の機能を発揮することが考えられている．恒常的にLangerhans細胞が欠損したマウスでは，接触性皮膚炎反応が増強すること[19]，またLangerhans細胞からのIL-10が所属リンパ節での抗原特異的T細胞増殖を制御していることなどが報告されており，Langerhans細胞の制御的役割が示唆される[20]．またLangerhans細胞欠損により免疫寛容誘導が解除されること，Tregの活性化が障害されることから，免疫寛容誘導におけるLangerhans細胞の重要性が示唆されている[21]．Langerhans細胞の発現するprogrammed death ligand-1が，ニッケルアレルギー患者における抗原特

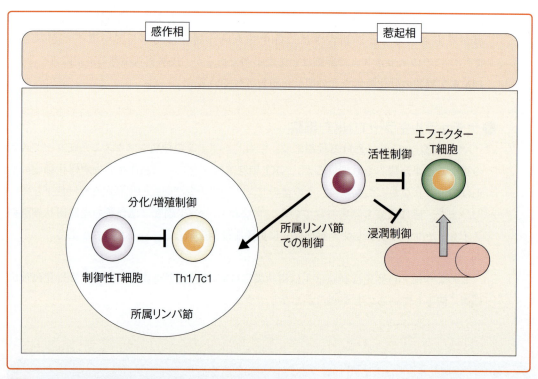

図4 制御性T細胞による抑制メカニズム
感作相では抗原特異的T細胞の分化誘導・増殖制御，惹起相においてはエフェクターT細胞の活性制御，浸潤制御，所属リンパ節へのホーミングを介した制御が想定されている．

異的CD4 T細胞の活性化制御に関与していることや[22]，Langerhans細胞がヒト皮膚の常在制御性T細胞を活性化し，皮膚恒常性維持に重要な役割を果たしている可能性が報告されており[23]，Langerhans細胞は多彩なメカニズムで制御的役割を果たしている可能性がある．

ウルシかぶれのメカニズム

ウルシはヒトにおいては強い接触皮膚炎を誘導するにもかかわらず，マウスでの誘導が困難である．その理由は長年不明であったが，近年，Langerhans細胞上のCD1aと呼ばれる分子がウルシかぶれを誘導するために決定的な役割を果たすことが報告された[24]．ヒトLangerhans細胞はCD1aと呼ばれる脂質抗原受容体を発現している．Langerhans細胞上にCD1aを発現するよう遺伝子改変されたマウスを用いた研究により，Langerhans細胞がCD1aを介してurushiol（ウルシかぶれの原因物質）を結合し，抗原特異的T細胞誘導を起こすことが報告された[24]．興味深いことに，抗原特異的T細胞からはIL-17やIL-22といった，乾癬で誘導が多くみられるサイトカインが強く産生されていた．接触

皮膚炎におけるLangerhans細胞，CD1aの生理的意義を考えるうえで非常に興味深い報告である．

 ## ニッケルアレルギー

ニッケル(Ni^{2+})アレルギーも，ヒトでは頻度の高い接触皮膚炎であるが，マウスでの再現は困難であった．この理由として，病原体認識受容体の1つであるtoll-like receptor (TLR)4の関与が指摘されている．近年，Ni^{2+}はマウスTLR4には結合しないがヒトTLR4には結合すること，ヒトTLR4を樹状細胞に発現させたマウスではNi^{2+}アレルギーが誘導されることが報告されており[25]，TLR4がNi^{2+}アレルギー成立に重要な可能性がある．

文献

1) Honda T, et al：Update of immune events in the murine contact hypersensitivity model：toward the understanding of allergic contact dermatitis. J Invest Dermatol **133**：303-315, 2013
2) Moniaga CS, et al：Aquaporin-9-expressing neutrophils are required for the establishment of contact hypersensitivity. Sci Rep **22**：15319, 2015
3) Kashem SW, et al：Antigen-Presenting Cells in the Skin. Annu Rev Immunol **35**：469-499, 2017
4) Honda T, et al：Compensatory role of Langerhans cells and langerin-positive dermal dendritic cells in the sensitization phase of murine contact hypersensitivity. J Allergy Clin Immunol **125**：1154-1156, e2, 2010
5) Kumamoto Y, et al：MGL2 Dermal dendritic cells are sufficient to initiate contact hypersensitivity in vivo. PLoS One **4**：e5619, 2009
6) Noordegraaf M, et al：Functional redundancy of Langerhans cells and Langerin+ dermal dendritic cells in contact hypersensitivity. J Invest Dermatol **130**：2752-2759, 2010
7) Bursch LS, et al：Identification of a novel population of Langerin+ dendritic cells. J Exp Med **204**：3147-3156, 2007
8) Boltjes A, et al：Human dendritic cell functional specialization in steady-state and inflammation. Front Immunol **5**：131, 2014
9) Natsuaki Y, et al：Perivascular leukocyte clusters are essential for efficient activation of effector T cells in the skin. Nat Immunol **15**：1064-1069, 2014
10) He D, et al：IL-17 and IFN-gamma mediate the elicitation of contact hypersensitivity responses by different mechanisms and both are required for optimal responses. J Immunol **183**：1463-1470, 2009
11) Martin SF, et al：Fas-mediated inhibition of CD4+ T cell priming results in dominance of type 1 CD8+ T cells in the immune response to the contact sensitizer trinitrophenyl. J Immunol **173**：3178-3185, 2004
12) Kehren J, et al：Cytotoxicity is mandatory for CD8(+)T cell-mediated contact hypersensitivity. J Exp Med **189**：779-786, 1999

13) Otsuka A, et al：Requirement of interaction between mast cells and skin dendritic cells to establish contact hypersensitivity. PLoS One **6**：e25538, 2011
14) Dudeck A, et al：Mast cells are key promoters of contact allergy that mediate the adjuvant effects of haptens. Immunity **34**：973-984, 2011
15) Moniaga CS, et al：Aquaporin-9-expressing neutrophils are required for the establishment of contact hypersensitivity. Sci Rep **5**：15319, 2015
16) Weber FC, et al：Neutrophils are required for both the sensitization and elicitation phase of contact hypersensitivity. J Exp Med **212**：15-22, 2014
17) Shimizuhira C, et al：Natural killer T cells are essential for the development of contact hypersensitivity in BALB/c mice. J Invest Dermatol **13**：2709-2718, 2014
18) Honda T, et al：The role of regulatory T cells in contact hypersensitivity. Recent Pat Inflamm Allergy Drug Discov **4**：85-89, 2010
19) Kaplan DH, et al：Epidermal langerhans cell-deficient mice develop enhanced contact hypersensitivity. Immunity **23**：611-620, 2005
20) Igyarto BZ, et al：Langerhans cells suppress contact hypersensitivity responses via cognate CD4 interaction and langerhans cell-derived IL-10. J Immunol **183**：5085-5093, 2009
21) Gomez de Aguero M, et al：Langerhans cells protect from allergic contact dermatitis in mice by tolerizing CD8(+)T cells and activating Foxp3(+)regulatory T cells. J Clin Invest **122**：1700-1711, 2012
22) Hitzler M, et al：Human Langerhans cells control Th cells via programmed death-ligand 1 in response to bacterial stimuli and nickel-induced contact allergy. PLoS One **7**：e46776, 2012
23) Seneschal J, et al：Human epidermal Langerhans cells maintain immune homeostasis in skin by activating skin resident regulatory T cells. Immunity **36**：873-884, 2012
24) Kim JH, et al：CD1a on Langerhans cells controls inflammatory skin disease. Nat Immunol **17**：1159-1166, 2016
25) Schmidt M, et al：Crucial role for human Toll-like receptor 4 in the development of contact allergy to nickel. Nat Immunol **11**：814-819, 2010

接触皮膚炎

B. 接触皮膚炎の原因物質と特徴

> **ポイント**
> ▶ 原因物質は低分子から蛋白のような高分子物質まで，多岐にわたる．
> ▶ 金属で高頻度のものは，ニッケル，クロム，コバルトである．
> ▶ 薬剤で重要なものは，フラジオマイシン，ケトプロフェン，カイン類，消毒薬．日用品で重要なものは，ロジン，パラベン類，ゴム加硫促進剤，パラフェニレンジアミンなどである．
> ▶ 高頻度に接触皮膚炎を起こす金属は，直接自然免疫を刺激させる経路をもっている．

接触皮膚炎の種類

　接触皮膚炎は，障害部位から侵入した刺激物質が表皮細胞を刺激することによって産生されるサイトカイン・ケモカインによってもたらされる刺激性接触皮膚炎と，低分子物質がハプテン抗原となって感作されたのち，微量の感作物質の皮膚への侵入によって免疫反応が惹起されるアレルギー性接触皮膚炎に分類されている．したがって，それぞれ刺激性接触皮膚炎，アレルギー性接触皮膚炎の原因物質は異なっていると考えるのが自然であるが，アレルギー性接触皮膚炎を起こす物質のほとんどは高濃度で一次刺激性接触皮膚炎を起こす．これは自然免疫と獲得免疫との密接な関連を示し，最近提唱されている免疫反応の一端を象徴している．

原因物質の一般的特徴

　通常，角層は分子量1,000以上の高分子物質を通過させないといわれている．したがって，原因物質は低分子量のものがほとんどであり，これらはそれ自身が免疫原性をもたず，抗体産生を伴わない．高分子である自己の蛋白と共有結合し，ハプテン抗原となって初め

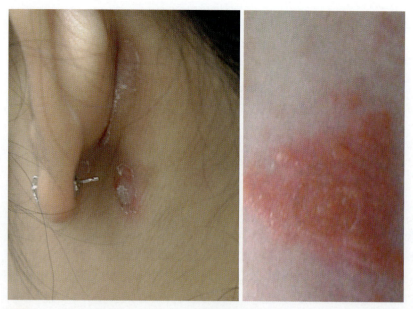

図1 ニッケル含有ピアスによる接触皮膚炎（左）とニッケルのパッチテスト（右）

て抗原性を獲得する．最近，アトピー性皮膚炎などの角層バリア障害を伴った個体が食物中に含まれる巨大分子の抗原に感作され，接触皮膚炎を起こす症例が注目されている．このような患者は感作食物の摂取により即時型アレルギーやアナフィラキシーを起こすことがある．

原因物質の分類

低分子から高分子物質まで，さまざまな抗原により接触皮膚炎が起きる[1]．

❶ 低分子のもの：金属

a）ニッケル

18金を含むニッケル合金，硬貨，ステンレス製品などの製品や，チョコレートや缶詰，蕎麦などの食品にも含まれる（図1）．

b）クロム

合金，メッキ製品，皮革，セメント，緑色の衣料，防腐剤など，多岐にわたる製品に含まれる．3価のものと6価のものが存在するが，自然界には圧倒的に3価のものが多く，毒性は少ない．一方，6価のものは毒性が強く，皮膚浸透性が高いため，被害が多い．

c）コバルト

合金，アクセサリー，青色の顔料などのほか，チョコレートやココア，ナッツ類，ビー

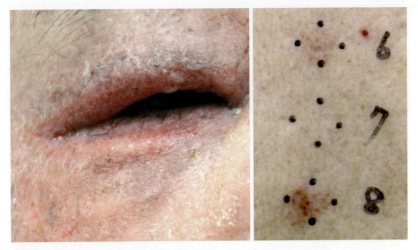

図2 眼軟膏による接触皮膚炎(左)とパッチテスト(右)
ベタメタゾンリン酸エステル(6)とフラジオマイシン(8)の as is で陽性であった.

ルなど,ビタミン B_{12} 製剤などに含まれる.

d) 塩化第二水銀

　2価の水銀.Dental metal eruption や baboon 症候群などが有名である.歯科金属,体温計,朱肉,蛍光灯などに含まれている.

❷ 低分子のもの:薬物

a) フラジオマイシン

　ゲンタマイシンやカナマイシンなどと同様のアミノグリコシド系抗菌薬であり,基本骨格の類似性から,これらの交差反応をもつことが多い.さまざまな外用薬に含有されている(図2).

b) イミダゾール系抗真菌薬

　抗真菌薬の中でもっとも多い.アレルギー性接触皮膚炎を起こす.

c) ケトプロフェン

　外用薬,貼付剤として高頻度に用いられている.光接触皮膚炎の報告が多い.

d) ジブカイン,リドカイン

　さまざまな外用薬に含まれている.酸化染毛剤とも交差することがある.

e) ジフェンヒドラミンや l-メントール

　頻度は少ないが,止痒目的で OTC 製剤に広く用いられている.

f) 消毒薬(ポビドンヨード・クロルヘキシジン・ベンザルコニウム)

　創傷部の接触皮膚炎は臨床的にわかりにくいため,気づきにくい.いずれの消毒薬も接触皮膚炎を起こす可能性がある(図3).

g) ステロイド外用薬

　酢酸ヒドロコルチゾン,クロベタゾール,吉草酸ベタメタゾン,吉草酸デキサメタゾン,

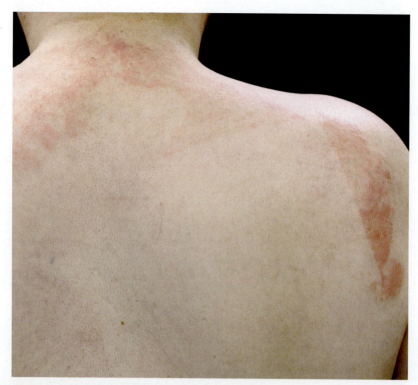

図3 手術後に判明したイソジンによる接触皮膚炎

アルクロメタゾンなど，遅発性に陽性所見を認めることが多いので，パッチテストは1週間後にも判定が必要である．

❸ 低分子のもの：化学物質

a）ロジン

樹脂酸を主成分とする天然樹脂である．印刷インキ，合成ゴム，接着剤，塗料など，いろいろな製品に使われている．外用薬の原料に用いられていることにも注意すべきである．

b）メチルパラベン，エチルパラベン，エチルパラベン，プロピルパラベン，ブチルパラベン，ベンジルパラベン

化粧品，医薬品，食品などの防腐剤として広く使用されている．

c）加硫促進剤

ジフェニルグアニジン，カルバミン酸，メルカプトベンゾチアゾール，メルカプトミックス，TMTD，TMTM，TBTD，DPTTなど．天然ゴムや合成ゴムの製造過程で添加されている（図4）．

d）ホルムアルデヒド

樹脂，建材，塗料，衣料品，洗剤，消毒薬，除光液，化粧品など，多岐にわたる製品に含有されている．

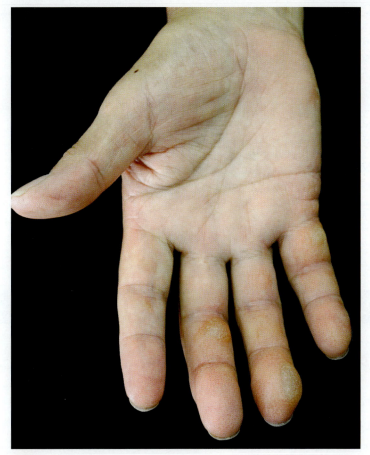

図4　ゴム手袋による接触皮膚炎

e) チメロサール
外国の化粧品や歯科金属に含有されている．

f) パラフェニレンジアミン
酸化染毛剤の有効成分である．ベンゾカインやプロカイン，ハイドロキノンとの交差反応が報告されている（図3）．

❹ 高分子のもの（主に自然界に存在する）

a) ラテックス
天然ゴムの主成分であり，接触による感作とともに，ラテックス粒子の吸入や傷口からの抗原吸収によりアナフィラキシー反応を生じることで有名となっている．接触皮膚炎の他に接触蕁麻疹を惹起する．ラテックス・フルーツ症候群を起こす可能性がある．

b) ウルシオール
漆の主成分であり，完全に重合化すると硬化反応が収束して接触皮膚炎は起こさないが，硬化仮定が不十分である場合は抗原性が失活せず，接触皮膚炎の原因になる．マン

ゴー，カシューナッツシェルオイル，イチョウ，銀杏と交差反応する．塗料，錆止め，接着剤として用いられている．

c) Sesquiterpene lactone
キク属の植物に含まれる化合物．キクの香料としても使用されている．多くの種類があるが，なかでもヘレニンの頻度が高い．

d) ギンゴール酸，ビロボール
銀杏の果肉に含まれる抗原物質．悪臭の原因物質でもある．

e) プリミン
サクラソウに含まれる抗原物質．

f) 蛋白由来のもの
次項を参照．

特定の抗原による接触皮膚炎のメカニズム

❶ ニッケル

ニッケルはヒトの toll-like 受容体 -4（TLR-4）と結合することによって，抗原提示細胞を直接刺激し活性化させる[2]．したがって，ニッケルは本質的に免疫刺激性である．ニッケルは通常，血液中ではアルブミンと結合しているが，MHC 上の His に移動し，ニッケル-MHC 複合体として T 細胞が感作される[3]．健常者はニッケル反応性 T 細胞を保有しているが，恒常的に免疫抑制システムが作動している[4]．ニッケル接触皮膚炎患者から樹立したニッケル特異的 T 細胞の解析から，このシステムの破綻がニッケルの接触皮膚炎となることが明らかになっている．最近，クロムもニッケルと同様にヒト TLR-4 と結合し，活性化に関与することが明らかになった[5]．また，6価クロムは細胞内のミトコンドリア内の活性酸素の産生を促し，NLRP3 インフラマゾームを活性化させることも判明した[6]．このように，接触皮膚炎の原因物質として高頻度の金属類は，それ自身が自然免疫を活性化させる能力をもつことで，感作 T 細胞が発生しやすい状況をもっている．

❷ パラフェニレンジアミン（PPD）

PPD はヒト血清アルブミンの Cys に共有結合し，ハプテン抗原となる[7]．感作された T 細胞は Th2 サイトカインを産生することが，PPD 反応性 T 細胞クローンの解析から明らかになっている[8]．

文　献

1) 高山かおるほか：接触皮膚炎診療ガイドライン．日皮会誌 **119**：1757-1793，2009
2) Schmidt M, et al：Crucial role for human Toll-like receptor 4 in the development of contact allergy to nickel. Nat Immunol **11**：814-819, 2010
3) Thierse HJ, et al：Metal-protein complex-mediated transport and delivery of Ni2+ to TCR/MHC contact sites in nickel-specific human T cell activation. J Immunol **172**：1926-1934, 2004
4) Cavani A, et al：Human CD25+ regulatory T cells maintain immune tolerance to nickel in healthy, nonallergic individuals. J Immunol **171**：5760-5768, 2003
5) Raghavan B, et al：Metal allergens nickel and cobalt facilitate TLR4 homodimerization independently of MD2. EMBO Rep **13**：1109-1115, 2012
6) Adam C, et al：Allergy-Inducing Chromium Compounds Trigger Potent Innate Immune Stimulation Via ROS-Dependent Inflammasome Activation. J Invest Dermatol **137**：367-376, 2017
7) Jenkinson C, et al：Characterization of p-phenylenediamine-albumin binding sites and T-cell responses to hapten-modified protein. J Invest Dermatol **130**：732-742, 2010
8) Coulter EM, et al：Measurement of CD4+ and CD8+ T-lymphocyte cytokine secretion and gene expression changes in p-phenylenediamine allergic patients and tolerant individuals. J Invest Dermatol **130**：161-174, 2010

接触皮膚炎

C. Protein contact dermatitis（蛋白質接触皮膚炎）

ポイント

- Protein contact dermatitis は食品などの高分子蛋白に対するⅠ型アレルギーとⅣ型アレルギーの混合によって起こる接触皮膚炎の特種型である．
- 患者の多くにアトピー性皮膚炎の合併がみられる．
- 原因となる物質に接触してから数分〜数時間後に接触蕁麻疹が出現する．その後，遅延型反応によって慢性の湿疹病変を形成する．
- 検査では抗原特異的 IgE やプリックテストは陽性となるが，パッチテストは陰性となる．
- 経皮感作を繰り返すうちに，その食品を経口摂取することにより口腔アレルギー症候群やアナフィラキシーを呈することもある．

Protein contact dermatitis とは

　Protein contact dermatitis は 1976 年に Hjorth と Roed-petersen によって提唱された接触皮膚炎の特殊型であり，食品などの高分子蛋白に対するⅠ型アレルギーとⅣ型アレルギーの混合によって起こる．食品については，果物，野菜，穀物，肉，魚介類など，さまざまなものが原因となりうるが，患者のほとんどは，調理師，製パン店，鮮魚店，精肉店など，食品加工業に従事する人である．また，医療関係者や獣医師ではラテックスや動物の蛋白などが原因になりうる[1]．

　皮疹は手〜前腕に出現することが多く，まず接触してから数分から数時間後に，瘙痒，灼熱感，接触蕁麻疹が出現する．その後，遅延型反応によって慢性の湿疹病変を形成する[2]（図1）．

　抗原特異的 IgE やプリックテストは陽性となる（図2）．しかし，健常皮膚でのパッチテストは陰性のことが多い．健常な表皮細胞のタイトジャンクションは通常 500 Da 以下の低分子しか通すことができないため，10〜60 kDa ある食物抗原などの高分子蛋白は通過できないからである[3]．

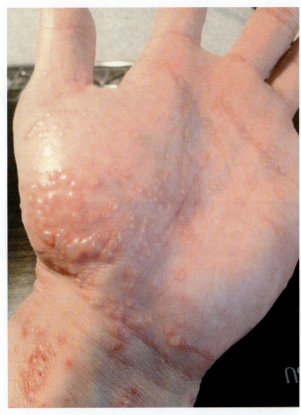

図1 魚による protein contact dermatitis
鮮魚店に勤務し，アトピー性皮膚炎を合併する．写真は仕事（刺身の作成）の翌日で，手に紅斑・水疱を認める．やがて，サケ，エビ，カニを食べた際に口腔アレルギーも合併するようになった．

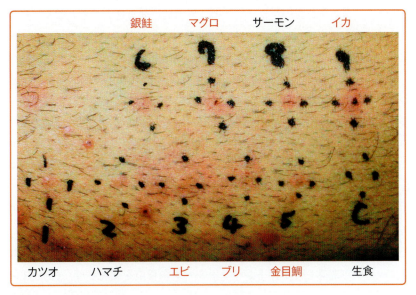

図2 魚（刺身）を用いた prick-to-prick test
複数の魚介類が陽性．パッチテストはすべて陰性であった．

また，protein contact dermatitis の患者の 56〜68％はアトピー性皮膚炎を有する．

アトピー性皮膚炎などの湿疹病変や，化学物質によるダメージによりバリア機能が障害された皮膚から蛋白質抗原が侵入することによって経皮感作が成立し，症状をもたらすようになる[1]．

フィラグリン遺伝子変異のある人は健常者と比較して5倍ほど経皮感作が起こりやすくなるという報告がある．さらに，皮膚に炎症が起こるとフィラグリン発現の低下が起こり，アレルゲンの侵入が容易になるという悪循環が起こる[4]．

Protein contact dermatitis から食物アレルギー，気管支喘息への進展

Protein contact dermatitis を有する人は経皮感作を繰り返すうちに，その食品を経口摂取することにより口腔アレルギー症候群やアナフィラキシーを呈するようになる例がある．また，空気中に浮遊した食品抗原の吸入によって気管支喘息を発症することもある．まれに上記の症状に加えて発熱などのインフルエンザ様の症状を伴う例もある[4]．

メカニズム

表皮バリアは分子量 500 Da 以下の低分子しか通さないため，健常な皮膚からは，高分子蛋白である食物抗原は通常通過できない．しかし，アトピー性皮膚炎など表皮バリアが障害されると，食物の経皮感作が起こる．また，フィラグリンのような内因的バリア障害だけでなく，ダニや花粉のプロテアーゼ，界面活性剤を含有する石鹸や，掻爬などの外因的バリア障害も経皮感作に関与しうる．角層バリアが障害されると Langerhans 細胞が活性化し，角層直下まで突起の先端を伸ばして抗原を取り込む．この際，表皮角化細胞の産生する TSLP の作用により，Langerhans 細胞は Th2 タイプのアレルギー反応を誘導する能力を得て，感作が成立する[5]．さらに，表皮バリア障害存在下に経皮感作が繰り返された場合，消化管，鼻，気道など，皮膚以外の臓器の粘膜へも Th2 細胞が動員され，IL-4，IL-5，IL-13 など，Th2 サイトカインや IgE 産生が亢進することで全身性の Th2 環境が整う．喘息，鼻炎の発症のみならず，本来は経口トレランスが誘導されるはずの腸管粘膜で食物アレルギーへのシフトが起こる．気道粘膜がアレルゲンに曝露されると，樹状細胞と Th2 細胞を介して，好酸球の誘導，肥満細胞の増殖，上皮細胞活性化，平滑筋細胞の増殖が誘導され，鼻炎や喘息が発症する．また，腸管粘膜で IgE を介した経細胞経路（transcellular pathway）によりアレルゲンが粘膜内へ輸送されると，肥満細胞からケミカルメディエーターが遊離し，タイトジャンクションの構造を変化させ，paracellular pathway による腸管上皮の抗原透過性が亢進し，食物アレルギーへと進展するようになる[6]．

診療の注意点

　アトピー性皮膚炎のある患者の接触蕁麻疹，接触皮膚炎を診察した際，本症の可能性を考え，業務内容について詳しく問診する必要がある．原因に気付かないと経皮感作が進み，口腔アレルギー症候群やアナフィラキシーなどの食物アレルギー，喘息，インフルエンザ様症状などの全身症状をきたすことがある．早期の湿疹病変のコントロールや，手袋やマスクの着用など，抗原からの予防策を指導することが重要である．

文　献

1) Barbaud A, et al：Occupational protein contact dermatitis. Eur J Dermatol **25**：527-534, 2015
2) Hjorth N, et al：Occupational protein contact dermatitis in food handlers. Contact Dermatitis **2**：28-42, 1976
3) Matsuo H, et al：Identification of IgE-reactive proteins in patients with wheat protein contact dermatitis. Contact Dermatitis **63**：23-30, 2010
4) Kaae J, et al：Severe occupational protein contact dermatitis caused by fish in 2 patients with, filaggrin mutations. Contact Dermatitis **68**：319-320, 2013
5) 猪又直子：経皮感作と食物アレルギー．アレルギー免疫 **20**：872-883，2013
6) 猪又直子：経皮感作と経口免疫．皮アレルギーフロンテ **11**：153-158，2013

アトピー性皮膚炎

A. アトピー性皮膚炎のメカニズム

ポイント

- アトピー性皮膚炎のメカニズムは，皮膚バリア，アレルギー炎症，かゆみの3つの側面から捉えると理解しやすい．
- フィラグリン遺伝子変異の有無にかかわらず，中等症から重症のアトピー性皮膚炎患者の皮膚ではフィラグリンの発現が低下しており，これが皮膚バリア機能異常の原因となっている．
- アトピー性皮膚炎ではTh2型の免疫応答が亢進している．
- アトピー性皮膚炎におけるかゆみの誘導には，Th2細胞から産生されるサイトカインであるIL-4, IL-13, IL-31が重要な役割を果たす．
- バリア機能異常のある皮膚を介した経皮感作により誘導される獲得免疫応答は，アレルギーマーチの誘導に重要である．

アトピー性皮膚炎は増悪・寛解を繰り返す，瘙痒のある湿疹を主病変とする疾患である．表皮(特に角層)の分化・構造異常に起因する「皮膚の乾燥」と「バリア機能異常」という皮膚の生理学的異常を伴うことによる慢性の非特異的刺激反応および抗原特異的アレルギー反応が，かゆみとともに生じる慢性炎症性皮膚疾患である．

アトピー性皮膚炎患者の多くはアトピー素因をもつ．アトピー素因とは，① 家族歴・既往歴(気管支喘息，アレルギー性鼻炎・結膜炎，アトピー性皮膚炎のうちいずれか，あるいは複数の疾患)があること，または② IgE抗体を産生しやすい素因を指す．

アトピー性皮膚炎の発症には，皮膚バリア機能，環境要因，遺伝素因，黄色ブドウ球菌に代表される皮膚常在細菌，発汗などのさまざまな要素がかかわっており(表1)，その発症機序は，皮膚バリア，アレルギー炎症，かゆみの3つの側面から捉えると理解しやすい(図1)[1]．

表1 アトピー性皮膚炎の発症にかかわる因子

① 非アレルギー的要素	皮膚バリア機能異常 神経・かゆみの異常（かゆみ過敏）
② 免疫・アレルギー的要素	Th2型免疫反応 IgE，肥満細胞，好酸球，Th2細胞，Langerhans細胞， Th2ケモカイン（TARC/CCL17など） Th1型免疫反応（慢性病変） 黄色ブドウ球菌の過剰増殖
③ その他	ストレス（精神的要因），乾燥した気候，発汗，不適切な治療など

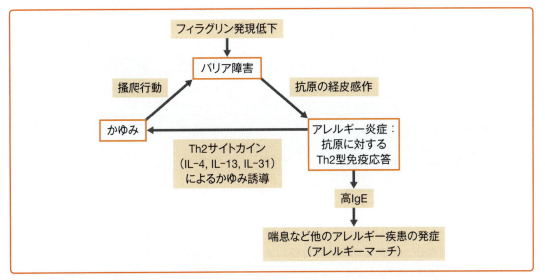

図1 アトピー性皮膚炎の発症機序
外的環境因子やフィラグリン発現低下によるバリア機能異常を契機に，抗原に対する免疫・アレルギー反応が誘導される．皮膚を介した経皮感作の誘導によりTh2型免疫応答が誘導され，これが気管支喘息など，他のアレルギーの発症にもつながることが想定される（アレルギーマーチの誘導）．

アトピー性皮膚炎と皮膚バリア機能異常

近年，フィラグリン遺伝子変異によるバリア異常が尋常性魚鱗癬のみならず，アトピー性皮膚炎や気管支喘息患者で認められることが明らかになり，アトピー性皮膚炎の発症因子となることが示されている．アトピー性皮膚炎患者の皮膚では，皮膚バリア機能の低下のため，非特異的な刺激に対する皮膚の被刺激性が亢進し，炎症が起こりやすくなっていると想定されている．

❶ 角層とフィラグリン

皮膚の最外層に位置する角層は脱核したケラチノサイトが重層化して構成されている．約10層からなる角層は表面から順番に垢として剥がれ落ちる．角層における，① セラミ

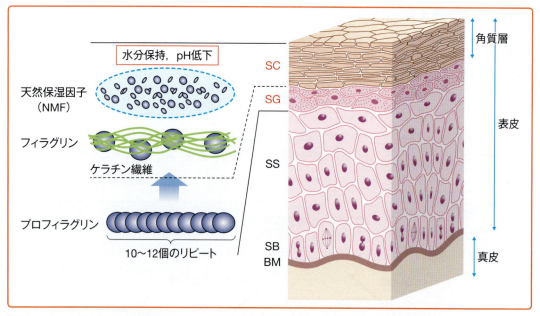

図2　フィラグリンの役割
フィラグリンは皮膚バリアの形成において重要な役割を果たす．
SC：角層，SG：顆粒層，SS：有棘層，SB：基底層，BM：基底膜．

ドなどの角質細胞間脂質，② ケラチンやフィラグリンの代謝産物を主成分とする角質細胞の実質部分，③ 角層細胞の細胞膜の裏打ち蛋白である周辺帯，という3つの要素が皮膚バリア機能の維持に重要である．

　フィラグリンは角質細胞の細胞質内を満たす主要な蛋白であり，ケラチン線維を凝集する働きとともに，フィラグリンの分解産物が保湿因子として働くことから，フィラグリンはバリア機能の形成や水分保持，pHの低下に重要な役割を果たしている（図2）．

　角層の外層部ではフィラグリンは分解され，アミノ酸，ウロカニン酸などの天然保湿因子（natural moisturizing factor：NMF）になる（図2）．NMFは親水基を有するアミノ酸に富んでおり，そのために角層における水分保持量を担保する．

❷ アトピー性皮膚炎とフィラグリン

　フィラグリンをコードする遺伝子（*FLG*）の変異は尋常性魚鱗癬の原因である．尋常性魚鱗癬とアトピー性皮膚炎の合併が多いことはかねてからよく知られており，*FLG*変異がアトピー性皮膚炎発症に関与している可能性についてヨーロッパ人を対象に検討が行われた結果，アトピー性皮膚炎患者の56％に*FLG*変異が認められた．さらに，ヨーロッパ人では健常者の7.5％にフィラグリン遺伝子変異が認められるのに対して，アトピー性皮膚炎患者では21.6％と高率であることが明らかになった．これらの報告より，フィラグリン遺伝子変異は尋常性魚鱗癬の原因であり，かつアトピー性皮膚炎の重要な発症因子でもあることが明らかになった[2,3]．

現在ではわが国において約20〜30％のアトピー性皮膚炎患者にフィラグリン遺伝子の変異があると報告されている．興味深いことに，フィラグリン遺伝子変異の有無にかかわらず，中等度〜重症のすべてのアトピー性皮膚炎患者ではフィラグリン蛋白の発現が減少している[4]．また，ヒトでは10〜12あるフィラグリンリピート数の多型がアトピー性皮膚炎の発症率に影響しているとの報告もある[5]．

アトピー性皮膚炎におけるアレルギー炎症

皮膚は体外と体内を隔てる境界臓器であり，常に外界の異物やさまざまな病原体に曝露されている．異物や病原体がバリアの障害された皮膚を介して体内に入ると，免疫担当細胞によってこれらの外来抗原に対する免疫応答が誘導される．この経皮感作によって成立する宿主の獲得免疫は，外来抗原・病原体の侵入に対する生体防御に必須である．抗原提示細胞はこの免疫応答において，外界の異物や病原体を認識し，その抗原をナイーブT細胞に提示することによって外来抗原に対する初期免疫応答を引き起こす，免疫応答の「門番」として重要な役割を担っている．

アトピー性皮膚炎の病態においては，皮膚表面の蛋白質抗原を認識した抗原提示細胞は抗原を取り込み，抗原特異的なヘルパーT細胞（Th）を活性化し，Th2細胞への分化を誘導する．B細胞のクラススイッチや親和性成熟を助ける濾胞T細胞が，IgEを産生する形質細胞への分化誘導を促進する．

❶ 各種外来抗原に対する皮膚免疫応答

皮膚には大別して，表皮Langerhans細胞と真皮樹状細胞の2種類の抗原提示細胞が存在する．皮膚が外来抗原に曝露されると，抗原提示細胞は外来抗原を捕捉し，プロセッシングを行い，成熟しながらリンパ管を介して所属リンパ節へと遊走し，ナイーブT細胞にその抗原を提示する．これによりT細胞は活性化・増殖し，外来抗原に対するT細胞免疫応答，すなわち獲得免疫が誘導される．この抗原提示細胞とT細胞を介した免疫応答は経皮感作の成立に必須の反応である．

一般に蛋白質抗原は分子量が大きいため，通常は最上層の角層にとどまる（図3）．したがって，蛋白質抗原曝露に対してはLangerhans細胞が皮膚のタイトジャンクションを越えて樹状突起を伸展させ，抗原を取り込む[6]．Langerhans細胞だけを特異的に欠失させるモデルマウスにおいて，蛋白質抗原の経皮的曝露によるTh2型免疫反応の誘導が減弱することが示されている（図4）[7,8]．

アトピー性皮膚炎患者の表皮ケラチノサイトや，気管支喘息患者の気道上皮細胞はthymic stromal lymphopoietin（TSLP）を高発現している．搔爬などの外的刺激によって表皮ケラチノサイトから産生されたTLSPは，近傍に存在するLangerhans細胞に発現するTSLP受容体に作用してTh2型免疫応答を誘導し，IgEやIgG1産生を促す[7]．また，TSLPは直接好塩基球に作用してインターロイキン（interleukin：IL）-4の産生や増殖を促

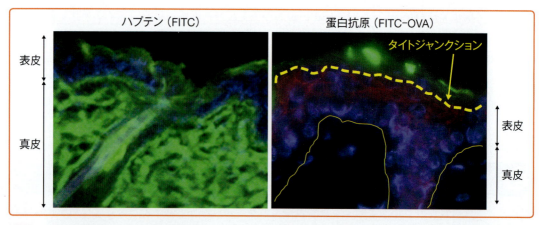

図3 蛋白質抗原による経皮感作
マウス背部皮膚に分子量の小さなハプテン(左)と蛋白質抗原(右)を貼付した．ハプテンとしてFITC(fluorescein isothiocyanate，緑)，蛋白質抗原として卵白アルブミンと結合したFITCを用いた(FITC-OVA，緑)．ハプテンが皮膚バリアを越えて侵入するのに対し，蛋白質抗原(FITC-OVA)はタイトジャンクション(黄，破線)上にとどまっている．
赤：Claudin-1，青：DAPI．
〔写真：Nakajima S, et al：J Allergy Clin Immunol 129：1048-1055, e1046, 2012より許諾を得て使用〕

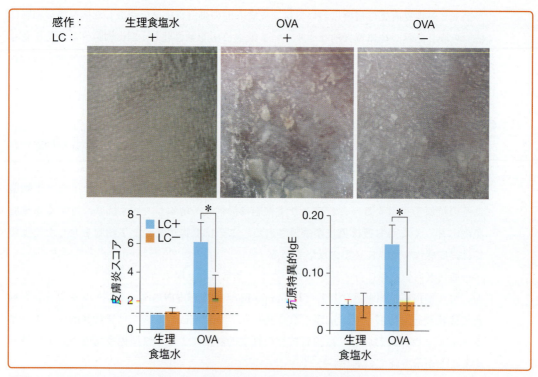

図4 Langerhans細胞を介して誘導されるTh2型免疫応答
野生型マウス(LC+)およびLangerhans細胞欠損マウス(LC−)の背部皮膚に蛋白質抗原である卵白アルブミン(OVA：ovalbumin)を反復貼付すると，野生型マウスでは皮膚炎が誘導されるのに対し，Langerhans細胞欠損マウスでは皮膚炎が減弱する(上，下左)．皮膚炎スコアおよび抗原特異的IgE産生はLangerhans細胞欠損マウスで有意に低下している(下)．
LC：Langerhans cell．

〔文献7をもとに筆者作成〕

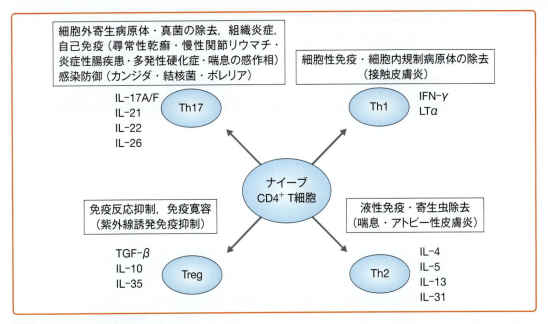

図5 CD4⁺T細胞サブセット
CD4⁺T細胞には，Th1，Th2，Th17と，Tregの少なくとも4つのサブタイプが存在し，さまざまな分化経路やサイトカイン産生能を有する．また，それぞれのサブセットにより関与する病態は異なる．アトピー性皮膚炎では主にTh2タイプのCD4⁺T細胞が重要な役割を果たす．

進展させることによりアレルギー発症を誘導する[9]．IL-4，IL-13 などの Th2 サイトカインによって線維芽細胞から産生されたペリオスチンがケラチノサイトに作用することにより TSLP の発現誘導が認められ，この TSLP が再び Th2 を活性化するという炎症のサイクルがアトピー性皮膚炎の慢性化に関与している[10]．

❷ アトピー性皮膚炎とT細胞

　免疫抑制薬であるシクロスポリンがアトピー性皮膚炎に有効であることなどから，T細胞がアトピー性皮膚炎の病態に関与していることは以前から指摘されていた．T細胞はCD4⁺ThとCD8⁺細胞傷害性T細胞（Tc）に大別される．CD4⁺Thはさらに，それぞれの産生するサイトカインにより異なるサブクラスに分類される．すなわち，インターフェロン（interferon：IFN）-γを産生するTh1細胞，IL-4，5，13を産生するTh2細胞，Th17細胞，制御性T細胞（regulatory T cell：Treg）である（図5）．

　アトピー性皮膚炎では，ハウスダストなどの抗原特異的放射性免疫吸着試験（radioallergosofbent test：RAST）が陽性であること，血清中 IgE の上昇，ダニ抗原などに対するプリックテスト陽性，皮膚局所における肥満細胞や好酸球の浸潤，アトピー性皮膚炎の急性期における IL-4⁺ Th2 細胞の局所浸潤などの所見が認められる．事実，Th2 細胞由来のケモカインである thymus and activation-regulated chemokine（TARC，CCL17）はアトピー性皮膚炎の重症度と相関し，現在ではアトピー性皮膚炎の診断や病勢を把握する際の重要な目安の1つとなっている[1]．

さらにTh2細胞は免疫反応のみならず，IL-4やIL-13などのサイトカインを介して，フィラグリンなどの皮膚バリア機能の維持に重要な遺伝子発現を制御し，アトピー性皮膚炎の病態の増悪に関与する．また，「掻く」という行為そのものが皮膚バリアを物理的に破壊し，ケラチノサイトからのTARCを始めとする炎症性サイトカインの産生を促し，皮膚環境をよりTh2へシフトさせる[11]．その一方で，アトピー性皮膚炎患者の慢性病変部においてはIFN-γ陽性のTh1細胞の浸潤が認められることから，Th1細胞の慢性期の病態形成への関与も示唆されている[3]．

近年，IL-17やIL-22などを産生するTh17細胞が同定された．Th17細胞は慢性関節リウマチや尋常性乾癬の病態の中心的役割を担っている免疫細胞である．一方でアトピー性皮膚炎の急性期病変部においても，IL-17A mRNAの発現亢進，IL-17A$^+$細胞数の増加が認められている[12]．また，IL-17A欠損マウスではアトピー性皮膚炎の症状が減弱する[13]．最近の研究で，アジア人のアトピー性皮膚炎患者では欧米人と比較すると，病変部皮膚でのIL-17mRNAの発現が亢進していると報告されており，Th17のアジア人におけるアトピー性皮膚炎の病態への関与が示唆される[14]．

アトピー性皮膚炎におけるかゆみ

ヒスタミンH1受容体拮抗薬（抗ヒスタミン薬）が著効する蕁麻疹とは異なり，アトピー性皮膚炎のかゆみに対する抗ヒスタミン薬の効果は症例によって異なる．そのため，ヒスタミン以外の各種メディエーターの存在が考えられている．近年，Th2細胞が産生するサイトカインの1つであるIL-31がかゆみを誘導することが報告され，さらにこのIL-31の受容体に対する抗体製剤がアトピー性皮膚炎のかゆみに効果を発揮することが証明された[15]．

かゆみはC線維により伝達され，その線維の分布はセマフォリンや神経成長因子により制御される．これら制御因子の異常発現によりC線維は表皮へ伸長し，かゆみ過敏につながる．

さらに，前述のTh2誘導に重要なケモカインであるTSLPがかゆみ伝達神経を刺激して，かゆみを誘導しやすくなることが示されている[16]．また最近の研究で，IL-31はアトピー性皮膚炎の急性のかゆみに重要であり，IL-4，IL-13といったTh2サイトカインが慢性のかゆみに重要であることが報告されており[17]，かゆみはアトピー性皮膚炎のTh2環境と密接にかかわりあっている．

以上のように，アトピー性皮膚炎では，皮膚バリア機能障害，アレルギー炎症，かゆみの3つの要素が一体となって病態の形成に関与している（図1）．また，経皮感作を介した抗原特異的な獲得免疫応答の誘導と血清IgEの上昇は，アトピー性皮膚炎の発症に続く喘息やアレルギー性鼻炎など，他のアレルギー疾患の発症，すなわちアレルギーマーチの誘導に重要である．

文　献

1) 加藤則人ほか：アトピー性皮膚炎診療ガイドライン2016年版．日皮会誌 **126**：121-155, 2016
2) Palmer CN, et al：Common loss-of-function variants of the epidermal barrier protein filaggrin are a major predisposing factor for atopic dermatitis. Nat Genet **38**：441-446, 2006
3) Otsuka A, et al：The interplay between genetic and environmental factors in the pathogenesis of atopic dermatitis. Immunol Rev **278**：246-262, 2017
4) Howell MD, et al：Cytokine modulation of atopic dermatitis filaggrin skin expression. J Allergy Clin Immunol **124**：R7-R12, 2009
5) Brown SJ, et al：Intragenic copy number variation within filaggrin contributes to the risk of atopic dermatitis with a dose-dependent effect. J Invest Dermatol **132**：98-104, 2012
6) Kubo A, et al：External antigen uptake by Langerhans cells with reorganization of epidermal tight junction barriers. J Exp Med **206**：2937-2946, 2009
7) Nakajima S, et al：Langerhans cells are critical in epicutaneous sensitization with protein antigen via thymic stromal lymphopoietin receptor signaling. J Allergy Clin Immunol **129**：1048-1055, e1046, 2012
8) Ouchi T, et al：Langerhans cell antigen capture through tight junctions confers preemptive immunity in experimental staphylococcal scalded skin syndrome. J Exp Med **208**：2607-2613, 2011
9) Siracusa MC, et al：TSLP promotes interleukin-3-independent basophil haematopoiesis and type 2 inflammation. Nature **477**：229-233, 2011
10) Masuoka M, et al：Periostin promotes chronic allergic inflammation in response to Th2 cytokines. J Clin Invest **122**：2590-2600, 2012
11) Onoue A, et al：Induction of eosinophil- and Th2-attracting epidermal chemokines and cutaneous late-phase reaction in tape-stripped skin. Exp Dermatol **18**：1036-1043, 2009
12) Koga C, et al：Possible pathogenic role of Th17 cells for atopic dermatitis. J Invest Dermatol **128**：2625-2630, 2008
13) Nakajima S, et al：IL-17A as an inducer for Th2 immune responses in murine atopic dermatitis models. J Invest Dermatol **134**：2122-2130, 2014
14) Noda S, et al：The Asian atopic dermatitis phenotype combines features of atopic dermatitis and psoriasis with increased TH17 polarization. J Allergy Clin Immunol **136**：1254-1264, 2015
15) Ruzicka T, et al：Anti-Interleukin-31 Receptor A Antibody for Atopic Dermatitis. N Engl J Med **376**：826-835, 2017
16) Wilson SR, et al：The epithelial cell-derived atopic dermatitis cytokine TSLP activates neurons to induce itch. Cell **155**：285-295, 2013
17) Oetjen LK, et al：Sensory Neurons Co-opt Classical Immune Signaling Pathways to Mediate Chronic Itch. Cell **171**：217-228, e213, 2017

アトピー性皮膚炎

B. 外因性と内因性アトピー性皮膚炎

> **ポイント**
> - 外因性アトピー性皮膚炎は血清 IgE 値が高い通常のタイプ（約80％）であり，内因性アトピー性皮膚炎は IgE 値が正常の低頻度（10〜20％）のタイプである．
> - 外因性アトピー性皮膚炎は皮膚バリア障害が高度で Th2 優位であり，蛋白質抗原に反応する．
> - 内因性アトピー性皮膚炎は皮膚バリア障害が軽度で Th1 の活性化もみられ，金属（あるいはハプテン）に反応する．
> - フィラグリン遺伝子変異は外因性アトピー性皮膚炎で高頻度であり，尋常性魚鱗癬，手掌皺亢進も，より高頻度にみられる．

外因性アトピー性皮膚炎と内因性アトピー性皮膚炎の分別

❶ 両タイプの背景

アトピー性皮膚炎（AD）はもちろん1つの疾患概念であるから，どの AD 患者にも共通した症状はある．しかし，症状や検査値により大きく二分することが可能で，外因性 AD，内因性 AD と呼称される．外因性 AD は日常診療でみることが多いタイプであり，血清 IgE が高値でダニなどのアレルゲンに対する特異的 IgE も高い．これに対して内因性 AD は IgE が正常域かそれに近く，特異的 IgE が認められないタイプである．外因性 AD は，mixed type, allergic type あるいは classical type とも呼ばれ，一方で内因性 AD は pure type, non-allergic type あるいは atopiform dermatitis とも呼ばれてきた（表1）[1〜3]．"Pure AD" という呼称は喘息やアレルギー性鼻炎を合併しない純粋の AD であるという意味である．

AD は通常，血清 IgE 値が高く，外因性アレルゲンに反応している．しかし，どの疫学調査でも約2割は IgE が正常か微増の患者がおり，内因性 AD と呼んでいる．蛋白質抗原であるヤケヒョウヒダニやコナヒョウヒダニなどに対する特異的 IgE も低値であり，蛋白

表1 ADの2大分別法の呼称

IgE 高値群	IgE 非高値群（IgE 正常群）
外因性 AD（extrinsic AD）	内因性 AD（intrinsic AD）
Mixed AD	Pure AD
Allergic AD	Non-allergic AD
Classical AD	Atopiform dermatitis

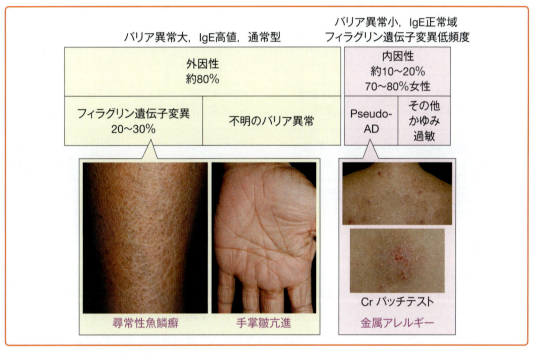

図1 外因性 AD と内因性 AD
外因性 AD は血清 IgE 値が高く，一部はフィラグリン遺伝子変異をもつ．内因性 AD は血清 IgE 値が正常で，効率に金属アレルギーをもつ．

質ではなく，別の抗原に対して反応し AD を発症していることが想定される．したがって，AD は外因性（extrinsic）AD と内因性（intrinsic）AD に分けることができる（図 1）．

外因性：内因性の割合は，73％：27％（ドイツ，小児）[4]，88％：12％（ハンガリー，成人），78.2％：21.8％（デンマーク，13～37歳）[2]，約80％：20％（韓国）と報告され，おおむね20％が内因性とみてよいだろう．元来，わが国の AD 患者では血清 IgE 値が欧米より高い傾向にあるため，内因性 AD の頻度は低めかもしれない（10～20％）．性別について，内因性 AD は女性に多いという結果はどの報告も共通しており，7～8割が女性である[1,2,4～6]．

内因性であってもある種のアレルギー反応であると考えられ，「内因性」という「内から生じた」という表現は適確な表現ではなく，また「非アレルギー性」という表現も適切ではない．

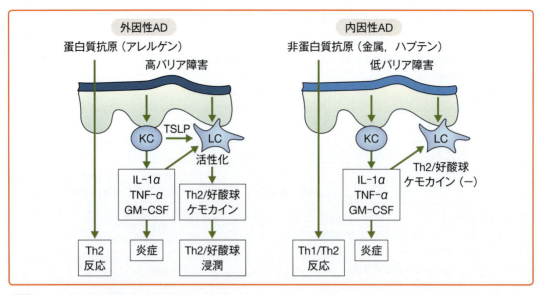

図2　外因性と内因性ADのメカニズム
外因性ADはバリア障害が高度で，蛋白質抗原（アレルゲン）が経皮的に侵入し，Th2反応を誘導する．角化細胞（KC）のサイトカイン産生も亢進し，TSLPはLangerhans細胞（LC）をTh2誘導性の樹状細胞に変調させる．内因性ADはバリア障害の程度が低く，蛋白質抗原より金属やハプテン（化学物質）にTh1細胞が反応する．

❷ 内因性ADの定義

　内因性ADは，「IgEを介したアレルゲンの感作がみられないAD」というのが基本的概念であり，IgEが正常域であり，環境アレルゲン・食物アレルゲンに対する特異的IgEがないことを意味している．特異的IgEの有無は総IgE値に相関するので，臨床現場では総IgE値が正常域ということを指標に内因性ADと診断する．われわれは以下の定義を用いている[7]．

　内因性AD：血清IgE値≦200 U/mL，または200＜IgE≦400かつヤケヒョウヒダニ特異的IgEがクラス0または1．

　外因性AD：400≦血清IgE値，または200＜IgE≦400かつヤケヒョウヒダニ特異的IgEがクラス2以上．

❸ 両タイプの皮膚バリア機能

　外因性ADでは皮膚バリアが破綻して蛋白質抗原（アレルゲン）が皮膚から通過しやすくなり，そのためにアレルギー反応が起こる（図2）．一方，内因性ADはバリア機能が比較的保たれている[6]．

　角層バリア機能を決定する構成蛋白にフィラグリンがある．フィラグリンの遺伝子変異率（loss of function）は日本人AD患者で20～30％である．もちろんフィラグリン変異の割合は，どういうAD患者を母集団とするかによって異なる．内因性AD患者ではフィラグリンの遺伝子変異が低率である[8]．

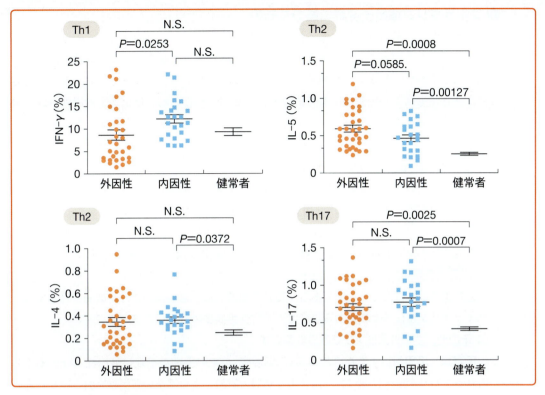

図3　AD末梢血T細胞サブセット
Th2細胞の割合は外因性AD，内因性ADとも高いが，外因性ADでより高値である．内因性ADではTh1細胞割合も高い．Th17細胞はADで高く，内因性ADでより高い傾向がある．

❹ 両タイプの免疫異常

　ADはTh2病といわれる．これは頻度の高い外因性ADでの免疫状態といえよう．外因性ADは末梢血リンパ球のTh2サイトカイン発現が高いが，内因性はTh2サイトカインが外因性ほど高くなく，逆にTh1サイトカイン産生が亢進している[8]（図3）．

　さらに，末梢血Th17細胞の割合は内因性AD患者で高い傾向があり[8]，皮膚病変でも内因性AD患者に多く浸潤している[9]．

　ケモカインについては，CCL17/TARCというTh2細胞を引き寄せるケモカインの血中濃度が外因性ADでは著しく高く，内因性ADではそれほどではない[8]．

外因性ADの特徴

　基本的に外因性と内因性のADは臨床的に明確に判別することはできない．しかし，両者にはいくつかの特徴がある．

❶ フィラグリン遺伝子変異に基づくもの

　フィラグリン遺伝子変異のある個体はバリア障害を有し，外因性 AD に発展する潜在性をもつ．したがって，フィラグリン遺伝子変異に基づく臨床症状は外因性 AD でみられることが多い．しかし，排他的に外因性 AD みられるわけではなく，フィラグリン変異があっても何らかの理由で IgE 値の上昇に結びつかない場合は定義上内因性 AD に帰属されるため，内因性 AD であってもフィラグリン遺伝子変異と関連症状を示すこともある．

a) 手掌皺亢進(palmar hyperlinearity)(図 1)

　手相占いでいうところの生命線，知能線，感情線，運命線などが太く深くなる．溝が深いというのが第一義的であるが，時には並行する 2 本の線がみられることもある．加えて，重要なことは拇指球に縦横に交錯する碁盤の目のような小ジワが存在することである．手掌皺亢進は小児でもみられるが，成人，しかも 20 歳以上でより明瞭になる．

b) 尋常性魚鱗癬(ichthyosis vulgaris)(図 1)

　乾燥肌のはなはだしい状態である．特に下腿前面に，魚の鱗のような鱗屑が付着する．フィラグリン遺伝子変異がある患者での尋常性魚鱗癬の程度はさまざまである．

c) その他，主に外因性 AD でみられる症状

　手湿疹・爪周囲炎：重症の手湿疹（主婦湿疹）や爪の周囲の炎症は外因性 AD に多くみられる．バリア障害に基づき，水仕事や頻回の石鹸による手洗いが湿疹を引き起こしたものである．

　Hertoghe(ヘルトーゲ)徴候：眉毛外側の 3 分の 1 が疎になる状態をいう．眉毛部皮膚の湿疹と搔爬によって生じた乏毛性変化と考えられる．

　アミロイド苔癬(lichen amyloidosus)：下腿前面や，時によっては前腕伸側に，硬い丘疹が多発し，おろし金状になる病変である．表皮角化細胞由来の蛋白質が変性して真皮乳頭部に沈着したものである．アミロイドと称されるが，沈着物は免疫グロブリンとは無関係である．長期の湿疹性病変が存続した結果と考えられるが，慢性湿疹があってもすべての AD 患者がアミロイド苔癬を示すわけではない．またアミロイド苔癬は AD とは無関係に生じることも多く，成因には AD 以外の因子もかかわっていると考えられる．

　白斑：AD の約 15 ％に白斑を生じる[10]．皮膚炎が治癒した後の色素脱失と考えてきた臨床家も多いと思うが，むしろ尋常性白斑に近い．

　耳介軟骨皮膚炎(chondrodermatitis of the auricle)：耳介の変形が前面に出た病変である．長期の皮膚炎により，搔爬や叩くことによって生じた変形である．われわれが経験したどの症例も IgE 値は高い[11]．

　血管組織球性丘疹(angiohistiocytoid papules)：AD 患者の四肢，耳介などに硬い丘疹が多発することがある．一見，苔癬化病変やアミロイド苔癬と間違われるが，組織は血管の増生と組織球・好酸球の浸潤からなる[12]．

　皮膚感染症：外因性 AD(71 ％)では内因性 AD(49 ％)に比べ，黄色ブドウ球菌の皮膚定着(colonization)が高い．これは皮膚バリア機能の破綻を反映したものかもしれない．しかし，抗菌ペプチド(β-defensin-2)の産生に差は認められていない．

表2 内因性 AD の特徴

1．基本	
血清 IgE 値が正常．環境アレルゲン特異的 IgE 低値．鼻炎，喘息の合併少ない．家族歴少ない．	
2．頻度	
AD の 10〜20％．女性に高頻度（70〜80％）．	
3．臨床像	
尋常性魚鱗癬少ない．手掌皺亢進少ない．	
4．皮膚バリア	
バリア機能障害低い．フィラグリン遺伝子変異少ない．	
5．免疫	
Th2 細胞とともに Th1 細胞が比較的活性化．TARC 値が外因性より低値．	
6．病因論	
金属アレルギー（Ni, Co, Cr）高頻度．	

内因性 AD の特徴

いくつかの特徴が内因性 AD で見いだされている[5]（表2）．

❶ Dennie-Morgan fold（line）

下眼瞼のシワを Dennie-Morgan fold（line）と呼ぶが，オランダでの調査では内因性 AD に有意に多い[2]．しかし，わが国の AD では両タイプに有意差を認めていない．

❷ 金属アレルギー

AD では金属のパッチテスト陽性率が健常者に比べ高く，20％弱の AD 患者が金属に対して陽性反応を示す．1965年に Shanon は，AD としかいえない皮膚症状を有した患者がクロムアレルギーであったことを報告し，pseudo-atopic dermatitis という呼び名を与えている．また AD 患者において，金属制限食と身につける金属を除去することにより症状が改善した例も報告されている．

AD 患者を血清 IgE 値で層別化し，ニッケル（Ni），コバルト（Co），クロム（Cr）の金属パッチテストを行うと，IgE 値が低い群でこれら金属の陽性率が高い（図4）．われわれの結果では，Ni 陽性率は内因性 41.9％に対して外因性 16.4％，Co 陽性率は内因性 38.7％に対して外因性 10.9％，Cr 陽性率は内因性 22.6％に対して外因性 12.7％であり，いずか1つ以上の金属に対して陽性を示す割合は内因性 61.3％に対して外因性 25.5％であった[7]．また通常の食事をとっている状態で，内因性 AD は健常者の約 8.7 倍の血清 Ni 濃度であった[13]．内因性 AD は皮膚バリア機能が比較的保たれており，バリア異常に基づく蛋白質抗原が発症に絡む外因性 AD とは異なる．蛋白質抗原は Th2 を誘導しやすいことを考えると，内因性 AD の抗原は蛋白質抗原以外のものであって，Th1 も誘導しやすい抗

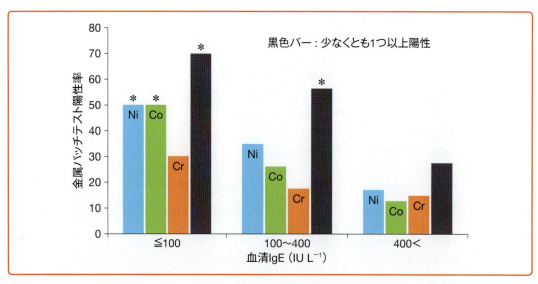

図4 血清IgE値で層別化したAD患者の金属パッチテスト陽性率
Ni：ニッケル，Co：コバルト，Cr：クロム
Closed bar：少なくとも1つ以上の金属に陽性
＊「400＜」群と比較して$P<0.05$．

［文献7をもとに筆者作成］

原であり，金属アレルギーが多いことと符号する．

　外因性，内因性という呼称は以前より用いられてきたが，皮膚バリア構造への理解と免疫学の発展に伴って，より明らかになってきたといえよう．さらに，Th17細胞の病態への関与が2大分別に関連する知見も生まれている[14, 15]．内因性ADにおける金属アレルギーがどのような機序で起こるかについては重要な研究課題である．

文　献

1) Novak N, et al：Allergic and nonallergic forms of atopic diseases. J Allergy Clin Immunol **112**：252-262, 2003
2) Brenninkmeijer EE, et al：Clinical differences between atopic and atopiform dermatitis. J Am Acad Dermatol **58**：407-414, 2008
3) Uehara M：Heterogeneity of serum IgE levels in atopic dermatitis. Acta Derm Venereol **66**：404-408, 1986
4) Ott H, et al：Total serum ige as a parameter to differentiate between intrinsic and extrinsic atopic dermatitis in children. Acta Derm Venereol **89**：257-261, 2009
5) Tokura Y：Extrinsic and intrinsic types of atopic dermatitis. J Dermatol Sci **58**：1-7, 2010
6) Mori T, et al：Comparison of skin barrier function and sensory nerve electric current perception threshold between ige-high extrinsic and ige-normal intrinsic types of atopic dermatitis. Br J Dermatol **162**：83-90, 2010
7) Yamaguchi H, et al：High frequencies of positive nickel/cobalt patch tests and high sweat nickel concentration in patients with intrinsic atopic dermatitis. J Dermatol Sci **72**：240-245, 2013
8) Kabashima-Kubo R, et al：A group of atopic dermatitis without IgE elevation or barrier impairment shows a high Th1 frequency：Possible immunological state of the intrinsic type. J Dermatol Sci **67**：37-43, 2012
9) Suarez-Farinas M, et al：Intrinsic atopic dermatitis shows similar TH2 and higher TH17 immune activation compared with extrinsic atopic dermatitis. J Allergy Clin Immunol **132**：361-370, 2013
10) Kuriyama S, et al：Leukoderma in patients with atopic dermatitis. J Dermatol **42**：215-218, 2015
11) Sawada Y, et al：Chondrodermatitis of the auricle in patients with atopic dermatitis. Eur J Dermatol **20**：813-814, 2010
12) Sugita K, et al：Angiohistiocytoid papules associated with atopic dermatitis. J Eur Acad Dermatol Venereol **22**：403-404, 2008
13) Yamaguchi H, et al：Intrinsic atopic dermatitis shows high serum nickel concentration. Allergol Int **64**：282-284, 2015
14) Koga C, et al：Possible pathogenic role of Th17 cells for atopic dermatitis. J Invest Dermatol **128**：2625-2630, 2008
15) Noda S, et al：The Asian atopic dermatitis phenotype combines features of atopic dermatitis and psoriasis with increased TH17 polarization. J Allergy Clin Immunol **136**：1254-1264, 2015

アトピー性皮膚炎

C. アトピー性皮膚炎に対する生物学的製剤

ポイント

- アトピー性皮膚炎は，瘙痒および特徴的分布の湿疹を呈する慢性炎症性皮膚疾患である．
- IL-4やIL-13などのTh2型サイトカインがその炎症の主体をなすサイトカインと考えられている．また，かゆみのメディエーターとしてIL-31が注目されている．
- 近年，これらTh2型サイトカインをターゲットとした生物学的製剤の開発・治験が進み，優れた治療効果が確認されている．
- IL-31をターゲットとした生物学的製剤についても治験が進み，優れた抗止痒効果が確認されている．
- 今後生物学的製剤は，難治性のアトピー性皮膚炎患者に対し，重要な治療選択肢となる可能性がある．

アトピー性皮膚炎の病態の概要

アトピー性皮膚炎の病態は，大きく① 皮膚バリア機能障害と② 免疫学的異常から形成され，これらが相互に影響し，病態が形成される[1,2]．さらにそこから生じた③ 瘙痒による搔爬行動が，皮膚バリア機能障害，免疫学的異常に拍車をかける．

❶ 皮膚バリア機能障害

皮膚バリア機能は主に角質層バリアとタイトジャンクションバリアの2種類により形成されている．これらバリアは，水分保持，外来異物侵入の防御など，さまざまな物理的バリア機能を発揮している．角質層バリアの構成因子として，フィラグリンや角層間脂質などが重要であるが，アトピー性皮膚炎においてはフィラグリン低下に伴う角質層バリアの機能低下が主に指摘されている．ケラトヒアリン顆粒から放出されたプロフィラグリンから形成されたフィラグリンはウロカニン酸などの天然保湿因子の元となるため，フィラグ

リン低下は保湿機能低下をもたらし，皮膚乾燥症状の原因となる．フィラグリンは保湿だけではなく，皮膚pH（弱酸性）の維持にも重要である．フィラグリン低下により適切な皮膚pH維持が障害されると，皮膚細菌叢が変化し，アトピー性皮膚炎症状の増悪・そう痒を誘導している可能性がある．また，pH上昇はセリンプロテアーゼの活性を生じ，結果としてケラチノサイトからのthymic stromal lymphopoietin（TSLP）の産生増強を誘導する．TSLPは直接的にTh2細胞の活性化を誘導し，またLangerhans細胞に作用してTh2細胞誘導に関与するなど，Th2型炎症惹起にきわめて重要な分子である．末梢神経に作用するかゆみメディエーターとしての機能も報告されているなど[3]，アトピー性皮膚炎病態形成のもっとも上流サイトカインと考えられている分子である．したがって，皮膚バリアは物理的バリアのみならず免疫学的バリアとしての機能を有しており，その機能障害は免疫学的異常につながり，アトピー性皮膚炎病態形成を促進すると考えられている．

❷ 免疫学的異常

IL-4，IL-13といったTh2型サイトカインの産生制御異常が，アトピー性皮膚炎における免疫学的異常の主体である．IL-4，IL-13は，ケラチノサイトに作用すると炎症性サイトカインやケモカインを誘導する．また，IL-4/IL-13はフィラグリン産生低下をもたらし，バリア機能をさらに低下させる[4]．IL-4/IL-13を産生するT細胞はTh2細胞と呼ばれ，アトピー性皮膚炎におけるこれらサイトカインの主要産生細胞と考えられている．近年では，好塩基球や，2型自然リンパ球と呼ばれる新しい細胞集団も，IL-4/IL-13の重要な産生細胞であると考えられている[5]．Th2細胞誘導にはTSLP刺激を受けたLangerhans細胞が重要な役割を果たす可能性があることが報告されている．Th2細胞や2型自然リンパ球の活性化（IL-4/IL-13産生）誘導では，ケラチノサイトから産生されたTSLPやIL-33，IL-25が重要視されている．Th2細胞はさらにIL-31を産生する．IL-31は末梢神経に直接的，あるいは間接的に作用し，瘙痒を誘導する重要なサイトカインである．近年はTh2型サイトカインだけでなく，IL-17の関与も指摘されている．

❸ 瘙痒

アトピー性皮膚炎のかゆみは，一般に抗ヒスタミン薬でのコントロールが困難なことが多く，アトピー性皮膚炎特有のかゆみメディエーターが想定されてきたが，その本態は十分には明らかとなっていない．しかし，近年は上記のIL-31が新たなかゆみメディエーターとして注目されている[6,7]．さらにIL-4，TSLPも，重要なかゆみメディエーターとしての機能が報告されている[3,8]．また，アトピー性皮膚炎患者ではかゆみ刺激に対し過敏となる神経学的異常が生じており，さらなる掻爬行動を誘発すると考えられている[2]．掻爬はバリア機能を障害し，またTSLPやIL-33産生誘導も引き起こし，バリア機能低下・免疫学的異常を増強させる．

以上の知見に基づいた病態形成のシェーマを図1に示す．

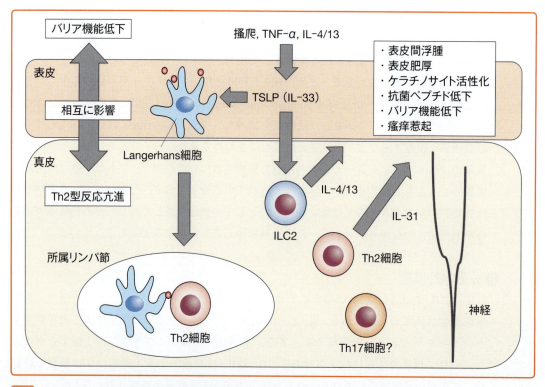

図1　アトピー性皮膚炎の免疫学的病態のシェーマ
病変部皮膚ではIL-4/IL-13産生細胞（Th2細胞，2型自然リンパ球（ILC2）など）が活性している．IL-4/IL-13刺激を受けたケラチノサイトは，サイトカイン・ケモカイン産生亢進，フィラグリン発現低下，抗菌ペプチド産生低下などの変化が生じる．TSLP，IL-4/IL-13，IL-31は神経に作用し，瘙痒を誘発する．

生物学的製剤

　前述のような病態理解を基盤に，現在は複数の生物学的製剤が開発されている．そのうちでもっとも開発の進んでいるデュピルマブ（dupilumab），ネモリズマブ（nemolizumab）について主に解説する．

❶ デュピルマブ（dupilumab）

　IL-4受容体（IL-4R）のαサブユニット対する完全ヒト型モノクローナル抗体（IgG4サブクラス）である．IL-4Rは，IL-4およびIL-13のシグナル伝達を担うため，デュピルマブはIL-4，IL-13両方のシグナルを阻害する（図2）．中等症から重症のアトピー性皮膚炎患者をターゲットしたデュピルマブの第Ⅲ相治験の最新の報告では，300 mgのデュピルマブを毎週，あるいは隔週投与とプラセボコントロールを16週間比較している[9]．実薬群では，いずれの投与プロトコールにおいても，38％程度の患者でIGAスコア0/1を達成（プラセボ群：10％），約50％の患者でEASI75を達成し（プラセボ群：15％），いずれの評価系においてもプラセボ群と比べ有意な差を認めた．ステロイド外用を併用した，54週間の長期における安全性や有効性評価においても，実薬群ではいずれもIGA0/1達成

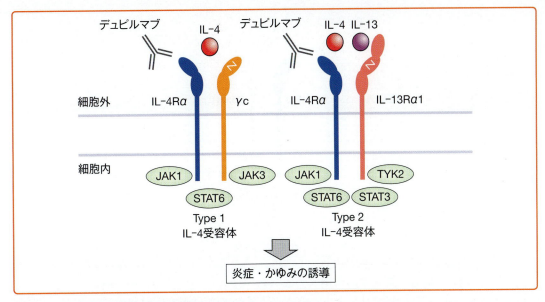

図2　デュピルマブの作用メカニズム
IL-4の受容体はtype1受容体とtype2受容体の2つが存在する．Type1受容体はIL-4Rαとgamma common chain（γc）のヘテロダイマーである．Type2受容体はIL-4RαとIL-13Rα1により構成される．Type1受容体がIL-4のシグナルのみを伝達するのに対し，type2受容体はIL-4，IL-13の両者のシグナルを伝達する．デュピルマブはIL-4Rαをターゲットとし，IL-4/IL-13のシグナル伝達を阻害する．

率，EASI75がプラセボ群に比べ有意に高かった．安全性についても，軽度の結膜炎が実薬群で有意に高かったものの，重篤な有害事象は生じなかった[10]．これらの結果を受け，デュピルマブは2017年3月28日に米国FDAで認可，わが国でも2018年1月に承認された．

❷ ネモリズマブ（nemolizumab）

IL-31 receptor Aに対するヒト化モノクローナル抗体（IgG2サブクラス）である（図3）．IL-31はアトピー性皮膚炎のかゆみの重要なメディエーターと考えられ，ネモリズマブのアトピー性皮膚炎のかゆみ抑制と症状改善効果について，現在第Ⅱ相治験が終了している[6]．同治験では，0.1 mg/kg，0.5 mg/kg，2 mg/kgのネモリズマブを4週おきに皮下投与し，12週間でのプラセボ群との間で瘙痒スコア（VAS），EASIの変化，罹患皮膚面積（BSA）について比較検討が行われた．ネモリズマブは，いずれの投与量においても，また容量依存的に，プラセボ群と比較してVASの有意な低下を誘導した（0.1 mg/kg投与群：－43.7％，0.5 mg/kg投与群：－59.8％，2 mg/kg投与群：－63.1％，プラセボ群：－20.9％）．EASI，BSAについても，0.5 mg/kg投与群，2 mg/kg投与群でプラセボ群に比べ高い改善率を示した．睡眠障害など，生活の質の低下も有意に改善された．長期投与における効果や安全性など，検証事項は多数残されているが，ネモリズマブはアトピー性皮膚炎における有効な治療の1つとなる可能性がある．

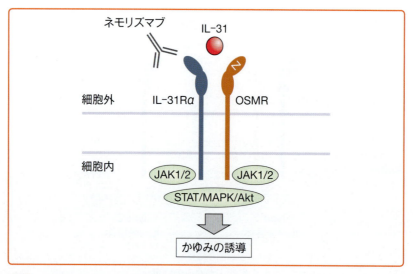

図3 ネモリズマブの作用メカニズム
IL-31の受容体はIL-31Rαとoncostatin M receptor(OSMR)のヘテロダイマーである．ネモリズマブはIL-31Rαをターゲットとし，IL-31のシグナル伝達を阻害する．

その他の生物学的製剤

❶ ウステキヌマブ

　ウステキヌマブはIL-12/23p40を阻害し，結果としてIL-17産生を抑制する作用をもつことから，乾癬治療に使用され良好な治療効果を発揮している．アトピー性皮膚炎患者の皮膚においても，IL-17産生細胞が存在すること，IL-17の発現が上昇していることなどから，アトピー性皮膚炎における効果が検証されている[11]．一部の患者では効果が期待されたが，全体的には明らかな有効性は認められなかった．しかし，ウステキヌマブ投与群ではTh2サイトカインの発現が抑制されており，IL-12/23p40がTh2型反応に関与している可能性がある．

❷ オマリズマブ

　IgEに対するモノクローナル抗体であり，原則的には喘息，皮膚科領域では慢性蕁麻疹に適応が認可されている．アトピー性皮膚炎において治験が行われてきたが，結果はさまざまであり，これまでのところ明らかな有効性は確認されていない．しかし，一部の患者においては有効性を示す可能性があり[12]，投与量や対象患者によって効果を発揮する可能性がある．

文　献

1) Brunner PM, et al：The immunology of atopic dermatitis and its reversibility with broad-spectrum and targeted therapies. J Allergy Clin Immunol **139**：S65-S76, 2017
2) Kabashima K：New concept of the pathogenesis of atopic dermatitis：interplay among the barrier, allergy, and pruritus as a trinity. J Dermatol Sci **70**：3-11, 2013
3) Wilson SR, et al：The epithelial cell-derived atopic dermatitis cytokine TSLP activates neurons to induce itch. Cell **155**：285-295, 2013
4) Werfel T, et al：Cellular and molecular immunologic mechanisms in patients with atopic dermatitis. J Allergy Clin Immunol **138**：336-349, 2016
5) Kim BS, et al：TSLP elicits IL-33-independent innate lymphoid cell responses to promote skin inflammation. Sci Transl Med **5**：170ra16, 2013
6) Ruzicka T, et al：Anti-Interleukin-31 Receptor A Antibody for Atopic Dermatitis. N Engl J Med **376**：826-835, 2017
7) Sonkoly E, et al：IL-31：a new link between T cells and pruritus in atopic skin inflammation. J Allergy Clin Immunol **117**：411-417, 2016
8) Oetjen LK, et al：Sensory Neurons Co-opt Classical Immune Signaling Pathways to Mediate Chronic Itch. Cell **171**：217-228, e13, 2017
9) Simpson EL, et al：Two Phase 3 Trials of Dupilumab versus Placebo in Atopic Dermatitis. N Engl J Med **375**：2335-2348, 2016
10) Blauvelt A, et al：Long-term management of moderate-to-severe atopic dermatitis with dupilumab and concomitant topical corticosteroids（LIBERTY AD CHRONOS）：a 1-year, randomised, double-blinded, placebo-controlled, phase 3 trial. Lancet **389**：2287-2303, 2017
11) Khattri S, et al：Efficacy and safety of ustekinumab treatment in adults with moderate-to-severe atopic dermatitis. Exp Dermatol **26**：28-35, 2017
12) Wang HH, et al：Efficacy of omalizumab in patients with atopic dermatitis：A systematic review and meta-analysis. J Allergy Clin Immunol **138**：1719-1722, e1, 2016

アトピー性皮膚炎

D. アトピー性皮膚炎の新規治療薬

> **ポイント**
> ▶ 皮膚バリアの破綻とTh2型免疫反応がリンクする．
> ▶ 皮膚バリアの回復，Th2型免疫反応の抑制，かゆみの抑制がアトピー性皮膚炎治療の標的である．
> ▶ PDE4，JAK，CRTH2，H4Rなどを標的とした小分子化合物が開発中である．

皮膚バリアの破綻によるTh2型免疫反応の惹起と遷延化

　アトピー性皮膚炎は，皮膚バリアの機能低下とTh2型免疫反応を主軸とする，免疫学的異常から形成される．さらに，従来の抗ヒスタミン薬に抵抗する執拗なかゆみは，過度の掻爬行動を誘発し，バリア機能のさらなる低下とTh2型免疫反応の遷延化を誘導する．これらの3要素が相互作用することで，アトピー性皮膚炎の病態が形成される[1,2]．

フィラグリンの減少と皮膚バリア機能の低下

　アトピー性皮膚炎では，フィラグリンの発現が低下し，角質層バリアに異常をきたす．フィラグリンは表皮細胞が産生する蛋白で，最終的にウロカニン酸などのアミノ酸に分解され，「天然保湿因子」となる．フィラグリンが減少すると皮膚が乾燥し，本来弱酸性の皮膚pHが上昇する．pHの上昇は，皮膚のセリンプロテアーゼを活性化し，表皮を構成するケラチノサイトからのthymic stormal lymphopoietin (TSLP) 分泌を増加させる．TSLPは，Th2細胞を誘導するサイトカインであると同時に，末梢神経に対して，かゆみメディエーターとして機能する[3]．

表1 治験中のアトピー性皮膚炎治療候補分子

分子名	標的	剤形	治験	ClinicalTrials.gov
Crisaborole	PDE4	外用薬	第Ⅲ相	NCT02118766
トファシチニブ	JAK1/3	外用薬	第Ⅱ相	NCT02001181
アプレミラスト	PDE4	内服薬	第Ⅱ相	NCT02087943
QAW039/Fevipiprant	CRTH2	内服薬	第Ⅱ相	NCT01785602
OC000459	CRTH2	内服薬	第Ⅱ相	NCT02002208
バリシチニブ	JAK1/2	内服薬	第Ⅱ相	NCT02576938
PF-04965842	JAK1/2	内服薬	第Ⅱ相	NCT02780167
ZPL389	H4R	内服薬	第Ⅱ相	NCT02424253

免疫学的異常と皮膚バリアの関係

　IL-4, IL-5, IL-13, IL-31などのTh2型サイトカインの異常増加が，アトピー性皮膚炎の免疫学的背景の主体である．IL-4, IL-13は，ケラチノサイトのフィラグリン産生を低下させる[4]．IL-4, IL-13を産生する細胞群には，Th2細胞，好塩基球，2型自然リンパ球（ILC2）が含まれる[5]．ケラチノサイトが産生するTSLPはLangerhans細胞に作用し，Th2細胞誘導能力を賦与する．また，刺激されたケラチノサイトが産生するTSLPやIL-33は，Th2細胞やILC2に働きかけ，IL-4, IL-13の産生を誘導する．Th2細胞が産生するIL-31は，末梢神経に直接的あるいは間接的に作用し，瘙痒を誘発する．

アトピー性皮膚炎の瘙痒

　アトピー性皮膚炎の「瘙痒（かゆみ）」は，もっとも辛い症状であり，日常生活の質を大きく損なう．かゆみに対する掻爬行動は，皮膚バリアをさらに低下させ，Th2型免疫反応を増強する．アトピー性皮膚炎のかゆみは，現行の抗ヒスタミン薬に抵抗性を示す．そのため，アトピー性皮膚炎に特有のかゆみメディエーターが想定されてきた．少なくともその1つはIL-31である[6,7]．さらに，アトピー性皮膚炎患者では，かゆみ刺激に過敏になる神経学的異常（アロネシス，alloknesis）を生じており，掻爬行動が過度になる[1]．

アトピー性皮膚炎の新規分子標的薬

　上記のような病態理解を基盤に，ホスホジエステラーゼ（PDE）4阻害薬，ヤヌスキナーゼ（JAK）阻害薬，ヒスタミンH_4受容体アンタゴニストなど，複数の分子標的薬が開発されている[2]（表1）．

❶ PDE4阻害薬

　PDE4阻害薬は，すでに乾癬の治療に用いられている．PDE4を阻害すると，細胞内cAMPレベルが上昇し，IFN-γ，TNF-α，IL-12，IL-17，IL-23などの炎症性サイトカインの産生が抑制される．Crisaboroleの外用剤を28日間使用した検討では，実薬群でIGAスコアが改善し，瘙痒が減弱した[8]．また，アプレミラストの内服第Ⅱ相治験が進行中である．

❷ JAK阻害薬

　IL-4/IL-13シグナルは，これらの受容体に会合するJAKを介して細胞内に伝えられる．トファシチニブ，JTE-052などのJAK1/JAK3阻害外用剤の第Ⅱ相治験が進行中である[9]．また，JAK1/JAK2阻害薬の内服薬の第Ⅱ相治験が進行中である[2]．

❸ Chemoattractant receptor-homologous molecule on Th2 cells（CRTH2）阻害薬

　CRTH2は，プロスタグランジンD2（PGD2）受容体の1つである．PGD2が，Th2細胞，ILC2，好酸球，好塩基球上のCRTH2に作用し，遊走活性やサイトカイン産生能が亢進する．したがって，CRTH2シグナルの阻害により，アトピー性皮膚炎の改善が期待される．Fevipiprantの第Ⅱ相治験が進行中である[1]．

❹ H4R

　ヒスタミンH_4受容体は，ケラチノサイトの増殖，Th2細胞からのIL-31を含むTh2型サイトカインの産生，神経細胞のかゆみ刺激に関与する．第Ⅱ相試験が進行中で，アトピー性皮膚炎患者の症状（EASIスコア，SCORADスコア）の改善が報告されている[4]．

❺ JTC801

　JTC801は，培養表皮細胞のフィラグリン発現を増強する化合物として同定された．アトピー性皮膚炎モデルNC/Ngaマウスに内服させると，皮膚のフィラグリン蛋白発現が亢進し，アトピー性皮膚炎様の症状が改善した[10]．薬理的機序は現在研究中である．

従来の治療との使い分け

　分子標的薬が必要な患者は，恐らく一部である．大多数のアトピー性皮膚炎患者は，適切な生活指導や外用指導で十分にコントロール可能である．実際，ステロイドの外用，ワセリンの外用，UVBの照射は，フィラグリン発現を誘導し，皮膚バリア機能を改善する[11]．したがって，まず現行の標準的治療を試みることが重要である．一方，既存治療に抵抗性の患者に対しては，分子標的薬が新たな光となる．医療費の問題や未知の副作用など，その使用には多くの課題が残されており，今後もさらなる検証と改良が必要である．

文　献

1) Kabashima K : New concept of the pathogenesis of atopic dermatitis : interplay among the barrier, allergy, and pruritus as a trinity. J Dermatol Sci **70** : 3-11, 2013
2) Brunner PM, et al : The immunology of atopic dermatitis and its reversibility with broad-spectrum and targeted therapies. J Allergy Clin Immunol **139** : S65-S76, 2017
3) Wilson SR, et al : The epithelial cell-derived atopic dermatitis cytokine TSLP activates neurons to induce itch. Cell **155** : 285-295, 2013
4) Werfel T, et al : Cellular and molecular immunologic mechanisms in patients with atopic dermatitis. J Allergy Clin Immunol **138** : 336-349, 2016
5) Kim BS, et al : TSLP elicits IL-33-independent innate lymphoid cell responses to promote skin inflammation. Sci Transl Med **5** : 170ra116, 2013
6) Sonkoly E, et al : IL-31: a new link between T cells and pruritus in atopic skin inflammation. J Allergy Clin Immunol **117** : 411-417, 2006
7) Ruzicka T, et al : Anti-Interleukin-31 Receptor A Antibody for Atopic Dermatitis. N Engl J Med **376** : 826-835, 2017
8) Paller AS, et al : Efficacy and safety of crisaborole ointment, a novel, nonsteroidal phosphodiesterase 4 (PDE4) inhibitor for the topical treatment of atopic dermatitis (AD) in children and adults. J Am Acad Dermatol **75** : 494-503, e496, 2016
9) Bissonnette R, et al : Topical tofacitinib for atopic dermatitis : a phase IIa randomized trial. Br J Dermatol **175** : 902-911, 2016
10) Otsuka A, et al : Possible new therapeutic strategy to regulate atopic dermatitis through upregulating filaggrin expression. J Allergy Clin Immunol **133** : 139-146, e1-10, 2014
11) Nomura T, et al : Advances in atopic dermatitis in 2015. J Allergy Clin Immunol **138** : 1548-155, 2016

3 乾　癬

A. 乾癬の免疫学的メカニズム

> **ポイント**
> - Th17細胞は乾癬病態の中心的T細胞であり，IL-17，IL-22を産生し，角化細胞に働いて増殖を促し，サイトカイン，ケモカイン，抗菌ペプチド，VEGFを産生させる．
> - 乾癬の免疫学的病態の主経路では，① 炎症性樹状細胞（TIP-DC）がIL-23を産生する，この際TIP-DCはTNF-αを産生しオートクライン機構で自己活性する，② IL-23によってTh17細胞の生存維持・増殖が促される，③ Th17細胞が角化細胞の増殖や炎症反応を高める．
> - 形質細胞様樹状細胞（pDC）はKöbner現象を誘導する刺激によりⅠ型インターフェロンを産生し，乾癬病変のトリガーとなる．
> - 治療中断によって，皮疹があった部位に乾癬が再発する現象は，resident memory T細胞が表皮あるいは真皮に持続的に存在するためと考えられている．

「炎症性角化症」の代表的疾患としての乾癬

　皮膚疾患において，歴史的に「炎症」と「角化」は異なる病態であり，一見して相容れない反応が同時に起こっていることが，乾癬の不思議とされてきた（表1）．乾癬の「炎症」にはリンパ球も好中球も含まれる．リンパ球の反応は真皮および表皮内T細胞浸潤である．好中球の反応は，組織学的にはMunro微少膿瘍の存在，臨床的には膿疱性乾癬の存在とかかわる．

　一方，「角化症」としての性格も際立っており，表皮角化細胞（ケラチノサイト）の増殖，turnover亢進がみられ，その結果，表皮の肥厚，表皮突起の延長，錯角化，過角化といった乾癬の組織学的特徴が発現する．

表1 「炎症性角化症」としての乾癬の反応

1.「炎症性」：リンパ球と好中球の反応	
1) リンパ球の反応	真皮および表皮内T細胞浸潤
2) 好中球の反応	Munro微少膿瘍 膿疱性乾癬
2.「角化症」	
表皮角化細胞の反応	turnover亢進（表皮肥厚，表皮突起の延長） 錯角化，過角化

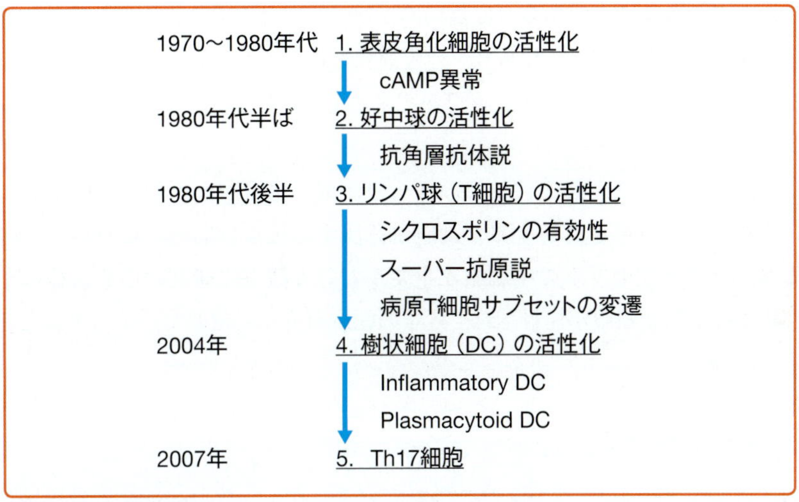

```
1970～1980年代   1. 表皮角化細胞の活性化
                    ↓ cAMP異常
1980年代半ば     2. 好中球の活性化
                    ↓ 抗角層抗体説
1980年代後半     3. リンパ球（T細胞）の活性化
                      シクロスポリンの有効性
                      スーパー抗原説
                      病原T細胞サブセットの変遷
2004年          4. 樹状細胞（DC）の活性化
                      Inflammatory DC
                      Plasmacytoid DC
2007年          5. Th17細胞
```

図1 乾癬病態の研究についての歴史的な流れ

乾癬の病態研究の初期変遷

❶ 表皮角化細胞と好中球

　乾癬病態の研究はその観点が著しく変化した（図1）．1970年代から1980年代初期における乾癬の病態に関する研究の中心は，「角化細胞の増殖性疾患」というものであった[1]．Cyclin AMPに着目した知見はこの時代に報告され，それが時を経て2017年のホスホジエステラーゼ-4（PDE4）阻害薬であるアプレミラストの上市に結実している[2]．

　一方では，Jablonskaらが提唱した抗角層抗体が患者血中に存在し[3]，これが角層に結合して補体を活性化し，好中球が浸潤し，Munro微少膿瘍が形成される，という好中球に注目した研究もなされていた．現在，好中球に関する研究は新しい観点から，また新たな展開を見せている．

❷ T細胞

　しかし，しだいに病態においてT細胞が注目されるようになり，1980年代にシクロスポリンの有効性が認知され，1989年にスーパー抗原（superantigen）の概念が確立して，一

気にT細胞が主役として踊り出た．本来，乾癬の真皮上層や表皮内にはリンパ球が浸潤していたのであるから，T細胞に注目するのは遅すぎたともいえよう．

スーパー抗原は，黄色ブドウ球菌，化膿連鎖球菌などの細菌が産生する毒素である．T細胞受容体（T-cell receptor：TCR）の抗原結合部位はVα，Jα，Vβ，Dβ，Jβの5つのコンポーネントからなり，抗原提示細胞上の差し出し手であるMHCによって提示された通常の抗原の認識は，この5つをすべて使う．しかし，スーパー抗原の認識はTCRのVβ部分のみがかかわるため，数％から10数％のT細胞が活性化されることになり，皮膚においても非常に多くのT細胞の反応が起こる[4]．乾癬には病巣感染が原因となっているという考えは古くからあり，扁桃摘出が行われたこともあった．化膿連鎖球菌の咽頭感染は滴状乾癬のトリガーと知られ，化膿連鎖球菌の産生するスーパー抗原によって活性化したT細胞が皮膚へのホーミング分子であるCLAを発現し，皮膚に浸潤することにより発症する．

この説の弱い点は，尋常性乾癬の多くの症例で感染がかかわるわけではないことである．現在まで，乾癬を誘導するT細胞が認識する抗原は明確ではない．この抗原が不明なまま，どのサブセットのT細胞が重要かという観点に研究の中心は移っていった．それと相まって樹状細胞が注目され，近年の乾癬研究へと流れていくことになる．

乾癬の皮疹を形成するT細胞の変遷

❶ Th1細胞とCD8⁺ T細胞

乾癬の病態形成に重要とみなされた最初のT細胞サブセットは，CD4⁺のTh1細胞であった（図2）．これは今でも通用する概念ではある．その後，表皮内に浸潤するT細胞はCD8陽性の細胞であるという報告が相次ぎ[5]，また化膿連鎖球菌由来のスーパー抗原に反応するT細胞はCD8陽性であるという知見が出され，CD8⁺ T細胞が注目された．

しかし，その後，またCD4が重要だとの寄り戻しが起こった．SCIDマウスへ乾癬患者の皮膚とCD4⁺ T細胞を移入すると，乾癬病変をつくることができたからである[6]．さらに，ここ数年はTh17細胞がもっとも重要なポピュレーションとして表舞台に登場している．依然として，乾癬がTh1病としての側面をもっていると考えられ，「乾癬はTh17細胞とTh1細胞の関与する疾患である」といえよう．

現在，CD8⁺ T細胞はレジデントメモリー細胞の解析を通じて，また注目を浴びている．

❷ Th17細胞の登場

Th17細胞の登場は乾癬に対する考え方を大きく進展させた[7]．Th1細胞が病態に重要としても，Th1サイトカインであるインターフェロン-γ（IFN-γ）自体には角化細胞を増殖させる能力はない．角化細胞を増殖に導くサイトカインは，IL-10ファミリーあるいはIL-20サブファミリーと称せられるサイトカインで，IL-19，IL-20，IL-22，IL-24，IL-26

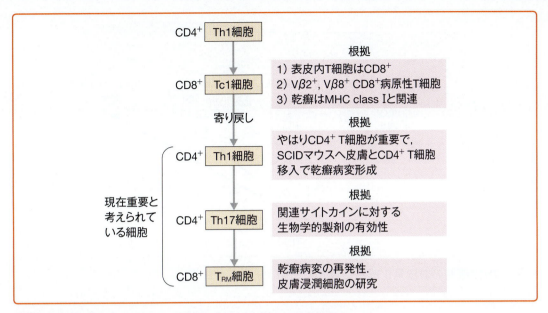

図2 乾癬病態にかかわるT細胞における考え方の変遷

がこれに当たる．この中でIL-22は特に重要である．角化細胞はこれらのサイトカインに対する受容体（IL-20R，IL-22R1など）を発現している．IL-22を産生するT細胞はTh17細胞であり，角化細胞増殖におけるTh17細胞の役割が明らかとなった．

本来，Th17細胞はIL-17を産生するT細胞として，関節リウマチ，多発性硬化症，炎症性腸疾患など，自己免疫疾患で注目された．"proinflammatory T cell"（前炎症性T細胞）というニックネームをもち，あるいは"from precursors to players in inflammation and infection"（炎症や感染で火付け役からエフェクター細胞まで演ずる）と表現される．

Th17細胞はヘルパーT細胞の1つのサブセットであり，IL-17A，IL-17F，IL-17A/F，IL-22を産生し，局所の炎症を起こす．ただ単にIL-17と記したときはIL-17Aを指す．IL-17自体のはたらきは，角化細胞のGM-CSFやIL-6の産生促進，ケモカインであるIL-8やCXCL10の産生促進，血管内皮細胞増殖因子（VEGF）の産生促進などがある（図3）．もっとも重要なものはIL-22と共同してStat3を活性化し，角化細胞を増殖に導くことである．IL-22は上皮系細胞に働いて，サイトカイン，ケモカイン，抗菌ペプチドを産生させる．IL-17とIL-22は共同作用があり，特に角化細胞からのIL-8産生促進は相乗的である．IL-8は好中球に対するケモカインであることを考えると，Munro微小膿瘍はTh17細胞の作用によると考えられる．

末梢血でのTh17細胞割合は，健常者が0.42±0.07％に対し，乾癬患者では1.30±0.20％とおよそ3倍である．乾癬病変部皮膚にはTh17細胞が約20％浸潤していることが，皮膚浸潤細胞を *ex vivo* で増殖させた結果から推察される[8]．

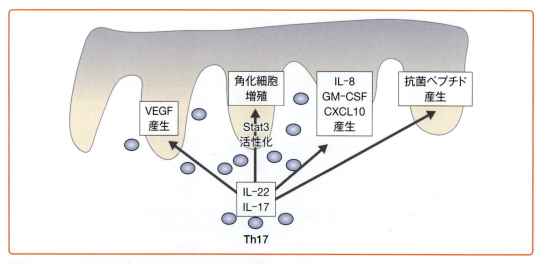

図3 Th17細胞の表皮角化細胞に対する作用

❸ その他のT細胞サブセット

しかし，IL-22のソースとしてTh22細胞やT22細胞も提唱されている[9]．IL-22はTh17細胞が産生するが，IL-17を産生しない他のT細胞サブセットもIL-22を産生する．$CD4^+$細胞の場合はTh22細胞と呼ぶべきであるが，実際には$CD8^+$細胞もIL-22を産生するという観察からT22細胞と呼ぶべきという考えもある．

その後，IL-17A産生細胞としては，Th17細胞以外に，γδT細胞（特にマウスで重要），Tc17細胞，innate lymphoid cell（ILC）3，B細胞，肥満細胞なども報告されている．好中球に関しては，抗IL-17A抗体の免疫染色で染色されるが，mRNAの発現がないことから産生ではなく，結合あるいは貯留していると思われる．

IL-23 — IL-17 axis

❶ Th17細胞かTh1細胞か

乾癬にとってTh1細胞とTh17細胞のどちらがより重要であろうか．Th1細胞の分化にはIL-12が必要である．一方，Th17細胞の生存維持・増殖にはIL-23が必要である．IL-12はp40とp35という2つのコンポーネントからできている．一方，IL-23はp40とp19からなる．つまり，IL-12とIL-23は共通なp40をもっている．抗IL-12/IL-23p40抗体は乾癬に非常に有効であるが，IL-12よりはむしろIL-23を阻害して効いていることが明らかとなった[10]．

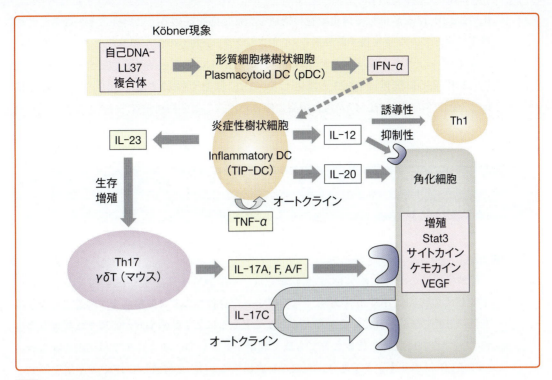

図4 乾癬の病態

❷ IL-23産生細胞

　IL-23産生細胞の可能性として，角化細胞，表皮の樹状細胞（dendritic cell：DC），真皮のDC，真皮のマクロファージなどが挙げられるが，重要なものとして真皮のDCであることが明らかにされた．DCにはmyeloid DCとplasmacytoid DCがある．前者はCD11c$^+$，後者はCD123$^+$CD4$^+$CD56$^+$である．IL-23産生性の真皮DCはmyeloid DCに属し，inflammatory DCまたはTNF-α and iNOS-producing DC（TIP-DC），さらにはDC2と呼ばれる．TIP-DCはTNF-αと誘導性一酸化窒素合成酵素を産生するDCという意味であり，TNF-αを用いてオートクライン機構で自己活性している．TNF-αのオートクライン機構は樹状細胞に特化したものではなく，T細胞，角化細胞，血管内皮細胞にも広く認められる．

　マウスにおいて，表皮樹状細胞であるLangerhans細胞にIL-23を産生する能力があることが見いだされており[11]，IL-23の産生細胞は広く存在する可能性がある．

乾癬病態の主経路

　以上から乾癬の免疫学的病態の主経路（図4）は，① inflammatory DC（TIP-DC）がIL-23を産生する，② IL-23によってTh17細胞を生存維持・増殖させる，③ Th17細胞が

IL-22とIL-17を産生して角化細胞の増殖や炎症反応を高める，ということになる．この機序に従って，なぜ生物学的製剤（バイオロジクス）が効くのかが理解できよう．抗TNF-α抗体（インフリキシマブ，アダリムマブ）は，TIP-DCの自己活性を抑制する．一方，抗IL-12/IL-23p40抗体はIL-23を阻害して，Th17細胞を抑制する．抗IL-17A抗体や抗IL-17受容体抗体は，IL-17が角化細胞に働きかけることを抑制する．

乾癬病態の副経路と形質細胞様樹状細胞（plasmacytoid DC：pDC）

❶ pDC

乾癬病態にかかわるもう1つの樹状細胞は，Ⅰ型IFNを産生するpDCである（図4）．Ⅰ型IFNの代表はIFN-αであり，ペグIFN-α全身投与により乾癬病変が増悪する現象は多数の患者で経験されている．またイミキモド塗布により乾癬病変が出現する現象もみられ[12]，マウスの乾癬モデルとしても広く利用されている．イミキモドはToll-like receptor 7（TLR-7）のリガンドであり，TLR-7を表出するpDCを刺激してIFN-α産生を促す．

抗TNF-α抗体や抗TNF-α受容体抗体の投与により改善すべき乾癬の皮疹が逆に悪化したり，あるいは関節リウマチの患者では乾癬が新たに出現したり，または掌蹠膿疱症などの膿疱性皮疹が出現したりすることを逆説的副作用と呼ぶ．この特異な副作用の機序として，TNF-αはpDCからのIFN-α産生を抑制するが，この抑制が抗体によって解かれることによりIFN-α産生が高まるためとされる．

以上の事実はpDCおよびそのサイトカインであるIFN-αが乾癬病変惹起することを示している．しかし一方では，抗IFN-α抗体の乾癬への治験は有効ではなく，治療薬として認可されていない．おそらくpDCは乾癬病変のトリガーとして働き，Köbner現象を誘導し，TNF-α阻害薬による逆説的副作用の発現にかかわるが，いったん完成してしまった慢性局面の存続にはかかわることはないのであろう．

❷ 抗菌ペプチド

表皮角化細胞は何らかの刺激により抗菌ペプチドであるカテリシジンLL37を産生する．LL37と自己DNAあるいはRNAの複合体は，pDCあるいはinflammatory myeloid DCを活性化させる[13]．Köbner現象にかかわるpDCやmyeloid DCの役割を示している．pDCを引き寄せるケモカインとしてはケメリンが有名であるが，表皮角化細胞の産生するVEGFもpDCに対するケモカインである[14]．VEGFはpDCの遊走を通じて乾癬病変を誘導し，病態のカスケードにおいて下流の物質が上流に働きかける悪循環を示す．

Resident memory T cell（T_RM）の登場

乾癬は生物学的製剤などで皮疹が完全といってよいほど改善しても，治療中断により通常再発する．また，その再発は皮疹があった部位にみられることが多い．この皮疹の記憶はどうして起こるのかという問いに対して，T_RM細胞が表皮あるいは真皮に持続的に存在するためとの考えがある．

T_RM細胞として表皮内$CD8^+CD103^+$ T細胞が想定されており，$CD4^+$ T細胞も別のT_RM細胞ポピュレーションとして存在するかもしれない[15]．これらの細胞群のCD103に加え，CD69，CCR6，IL-23R，CLAの発現性，CD49aの非発現性，IL-17，IL-22の産生性についての検討が待たれる．また，Th17細胞やpDCとのかかわりについても今後の問題である．生物学的製剤により乾癬の自然経過が変化する可能性があり，disease modification（疾患修飾）と呼ばれている．この疾患修飾にT_RM細胞の減少がどう関係しているか注目されよう．

文 献

1) Iizuka H, et al：Epidermal remodeling in psoriasis（II）：a quantitative analysis of the epidermal architecture. J Invest Dermatol **109**：806-810, 1997
2) Bianchi L, et al：Pharmacodynamic assessment of apremilast for the treatment of moderate-to-severe plaque psoriasis. Expert Opin Drug Metab Toxicol **12**：1121-1128, 2016
3) Dabski K, et al：In vitro effects of enzymes of polymorphonuclear leukocytes on the antigenicity of stratum corneum. Int Arch Allergy Appl Immunol **77**：287-291, 1985
4) Tokura Y, et al：Superantigenic staphylococcal exotoxins induce T-cell proliferation in the presence of Langerhans cells or class II-bearing keratinocytes and stimulate keratinocytes to produce T-cell-activating cytokines. J Invest Dermatol **102**：31-38, 1994
5) Austin LM, et al：The majority of epidermal T cells in Psoriasis vulgaris lesions can produce type 1 cytokines, interferon-gamma, interleukin-2, and tumor necrosis factor-alpha, defining TC1（cytotoxic T lymphocyte）and TH1 effector populations：a type 1 differentiation bias is also measured in circulating blood T cells in psoriatic patients. J Invest Dermatol **113**：752-759, 1999
6) Nickoloff BJ, et al：Injection of pre-psoriatic skin with CD4+ T cells induces psoriasis. Am J Pathol **155**：145-158, 1999
7) Tokura Y, et al：Psoriasis and other Th17-mediated skin diseases. J UOEH **32**：317-328, 2010
8) Fujiyama T, et al：Topical application of a vitamin D3 analogue and corticosteroid to psoriasis plaques decreases skin infiltration of TH17 cells and their ex vivo expansion. J Allergy Clin Immunol **138**：517-528, 2016
9) Nograles KE, et al：IL-22-producing "T22" T cells account for upregulated IL-22 in atopic dermatitis despite reduced IL-17-producing TH17 T cells. Allergy Clin Immunol **123**：1244-1252, 2009
10) Lee E, et al：Increased expression of interleukin 23 p19 and p40 in lesional skin of patients with psoriasis vulgaris. J Exp Med **199**：125-130, 2004

11) Yoshiki R, et al：IL-23 from Langerhans cells is required for the development of imiquimod-induced psoriasis-like dermatitis by induction of IL-17A-producing $\gamma\delta$ T cells. J Invest Dermatol **134**：1912-1921, 2014
12) Gilliet M, et al：Psoriasis triggered by toll-like receptor 7 agonist imiquimod in the presence of dermal plasmacytoid dendritic cell precursors. Arch Dermatol **140**：1490-1495, 2004
13) Ganguly D, et al：Self-RNA-antimicrobial peptide complexes activate human dendritic cells through TLR7 and TLR8. J Exp Med **206**：1983-1994, 2009
14) Suzuki T, et al：VEGF-A promotes IL-17A-producing $\gamma\delta$ T cell accumulation in mouse skin and serves as a chemotactic factor for plasmacytoid dendritic cells. J Dermatol Sci **74**：116-224, 2014
15) Cheuk S, et al：Epidermal Th22 and Tc17 cells form a localized disease memory in clinically healed psoriasis. J Immunol **192**：3111-3120, 2014

乾　癬

B．乾癬に対する生物学的製剤

ポイント
- ▶本邦における乾癬の生物学的製剤治療は 2010 年に開始となり，乾癬治療にパラダイム・シフトをもたらした．
- ▶2018 年現在で認可されている抗体製剤は 7 種類あり，抗 TNF-α 抗体（2 種類），IL-12 と IL-23 に対する抗体である抗 p40 抗体（1 種類），IL-23 に対する抗 p19 抗体（1 種類），抗 IL-17A 抗体（2 種類），抗 IL-17 受容体 A 抗体（1 種類）である．
- ▶抗体療法では抗薬物抗体の出現による効果減弱の可能性があるが，キメラ抗体ではその頻度が高く二次無効の要因となっている．
- ▶抗 TNF-α 抗体と抗 p40 抗体は，ともに炎症性腸疾患に適応を有するが，IL-17 を阻害する抗体は炎症性腸疾患を誘発または悪化させる．

乾癬に対する生物学的製剤治療の進歩

　乾癬の病因はいまだ不明であるが，その病態には種々の炎症性サイトカイン産生が重要であることが明らかにされてきた（前項参照）．数あるサイトカインの中でも tumor necrosis factor（TNF：腫瘍壊死因子）-α は，乾癬の病態形成の中心的な役割を果たしていることは明らかであり，TNF-α に対する抗体製剤（TNF 阻害薬）の登場によって乾癬治療にパラダイムシフトがもたらされた（図 1）．本邦では，2010 年に 2 剤の TNF 阻害薬，続いて 2011 年に IL-23 阻害薬が認可となり，2015 年の IL-17 阻害薬の登場に至った．これらの薬剤開発の歴史の裏では，臨床試験の初期段階で効果がみられず試験終了となった薬剤も存在する．新規薬剤は病態解明により開発が進むことが多いが，乾癬においては皮肉にも臨床開発試験におけるサイトカイン阻害効果の有無が，乾癬の病態解明に寄与するというパラドキシカルな側面ももっており，多くの免疫研究者の興味の対象となっている．

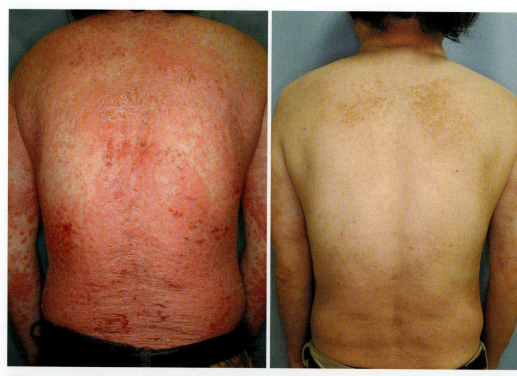

図1 TNF 阻害薬による乾癬の治療（前後臨床写真）
シクロスポリンに抵抗性であったが，生物学的製剤による6ヵ月の治療で皮疹はほぼ消褪した．

抗体製剤の作用機序

抗体製剤には以下の3つの作用機序が考えられている．

① 血清中，組織中に存在する遊離（可溶性）サイトカインに結合してその作用を阻害するいわゆる中和抗体としての作用．

② 細胞膜受容体に結合したサイトカインに結合して，受容体から解離させる．

③ サイトカイン産生細胞の細胞膜に存在する膜型サイトカインと結合して，補体依存性細胞傷害（complement-dependent cytotoxicity：CDC）や抗体依存性細胞傷害（antibody-dependent cellular cytotoxicity：ADCC）を介した細胞傷害により産生細胞の活性化を阻害する．

B細胞リンパ腫のCD20発現腫瘍に対する抗体であるリツキシマブや，皮膚T細胞リンパ腫が発現するCCR4に対する抗体（モガリズマブ）など，悪性腫瘍の表面抗原に対する抗腫瘍目的に使用される抗体製剤は，可溶性抗原に結合してしまうと濃度低下を起こし目的の腫瘍細胞への効果が減弱するため，上記の①の要素が少なく，かつ③の細胞傷害性の強いものが選択される．乾癬治療における抗体療法においては，TNF阻害薬では①〜③の作用が推測されるが，IL-17製剤ではIgGサブクラスとして，IgG1，IgG2より補体活性能の低いIgG4を使用するイキセキズマブが乾癬の強力な改善効果を示していることから

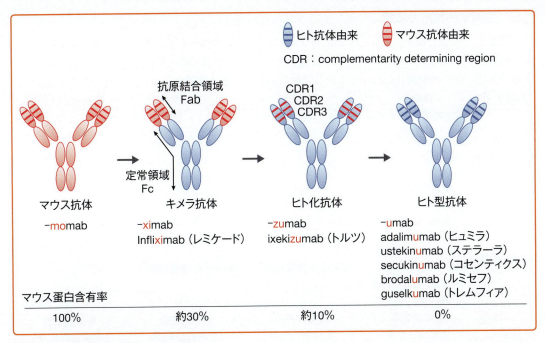

図2 マウス抗体のヒト化過程

も，③の要素は重要ではないものと考えられる．

乾癬に使われる生物学的製剤の種類

　生物学的製剤（biologics）とは生体がもつ活性分子を標的として作成されたものであり，多くは病態に関連するサイトカインなどに対する抗体製剤である．選択される標的分子は疾患特異性が高いほど効果的で，かつ生体全体への負の影響が少なくなるが，逆に適応疾患が限定されてしまうというジレンマを抱えることになる．乾癬治療薬に限らず，合成抗体にはその組成にマウス抗体由来が，どの程度，どのように組み込まれているかにより，マウス抗体，キメラ抗体（抗原結合領域のみマウス由来），ヒト化抗体（相補性決定領域のみマウス由来），ヒト型抗体（ヒト免疫グロブリントランスジェニックマウス由来のためすべてヒト蛋白）の4種類が存在する（図2）．その抗体がどのグループに属するかは，薬剤名の末尾にそれぞれ，momab，ximab，zumab，umabを使用しており，区別できる．現在のところ，乾癬で使用されている抗体製剤（表1）は後者3種類である．薬剤開発はTNF-α阻害薬から始まったが，よりネットワークの下流で乾癬の病態に特異的に作用するサイトカインであるIL-23/IL-17軸の阻害へと進化している．

❶ TNF阻害薬

　TNF-α阻害薬は，もともと関節リウマチ，炎症性腸疾患など，広範囲な適応疾患を有

表1 生物学的製剤の種類

一般名	インフリキシマブ	アダリムマブ	ウステキヌマブ	グセルクマブ
商品名	レミケード	ヒュミラ	ステラーラ	トレムフィア
クラス	キメラ抗体(IgG1)	ヒト型抗体(IgG1)	ヒト型抗体(IgG1)	ヒト型抗体(IgG1)
結合分子	TNF-α	TNF-α	IL-12/IL-23 p40	IL-23 p19
剤型	凍結乾燥,バイアル 100 mg	プレフィルドシリンジ,オートインジェクター 40 mg,80 mg	プレフィルドシリンジ 45 mg	プレフィルドシリンジ 100 mg
投与方法	点滴静注	皮下（自己注射可）	皮下	皮下
用法・用量	5 mg/kg を 0, 2, 6 週,以降 8 週ごと 10 mg/kg への増量可能 6 mg/kg では 4 週まで短縮可能	初回 80 mg,以降 40 mg を 2 週ごと 80 mg に増量可能	45 mg を 0, 4 週,以降 45 mg を 12 週ごと 90 mg に増量可能	100 mg を 0, 4 週,以降 100 mg を 8 週ごと
乾癬の適応症	尋常性乾癬 関節症性乾癬 乾癬性紅皮症 膿疱性乾癬	尋常性乾癬 関節症性乾癬 膿疱性乾癬	尋常性乾癬 関節症性乾癬	尋常性乾癬 関節症性乾癬 膿疱性乾癬 乾癬性紅皮症
薬価	80,246 円 / バイアル 1 回 24 万円(60 kg) 32 万円(80 kg)	62,384 円 / 40 mg シリンジ 121,236 円 / 80 mg シリンジ	437,038 円 / シリンジ	319,130 円 / シリンジ

一般名	セクキヌマブ	イキセキズマブ	ブロダルマブ
商品名	コセンティクス	トルツ	ルミセフ
クラス	ヒト型抗体(IgG1)	ヒト化抗体(IgG4)	ヒト型抗体(IgG2)
結合分子	IL-17A	IL-17A	IL-17受容体A
剤型	プレフィルドシリンジ オートインジェクター 150 mg	プレフィルドシリンジ オートインジェクター 80 mg	プレフィルドシリンジ 210 mg
投与方法	皮下（自己注射可）	皮下（自己注射可）	皮下投与（自己注射可）
用法・用量	300 mg を 0〜4 週(週1回),以降 300 mg を 4 週ごと 150 mg に減量可能	初回 160 mg,12 週まで隔週 80 mg 以後 4 週ごとに 80 mg	1 回 210 mg を,初回,1 週後,2 週後に皮下投与し,以降,2 週間の間隔で皮下投与
乾癬の適応症	尋常性乾癬 関節症性乾癬 膿疱性乾癬	尋常性乾癬 関節症性乾癬 膿疱性乾癬 乾癬性紅皮症	尋常性乾癬 関節症性乾癬 膿疱性乾癬 乾癬性紅皮症
薬価	73,123 円 / シリンジ	146,244 円 / シリンジ	73,158 円 / シリンジ

2018年現在の適応症,薬価基準による.
治療開始にあたっては薬剤添付文書を参照のこと.

し，承認から長い歴史があるが，これらの疾患を合併した乾癬患者において，TNF-α阻害薬が皮疹を劇的に改善させることが報告されたこと[1]などから臨床試験が開始され，本邦においてはインフリキシマブとアダリムマブの2種類の抗体製剤が認可されている．TNF-αは悪性腫瘍の抑制因子として働くだけではなく，結核をはじめとした感染防御において重要な役割も担っており，生体において非常に広範な免疫調節因子である．したがって，後続の生物学的製剤と比較すると，乾癬への疾患特異性は低い．

❷ IL-23阻害薬

　ウステキヌマブは2011年の国内販売開始から長らく乾癬に適応が限定されていたが，2017年からCrohn病にも適応が拡大された．IL-23はp19とp40の2つのサブユニットから構成されるヘテロダイマーである．ウステキヌマブはIL-23とIL-12に共通するコンポーネントであるp40に対する抗体であり，これら異なる2種類のサイトカインの作用を阻害する．IL-12はTh1細胞の分化に重要であり，IL-23はTh17細胞の維持に重要である．以前は乾癬や自己免疫疾患はTh1疾患であると考えられていたため，Th1関連疾患治療薬として開発が始まった．IL-23/IL-17軸の概念が確立しはじめ，この両者を1つの抗体で阻害することは治療に有利であると考えられていた．しかしながら，乾癬の病変部皮膚ではp19およびp40の発現が上昇しているものの，IL-12のもう一方のサブユニットであるp35の発現上昇がないことから，病変部皮膚ではIL-12よりもIL-23が重要であることが示された[2]．実際にIL-23を単独にブロックする抗p19抗体であるグセルクマブが2018年に国内認可になり，臨床試験では乾癬の皮疹や関節症状に対してウステキヌマブよりも優れた効果を有している[3]．抗体製剤の有効性は，抗原との結合能や血中濃度維持能，中和抗体誘導能など，さまざまな要因が関与し，標的分子の種類のみに規定されるわけではないが，これらの事実はウステキヌマブの実際の臨床効果はIL-23阻害によるものであることを示唆している．また臨床試験段階ではあるが他の抗p19抗体によるIL-23単独阻害薬の有効性も示されている[4]．これら抗p19抗体は，IL-12を介したTh1免疫系の抑制がないため治療リスク軽減の面でも有利である．

❸ IL-17阻害薬

　IL-17ファミリーサイトカインの中では，IL-17A，IL-17C，IL-17E（IL-25），IL-17Fが重要であるが，自己免疫疾患や乾癬の病態にもっとも関連するものはIL-17Aである．IL-17AはTh17細胞を主な産生細胞として35 kDaの2量体を形成する糖蛋白質であり，2つのIL-17Aサブユニットによりホモ2量体を形成するか，IL-17F（IL-17Aとアミノ酸配列において高い相同性をもつ）とヘテロ2量体（IL-17A/IL-17F）を形成している（図3）．自然免疫および獲得免疫の両方に関与し，細胞外病原体に対する免疫応答，特にカンジダ感染防御において重要なサイトカインである．

　IL-17阻害薬には3剤が存在する．3剤ともに2018年時点では乾癬以外の適応を有さない．関節症性乾癬にも適応がある．関節症性乾癬では滑液中で末梢血に比べてIL-17A産生細胞が有意に増加しており，滑膜でのIL-17Aの発現亢進[5]があるが，関節リウマチで

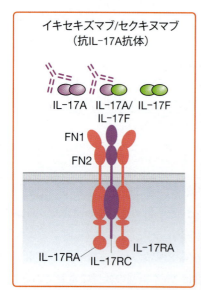
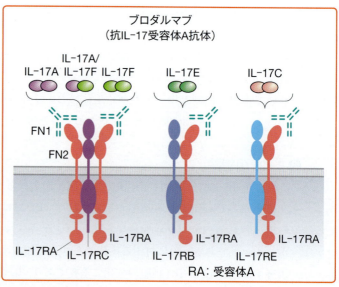

図3 IL-17のサブタイプと結合受容体・阻害薬

［文献8, 9をもとに筆者作成］

は滑液中のIL-17A産生細胞の増加はなく[6]，IL-17阻害薬は関節リウマチへの効果は期待できない．実際にセクキヌマブ，ブロダルマブで関節リウマチと対象とした臨床試験を行ったが，効果が弱く開発中止になった[7,8]．

　セクキヌマブとイキセキズマブはIL-17Aに対する抗体であり，中和抗体としての性質を有する（図3）．ブロダルマブはIL-17受容体A（IL-17RA）に対する抗体であり，ヒトIL-17RAの細胞外ドメインに特異的に結合し，IL-17ファミリーサイトカインのIL-17RAを介した生物活性を阻害する．IL-17RAは，線維芽細胞，ケラチノサイト，マクロファージなどの多くの細胞に発現しているⅠ型膜貫通受容体であり，各種IL-17ファミリーサイトカインが生物活性を示すうえで必要である．IL-17A，IL-17FおよびIL-17A/Fヘテロ2量体はIL-17RA/IL-17RC複合体，IL-17CはIL-17RA/IL-17RE複合体，IL-17EはIL-17RA/IL-17RB複合体をそれぞれ介して細胞内にシグナルを伝達する[9,10]．すなわち，ブロダルマブのIL-17RAへの結合は，IL-17Aのみならず，IL-17C，IL-17A/Fヘテロ2量体，IL-17F，IL-17Eの作用を競合的に阻害することになる．

治療薬の選択

　免疫学的に7剤のそれぞれの違いは前述した生物学的な作用部位やそれぞれの抗体特性であるが，実際に薬剤を選択するにあたっては，効果，投与経路，投与間隔，投与注射本数，自己注射の可否，薬価などが重要な要因となる．

　単純なPASI，BSA改善率などの臨床試験データでは，TNF阻害薬よりも遅れて出現し

てきたIL-23, IL-17阻害薬が有利である．一方でIL-17阻害薬は関節症性乾癬への適応を有するが，皮膚科学会ガイドラインでは関節症状への第一選択はTNF阻害薬が推奨されている．また膿疱性乾癬などの重症例において，即効性と高い効果を狙ってインフリキシマブが好んで使用されるなど，TNF阻害薬の用途はまだ多い．その他に，TNF阻害薬，IL-23阻害薬（ウステキヌマブ）はいずれも効果不十分例では増量が認可されており（**表1**），早期の増量によりIL-17阻害薬に匹敵するPASI改善率を示すデータも存在する．逆にIL-17阻害薬の3剤はいずれも効果不十分時の増量は認められておらず，そのような例では他の治療法の追加や薬剤変更が必要となる．実臨床での薬剤選択は試験データのみならず，患者のライフスタイルや高額療養費適用による費用負担など，多様で複雑な要素を総合的に判断して行うべきであり，患者への的確なアドバイスのためには十分な臨床的知識と経験が必要となる．

生物学的製剤治療における免疫学的問題点

❶ 一次無効と二次無効

　生物学的製剤治療では，治療開始当初から効果のみられない例（一時無効）と，治療開始から効果のみられていた症例で，しだいに治療効果が落ちてくる例（二次無効）が存在する．二次無効でもっとも問題となるのは以下に述べる抗薬物抗体の出現である．

❷ 抗薬物抗体

a）中和抗体と非中和抗体

　抗体療法においては投与された薬物に対する患者の防御反応としての抗体の出現が問題となる．抗薬物抗体には結合部位の違いにより中和抗体と非中和抗体が存在し，単純に抗薬物抗体を測定してもその意味合いは大きく異なる．中和抗体は可変領域の抗原特異性を付与する部分に対する抗体であり，抗体医薬品に結合して標的抗原への結合を妨げることにより治療効果を低下させる可能性がある．これとは対照的に非中和抗体は非抗原結合領域に対する抗体であり，抗体医薬品と標的抗原との結合に影響を及ぼさず，治療への悪影響は少ないものと考えられる．ただし，どちらの抗体も抗体医薬品と免疫複合体を形成するため，医薬品のクリアランスを増加させ，有効な薬物濃度が保てなくなる可能性がある．

　二次無効例では治療継続による抗薬物抗体の出現が大きな要因である．特にインフリキシマブではキメラ抗体に対する抗体（HACA）の出現が効果減弱の大きな要因となっている．治療開始当初からのメトトレキサート（MTX）の併用が中和抗体出現を抑制するといわれており，関節リウマチでは併用が推奨されているが，現在のところMTX自体の乾癬への適応が認可されていないため，併用には注意が必要である．MTX以外にHACAの出現を抑制する手段として，治療開始初期から十分量の血中薬物濃度を維持することが重要である．On-offを繰り返すよりも，常に体内に一定量が維持されたほうが，免疫機構

表2 生物学的製剤治療と関連する副作用

やや高頻度
注射部位反応（発赤，硬結）
インフリキシマブ点滴静注による反応として発熱，悪寒，嘔気，アナフィラキシー
抗核抗体および抗 DNA 抗体の出現

低頻度だが重篤，あるいは重篤となる可能性のあるもの
重度の感染症／敗血症（化膿性関節炎，プロテーゼの感染，急性膿瘍）
潜伏性結核の再活性化または新規感染した結核の増悪
日和見感染，特に真菌感染
悪性腫瘍（特にリンパ腫）の潜在的なリスク増加
薬剤誘発による全身性エリテマトーデス
うっ血性心不全の増悪
脱髄疾患（多発性硬化症，視神経炎，Guillain-Barré 症候群など）の発症または増悪
逆説的反応（TNF 製剤）

IL-17 製剤特有の副作用
カンジダ感染症
うつ（自殺企図）
炎症性腸疾患の増悪または新たな発症

により非自己とみなされて抗体産生に動く可能性を低くできるからである[11]．

　ヒト化抗体であり抗体成分にマウス蛋白を含むイキセズマブでは，治療効果に影響を及ぼす程度の高力価の抗薬物抗体の出現患者の頻度は 1.7％であり，これらの患者では治療開始から 4 週程度の早期で抗薬物抗体非出現群に比べて PASI 改善率の低下がみられている[12]．ちなみに，マウス蛋白を含まないヒト型抗体においても，抗薬物抗体の出現は確認されており，特にアダリムマブでは高頻度である．

生物学的製剤の副作用

　生物学的製剤に関連する副作用を表2にまとめた．生物学的製剤では，副作用として他の薬剤でよくみられる肝臓や腎臓などの臓器障害はほとんどみられず，人工的に複雑化させた免疫反応に起因するものがほとんどである．多くは病原体や悪性腫瘍に対する免疫抑制作用に起因するものであるが，逆説的反応と IL-17 製剤特有の副作用機序が免疫的に興味深いポイントである．

❶ 逆説的反応

　皮膚科領域の生物学的製剤治療では，Crohn 病患者に TNF 製剤を投与すると乾癬が発症したり，尋常性乾癬患者の TNF 製剤治療で膿疱性乾癬や関節症が発症したりする例が

あり，逆説的反応（paradoxical reaction）と呼ばれる．複雑なネットワークの中で一経路をブロックすることにより，他の経路の活性化が起こることが主な要因と考えられてきたが，抗TNF-α抗体がマクロファージのFCγRI/IIIにFC fragmentを介して結合することにより，IL-23の産生を促進しIL-23/IL-17軸の活性化につながることが示されており，必ずしも逆説的ではない可能性がある[13]．

❷ IL-17阻害薬特有の副作用

　IL-17の阻害は理論的に乾癬以外の免疫系への影響が他剤に比べて少ないと考えられ，実際に結核においては再燃や発症のリスクに影響がないという報告が多い．しかしながら，他剤にはない，あるいは低頻度なリスクとして，カンジダ感染，うつ（自殺企図），炎症性腸疾患の悪化や誘発が挙げられる（表2）．カンジダ感染については，IL-17が感染抑制の重要なサイトカインであることがわかっている．うつ症状はブロダルマブにおいて慎重投与に挙げられ，自殺（念慮・企図）が問題となる．誘発機序は不明であるが，IL-17が慢性心不全患者における大うつ病性障害の発症に抑制的に働いている可能性を示唆する報告もあり，興味深い[14]．ただし，臨床試験の総括的検索ではブロダルマブ治療と自殺（念慮・企図）の因果関係は否定的との調査結果もある[15]．

　炎症性腸疾患の誘発についての機序は解明されていない．もともと炎症性腸疾患粘膜組織ではIL-23とIL-17はともに発現増強があることから，炎症性腸疾患の標的抗原として有望視され，開発が進められていた．しかしながら，IL-23阻害薬がCrohn病の症状を改善し治療薬として認可される一方で，IL-17を阻害すると症状が増悪することが示された．また炎症性腸疾患の既往のない乾癬患者において，IL-17阻害薬の投与によりCrohn病や潰瘍性大腸炎が発症する例も報告されている[16]．マウス腸管炎症モデルの解析結果によると，IL-17は腸粘膜のバリア機能を司るタイトジャンクションの構築を亢進させる機能をもち，そのため抗IL-17抗体はバリア機能を減弱させ，炎症を増悪させる方向に誘導する[17]．IL-17の産生にはIL-23が必要であるが，腸管ではIL-23の影響を受けずにIL-17産生に働く未知のルートが存在する可能性がある．

 文　献

1) Oh CJ, et al：Treatment with anti-tumor necrosis factor alpha（TNF-alpha）monoclonal antibody dramatically decreases the clinical activity of psoriasis lesions. J Am Acad Dermatol **42**：829-830, 2000
2) Lee E, et al：Increased expression of interleukin 23 p19 and p40 in lesional skin of patients with psoriasis vulgaris. J Exp Med **199**：125-130, 2004
3) Chan TC, et al：Interleukin 23 in the skin：role in psoriasis pathogenesis and selective interleukin 23 blockade as treatment. Ther Adv Chronic Dis **9**：111-119, 2018
4) Krueger JG, et al：Anti-IL-23A mAb BI 655066 for treatment of moderate-to-severe psoriasis：Safety, efficacy, pharmacokinetics, and biomarker results of a single-rising-dose, randomized, double-blind, placebocontrolled trial. J Allergy Clin Immunol **136**：116-124, 2015

5) Nograles KE, et al：New insights into the pathogenesis and genetics of psoriatic arthritis. Nat Clin Pract Rheumatol **5**：83-91, 2009
6) Menon B, et al：Interleukin-17+CD8+ T cells are enriched in the joints of patients with psoriatic arthritisand correlate with disease activity and joint damage progression. Arthritis Rheumatol **66**：1272-1281, 2014
7) Genovese MC, et al：Efficacy and safety of secukinumab in patients with rheumatoid arthritis：a phase II, dose-finding, double-blind, randomised, placebo controlled study. Ann Rheum Dis **72**：863-869, 2013
8) Pavelka K, et al：A study to evaluate the safety, tolerability, and efficacy of brodalumab in subjects with rheumatoid arthritis and an inadequate response to methotrexate. J Rheumatol **42**：912-919, 2015
9) Gaffen SL：Structure and signalling in the IL-17 receptor family. Nat Rev Immunol **9**：556-567, 2009
10) Patel DD, et al：Effect of IL-17A blockade with secukinumab in autoimmune diseases. Ann Rheum Dis **72 Suppl 2**：ii116-123, 2013
11) Tracey D, et al：Tumor necrosis factor antagonist mechanisms of action：a comprehensive review. Pharmacol Ther **117**：244-279, 2008
12) Gordon KB, et al：Phase 3 Trials of Ixekizumab in Moderate-to-Severe Plaque Psoriasis. New Engl J Med **375**：345-356, 2016
13) Sartini A, et al：Letter：TNFα blockers and psoriasis：a 'reasonable paradox' - the role of TH-17 cells. Aliment Pharmacol Ther **39**：1244-1246, 2014
14) Xiong GL, et al：Inflammation Markers and Major Depressive Disorder in Patients With Chronic Heart Failure：Results From the Sertraline Against Depression and Heart Disease in Chronic Heart Failure Study. Psychosom Med **77**：808-815, 2015
15) Lebwohl MG, et al：Psychiatric adverse events during treatment with brodalumab：Analysis of psoriasis clinical trials. J Am Acad Dermatol **78**：81-89, 2018
16) Hohenberger M, et al：Interleukin-17 inhibition: role in psoriasis and inflammatory bowel disease. J Dermatolog Treat **29**：13-18, 2018
17) Maxwell JR, et al：Differential Roles for Interleukin-23 and Interleukin-17 in Intestinal Immunoregulation. Immunity **43**：739-750, 2015

乾　癬

C. 乾癬の新規治療薬

ポイント
- 乾癬領域の新規治療薬は生物学的製剤だけでなく，配合剤，PDE4阻害薬，顆粒球単球吸着除去療法などが挙げられ，治療の選択肢が大きく変化している．
- 外用薬では配合剤が乾癬の外用治療に変革をもたらし，それに伴いビタミンD_3製剤の有効性も証明されている．また，基剤の工夫も注目される．
- 内服薬では PDE4 阻害薬が注目され，光線療法との併用も評価され始めている．

外用薬

　外用薬の新規治療はビタミンD_3製剤とステロイド製剤との配合剤である．

　2014年9月からドボベット®軟膏(カルシポトリオール水和物/ベタメタゾンジプロピオン酸エステル配合剤：ドボネックス®軟膏/リンデロン DP®軟膏)が上市され，2016年6月からマーデュオックス®軟膏(マキサカルシトール/ベタメタゾン酪酸エステルプロピオン酸エステル配合製剤：オキサロール®軟膏/アンテベート®軟膏)が発売されている．ドボベット®軟膏は 15 g/本，マーデュオックス®は 10 g/本と規格が異なり，前者は顔面への使用は認められていないが，後者は患部に関して部位の制限はない(粘膜，創部は除く)．ステロイド製剤は酸性下でビタミンD_3製剤はアルカリ下で安定するため，混合しての使用に躊躇われるところがあった．それが配合剤の登場により，お互いに安定して存在することができるだけでなく，1 g の中にビタミンD_3製剤とステロイド外用薬とが薄まることなく同濃度で存在することができ，かつ1日1回の塗布で有効であるため，1＋1以上の効果が期待できるようになった．

　乾癬が慢性疾患であるがゆえに，治療が長期となり外用治療に伴うアドヒアランスの低下が問題となる[1]．配合剤の塗布回数がアドヒアランス改善につながると考えられ[2]，実際に第一選択で処方される頻度も増えている．配合剤の長期塗布による副作用の面や，配合剤単独で sequential therapy を行うのかあるいはビタミンD_3製剤に変更し病勢をコントロールしていくのか[3]，今後注目されるところである．

ビタミン D_3 製剤については近年さらに研究が進んでおり，表皮角化細胞の角化抑制作用だけでなく，直接的に Th17 細胞に働きかけることが報告されている[4]．

基剤の工夫も進んでいる．難治部位とされる頭部に対して short contact therapy を実現させるコムクロ®シャンプー（クロベタゾールプロピオン酸エステルシャンプー）が 2017 年 7 月に発売され，さらには 2018 年 6 月に頭部への塗布がしやすいとされるドボベットゲル®が上市された．

内服薬

内服薬としては 25 年ぶりとされる，2017 年 3 月に発売された PDE4 阻害薬であるアプレミラスト（オテズラ®）がある．催奇形性や肝障害のため患者への同意取得が必要なエトレチナート（チガソン®）や，高血圧症や長期使用による腎障害が懸念されるシクロスポリン（ネオーラル®）が乾癬の内服薬である一方で，アプレミラストはその安全性が注目される[5]．クリニックでも処方が可能な全身治療でもあり，有用である．

また，旭川医大 飯塚名誉教授の有名な乾癬治療のピラミッド計画も，2006 年版から 2017 年版と新しくなり[6]，アプレミラストがエトレチナートと同列に並べられた．光線療法との組み合わせの良さも考慮されてのことである．実際に，アプレミラストと光線療法との組み合わせを評価する報告がなされている[7,8]．

シクロスポリンにも動きがあり，2017 年 6 月に厚生労働省から妊娠中の女性でも内服可能とする方針を固めたという報道がなされた．添付文書が改訂される予定であり，若い女性での内服薬の選択肢の幅が広がる．

今後，関節リウマチ領域ですでに上市されている JAK 阻害薬またはその関連薬や，さらには海外では使用が可能なメトトレキサート（MTX）が注目される．抗 TNF-α 抗体製剤との組み合わせとして MTX の使用を必要とする場面があり，MTX の公知申請に向けた取り組みが行われている．

注射製剤

2010 年 1 月に承認された抗 TNF-α 抗体製剤をはじめとして，2018 年 6 月時点で 7 製剤の使用が可能であり，皮膚科領域のバイオ治療を先行，席巻している．2018 年 5 月には抗 IL-23p19 製剤であるグセルクマブ（トレムフィア®）が上市され，またさらなる抗 IL-23p19 製剤の承認予定や抗 IL-17A/F 抗体製剤の治験なども進んでおり，PASI clear が当然となる時代もそう遠くないのかもしれない．

ただし，すべての患者がそれを受容できるわけではなく，患者適応，高額とされる医療費，薬剤性肺障害や結核などの副作用，PASI clear 実現後も基本的には生物学的製剤を継続していくなどのハードルが存在している．さらには適応疾患が限られた薬剤が群雄割拠

の状況にあるため，薬剤選択が制限されてしまうケースがすでに見受けられる．薬剤の継続率や休薬に関しては，ウステキヌマブ（ステラーラ®）の5年の成績[9]や投与間隔の延長の可能性が示唆されるセキヌマブ（コセンティクス®）[10]や抗IL-17A抗体製剤を含めたdrug survivalの報告[11]などが挙げられる．ただ，1〜2年で大きく状況が変わってくるのが，この注射製剤の特徴でもあるだろう．

その他

2012年10月には膿疱性乾癬に対して保険適用された顆粒球単球吸着除去療法（granulocyte and monocyte adsorption apheresis：GMA）が，そして光線療法では従来の全身型に加えて局所部位に対する光線機器が，挙げられる．308 nm付近の紫外線を患部に当てるエキシマライト，311 nm付近のナローバンドのターゲット型であるTARNAB®などである．

文　献

1) Carroll CL, et al：Adherence to topical therapy decreases during the course of an 8 week psoriasis clinical trial. J Am Acad Dermatol **51**：212-216, 2004
2) Zaghloul SS, et al：Objective assessment of compliance with psoriasis treatment. Arch Dermatol **140**：408-414, 2004
3) 安田正人：ステロイドおよび活性型ビタミンD_3外用薬をどのように組み合わせるか．Derma. **240**：15-23，2016
4) Fujiyama T, et al：Topical application of a vitamin D3 analogue and corticosteroid to psoriasis plaques decreases skin infliltration of Th17 cells and their ex vivo expansion. J Allergy Clin Immunol **138**：517-528, 2016
5) Crowley J, et al：Lomg-term safety and tolerability of apremilast in patients with psoriasis：Pooled safety analysis for ≧ 156 weeks from 2 phase 3, randomized, controlled trials（ESTEEM 1 and 2）. J Am Acad Dermatol **77**：310-317, 2017
6) 飯塚　一：皮膚科診療における内服薬の進歩とその課題．Visual Dermatol **16**：850-851，2017
7) AbuHilal M, et al：Use of apremilast in combination with other therapies for treatment of chronic plaque psoriasis：A retrospective study. J Cutan Med Surg **20**：313-316, 2016
8) Bagel J, et al：Apremilast and narrowband ultraviolet-B combination therapy for treating moderate-to-severe plaque psoriasis. J Drugs Dermatol **16**：957-962, 2017
9) Kimball AB, et al：Long-term efficacy of ustekinumab in patients with moderate-to-severe psoriasis treated for up to 5 years in the PHOENIX 1 study. J Eur Acad Dermatol Venereol **27**：1535-1545, 2013
10) Blauvelt A, et al：Secukinumab re-initiation achieves regain of high response levels in patients who interrupt treatment for moderate to severe plaque psoriasis. Br J Dermatol **177**：879-881, 2017
11) Egeberg A, et al：Safety, efficacy, and drug survival of biologics and biosimilars for moderate-to-severe plaque psoriasis. Br J Dermatol **178**：509-519, 2018

4 蕁麻疹

A. アレルギー性蕁麻疹

ポイント
- 蕁麻疹におけるアレルギー性の頻度は低い．
- 診断には詳細な問診が最重要であり，スクリーニング目的の原因抗原検査は不必要である．
- 機序が特殊で遅発性の蕁麻疹を生じうる納豆，獣肉，アニサキスなどには注意が必要である．
- 薬剤性のアレルギー性蕁麻疹は，抗菌薬，麻酔薬，筋弛緩薬，解熱鎮痛薬などによる．

アレルギー性蕁麻疹とは

　蕁麻疹は特発性と刺激誘発型に大別される．刺激誘発型の中にアレルギー性，食物依存性運動誘発アナフィラキシー（food-dependent exercise-induced anaphylaxis：FDEIA），非アレルギー性，NSAIDs 不耐症，物理性，コリン性，接触蕁麻疹がある．蕁麻疹の病型別頻度をみると，アレルギー性の頻度はかなり低い．蕁麻疹，血管性浮腫の 260 人を対象とした調査では，外来物質に対するアレルギー性は 5.4％にすぎなかったと報告されている[1]．本稿ではアレルギー性のほか，外因物質が原因となり，時にアレルギー性との鑑別が問題となる FDEIA，非アレルギー性，NSAIDs 不耐症を中心に述べる．

外来抗原に対する I 型アレルギーによる蕁麻疹

❶ 総論

　I 型アレルギーによる蕁麻疹は，アレルゲンに対する特異的 IgE 抗体が直接関与する病態である．蕁麻疹，血管浮腫に加え，呼吸器症状や消化器症状を伴うことがあり，重症例

ではアナフィラキシーを呈する．通常，外界から取り込まれたアレルゲンは抗原提示細胞によりT細胞に提示され，T細胞を活性化する．アレルゲンとなりうるのは分子量が3,000以上のIgE抗体に認識されるエピトープを有する蛋白質，またはハプテンが結合した蛋白質である．活性化T細胞はB細胞を活性化し，IL-4依存性にIgE抗体産生を誘導することで感作が成立する．その後，侵入したアレルゲンが肥満細胞や好塩基球の表面に隣接して存在する特異的IgEを架橋し，高親和性IgE受容体を凝集させる．これにより脱顆粒が起こり，ヒスタミンやロイコトリエンが放出され，即時型のアレルギー反応が引き起こされる．

　原因となるアレルゲンの特定には血液検査(抗原特異的IgE抗体価測定，末梢血ヒスタミン遊離試験，好塩基球活性化試験など)のほか，より特異度が高いプリックテスト，経口負荷試験が用いられる．特に経口負荷試験はアナフィラキシーを惹起することがあり，安全な方法ではない．検査において重要なのは，詳細な病歴からⅠ型アレルギーが疑われる場合を除き，スクリーニング目的の原因抗原検査は行うべきでない点である．また，抗原特異的IgEが陽性であっても原因物質と確定できない点にも注意が必要である．たとえば，重症のアトピー性皮膚炎患者など非特異的IgE(総IgE)値が数千IU/mL以上となるような症例では多くの特異的IgEが陽性となるが，陽性となった物質が蕁麻疹の原因とはならないことが多い．したがって，このような場合には，原因物質の確定には詳細な問診と，プリックテストなどの他の検査結果を含めた総合的な判断が必要となる．以下，特徴的な機序，病態を呈するものを中心に，外来物質ごとに概説する．

❷ 食物アレルギーの疫学

　成人に比較し小児，特に乳児期から学童期では，急性蕁麻疹の中でも食物アレルギーの頻度が高い．年齢によって原因となる食物アレルゲンの頻度は異なる．乳児期では鶏卵，牛乳の頻度が高く，幼児期では魚卵，ピーナッツの頻度が上昇する．学童期では甲殻類，果物類の頻度が高まる．一方，成人では小麦，魚類，甲殻類，果物の順である[2]．通常は原因となる食物摂取後2時間以内に発症する．診断には特異的IgE検査が有用であるが，粗抗原よりもアレルゲンコンポーネントに対する特異的IgEのほうが精度が高い．

❸ 果物

　果物アレルギーは熱，消化酵素に強い抗原(クラス1食物アレルゲン)が腸管で吸収されることで生じる全身性の反応と，熱，消化酵素に弱い抗原(クラス2食物アレルゲン)が口腔粘膜から吸収されることで生じる口腔アレルギー症候群(oral allergy syndrome：OAS)に大別される．これらの特徴を表1に示す．OASでは原因食物摂取直後に口腔咽頭粘膜に浮腫，違和感が出現する．特に花粉の経気道感作後に交叉反応性のあるアレルゲンを含む食物の摂取で生じるOASを，花粉—食物アレルギー症候群(pollen-food allergy syndrome：PFAS)という．PFASでは原因アレルゲンとしてBet v 1(シラカンバ主要アレルゲン)やプロフィリンが代表的であり，多種類の果物のほか，野菜，ラテックス蛋白の交叉反応に注意する必要がある．OASの治療の基本は除去であるが，多くの食品は加熱処

表1 クラス1食物アレルギーとクラス2食物アレルギー

	クラス1	クラス2
感作経路	経腸管	経気道
発症年齢	乳幼児期	学童期以降
症状	全身	口腔内
原因食物	小麦，ピーナッツ，果物	果物，野菜
花粉との交差反応性	通常なし	あり
熱や酵素に対する安定性	安定	不安定
主な蛋白質スーパーファミリー	LTP（脂質輸送蛋白質） 2S アルブミン（種子貯蔵蛋白質）	PR-10（生体防御蛋白質） プロフィリン（細胞骨格蛋白質）
代表的なアレルゲンコンポーネント	Ara h 2（ピーナッツ）	Gly m 4（大豆）

理によって経口摂取が可能になる．

❹ ラテックス

　天然ゴムラテックス製手袋などの着用により経皮感作され発症する．約30〜50％でバナナ，栗，アボカド，キウイなどの果物と交叉反応性を有し，ラテックス—フルーツ症候群（Latex-fruit syndrome：LFS）と呼ばれる[3]．LFSの主要抗原はヘベイン（Hev b 6.02）であり，アナフィラキシーもまれではないが，特異的IgEが診断に有用である．周術期のアナフィラキシーでは後述の筋弛緩薬，抗菌薬とともに，医療者のラテックス手袋が原因である可能性を考えなくてはならない．

❺ 大豆

　大豆の主要アレルゲンは貯蔵蛋白質のGly m 8，Gly m 5，Gly m 6である．一方，防御蛋白質（PR-10）であるGly m 4は豆乳アレルギー患者の原因抗原である．Gly m 4はクラス2食物アレルゲンであるが，例外的に重篤な症状を起こしやすい．PFASの原因ともなり，シラカンバ花粉との交差性が問題となる[4]．

❻ 納豆

　納豆摂取後5〜14時間と遅発性に発症するIgE介在型のアレルギーである．遅発性となる理由は，アレルゲンが納豆菌により合成される高分子ポリマーであるポリγグルタミン酸（poly（γ-glutamic acid）：PGA）であり[5]，この分解，吸収に時間を要するためと考えられる．サーフィンやダイビングなどのマリンスポーツ愛好家に多く，機序としてクラゲPGAによる経皮感作が想定されている[6]．PGAに対する特異IgE検査は市販されておらず，診断確定には納豆によるプリックテストが有用である．大豆の特異的IgEは通常陰性であり，醬油，味噌，豆腐などの他の大豆製品の摂取は通常問題ない．

❼ ピーナッツ

主要な種子貯蔵蛋白質（2S アルブミン）である Ara h 2 に感作されている場合，重篤な症状を呈するリスクが高い[7]．Ara h 2 はクラス 1 食物アレルゲンであり，特異的 IgE はピーナッツアレルギーの診断に関してもっとも高い感受性と特異性を有する[8]．

❽ 獣肉アレルギーとマダニ刺症

繰り返すマダニ刺症により，マダニ消化管に発現する Galactose-α-1,3-galactose（α-gal）抗原に対する特異 IgE 抗体が産生されることがある．このような患者ではα-gal 抗原を含む牛肉，豚肉，羊肉，カレイの卵，さらには抗 EGFR 抗体薬であるセツキシマブに対する I 型アレルギー反応が引き起こされる[9〜11]．この反応は摂取したα-gal が消化酵素処理され露出することで生じるが，この処理に時間を要するため，摂取から 3 時間以上経過して発症する遅発性の反応となることが多い．なお，α-gal は血液型 B 型の決定抗原であるため，B，AB 型の患者は少ない．

❾ アニサキス

魚介類摂取後の蕁麻疹の原因としてアニサキスが重要である．タラ，マス，カツオ，サバ，ニシン，スルメイカなどへの寄生率が高い．一方，マグロは筋肉内寄生率がほとんどない．加熱冷凍処理にても原因抗原は不活化されないため，加工品にも注意が必要である．この点は加熱冷凍が有効である消化管アニサキス症と異なる．また，摂取から症状出現までの時間は 5 分〜7 時間と幅がある．アニサキス特異 IgE が陽性かつ摂取した魚介類の特異 IgE 陰性であれば可能性が高まる．

❿ ダニ

アトピー性皮膚炎や気管支喘息など，ダニに対して感作が成立している患者がダニの混入した小麦粉製品を経口摂取することで発症する I 型アレルギーがある．原因となる製品はお好み焼き粉が多く，たこ焼き粉，ホットケーキミックス，天ぷら粉による報告もある．これらを開封後，長期間常温保存することで，コナヒョウヒダニなどの室内チリダニやケナガコナダニなどの貯蔵庫ダニが製品内で繁殖する．小麦アレルギーとの鑑別が必要である．

⓫ ハチ

ハチ毒中のホスホリパーゼやヒアルロニダーゼなどの酵素が I 型アレルギーの抗原となる．スズメバチ類とアシナガバチ類の間，ミツバチ類とマルハナバチ類の間に交叉反応を示す．

蜂刺アレルギーの既往があり，職業上，ハチとの接触が避けられない場合には，エピネフリン自己注射液（エピペン®）の携帯が推奨される．

表2 Ⅰ型アレルギーの報告数の多い薬剤一覧

薬剤名　一般名（代表的な商品名）	報告数
セファクロル（ケフラール®）	64
ミノサイクリン（ミノマイシン®）	28
ロクロニウム（エスラックス®）	20
リゾチーム塩酸塩	20
エペリゾン（ミオナール®）	18
リドカイン（キシロカイン®）	13
ホルムアルデヒド	13
ゼラチン	12
セファゾリンナトリウム（セファメジンα®）	12
セファレキシン（ケフレックス®）	12
レボフロキサシン（クラビット®）	10
アセトアミノフェン	10
アスピリン	10
アスピリン・ダイアルミネート（バファリン®配合錠A）	10

［文献12をもとに筆者作成］

⓬ 薬剤

　薬疹情報第17版[12]から蕁麻疹，アナフィラキシー，Ⅰ型アレルギー，即時型アレルギー，膨疹，血管浮腫（接触蕁麻疹，注射部位に限局した反応は除く）の報告のある薬剤名と報告数を集計した（**表2**）．抗菌薬（セフェム系，MINO，LVFX），麻酔薬，筋弛緩薬，解熱鎮痛薬での報告が多い．報告数の多い薬剤の投与後に蕁麻疹を発症した場合は，これら薬剤によるアレルギー性の可能性を考える．一方，バンコマイシンなどは薬剤が直接，肥満細胞を刺激し脱顆粒を促進させるため，非アレルギー性の機序が考えられている．原因薬剤確定のための検査には水溶液によるプリックテスト，内服誘発テストがある．プリックテストでは薬剤を粉砕し，水溶性であれば蒸留水に，不溶性のものはワセリンに溶かす．内服誘発テストは，うがいから開始し，初回内服は0.1％程度から慎重に行う．

外来抗原が原因となるⅠ型アレルギー以外の機序による蕁麻疹

❶ 造影剤

　造影剤の初回投与でのアナフィラキシー関連症状の発症率は，CT造影剤が70.3％，MRI造影剤が82.6％と高く[13]，主にIgEが関与しない機序が想定される．造影剤によって補体系が直接活性化され，肥満細胞や好塩基球の細胞膜に働き，ヒスタミンが遊離すると考えられている．したがって，臨床医は造影剤の初回投与時から即時型アレルギー様反応が生じる可能性を念頭に置く必要がある．

❷ 食物依存性運動誘発アナフィラキシー（FDEIA）

　食物を摂取したのみでは症状がみられないが，食物の摂取に運動やNSAIDs内服などの二次的要因が加わることで生じる即時型食物アレルギーの特殊型である[14]．学童期以降に発症することが多い．原因食物は小麦が約60％と最多であり，以下，甲殻類や果実が多い．小麦によるFDEIAの多くはω-5グリアジンまたは高分子量グルテニンが原因抗原であり，ω-5グリアジンの特異的IgE検査が診断に有用である[15]．なお，加水分解小麦（グルパール®19S）含有セッケンによる経皮感作による小麦アレルギーが社会問題となった．このタイプでは眼瞼浮腫が主症状である．

❸ 非アレルギー性

　外来物質が原因であるが，非アレルギー性の機序による蕁麻疹が存在する．食物中に自然に含まれていたり，保存期間中に産生されたりする化学物質の中で，Ⅰ型アレルギー様症状を起こす物質を仮性アレルゲンという．仮性アレルゲンは，サバ，サンマ，カツオ，イワシ，マグロ，豚肉，タケノコなどに含まれるヒスタミンまたはヒスタミン様物質が有名である．これら食物の鮮度が落ちるとヒスタミン産生菌によって産生されたヒスタミンが蓄積し，摂取時にⅠ型アレルギー様症状を引き起こす．ヒスタミンは熱に強く安定しているため，加熱品や乾燥品にも注意を要する．次のNSAIDs不耐症も非アレルギー性機序による．

❹ NSAIDs不耐症

　NSAIDs不耐症はNSAIDsのほか，サリチル酸含有食物や香辛料，食品添加物が原因物質となり，アラキドン酸代謝産物の不均衡が生じ発症する不耐症である．Ⅰ型アレルギーと異なり容量依存性に生じ，初回摂取時にも誘発される．蕁麻疹や血管浮腫が主症状である皮膚型と，喘息や鼻炎を主症状とする気道型に大別される．構造の類似しない複数のNSAIDsによるアナフィラキシー反応の誘発歴があれば診断できる．症状を誘発するNSAIDsが1種類の場合はNSAIDsによるⅠ型アレルギーとの鑑別を要する．また，NSAIDsは慢性蕁麻疹やFDEIAの増悪因子としても有名であり，時にNSAIDs不耐症との鑑別が困難となる．NSAIDs不耐症では皮膚テストは陰性であり，診断には内服負荷試験が有用であるが，その適応については十分な検討を要する．

文　献

1) 田中稔彦ほか：広島大学皮膚科外来での蕁麻疹の病型別患者数．アレルギー **55**：134-139，2006
2) 今井孝成ほか：消費者庁「食物アレルギーに関連する食品表示に関する調査研究事業」平成23年 即時型食物アレルギー全国モニタリング調査結果報告．アレルギー **65**：942-946，2016
3) Wagner S, et al：The latex-fruit syndrome. Biochem Soc Trans **30**：935-940, 2002
4) Fukutomi Y, et al：Clinical relevance of IgE to recombinant Gly m 4 in the diagnosis of adult soybean allergy. J Allergy Clin Immunol **129**：860-863, 2012
5) Inomata N, et al：Late-onset anaphylaxis due to poly(γ-glutamic acid) in the soup of commercial cold Chinese noodles in a patient with allergy to fermented soybeans (natto). Allergol Int **60**：393-396, 2011
6) Inomata N, et al：Anaphylaxis caused by ingesting jellyfish in a subject with fermented soybean allergy：possibility of epicutaneous sensitization to poly-gamma-glutamic acid by jellyfish stings. J Dermatol **41**：752-753, 2014
7) Nicolaou N, et al：Allergy or tolerance in children sensitized to peanut：prevalence and differentiation using component-resolved diagnostics. J Allergy Clin Immunol **125**：191-197, 2010
8) Lieberman JA, et al：The utility of peanut components in the diagnosis of IgE-mediated peanut allergy among distinct populations. J Allergy Clin Immunol Pract **1**：75-82, 2013
9) Chung CH, et al：Cetuximab induced anaphylaxis and IgE specific for galactose-alpha-1,3-galactose. N Engl J Med **358**：1109-1117, 2008
10) Commins SP, et al：Delayed anaphylaxis, angioedema, or urticaria after consumption of red meat in patients with IgE antibodies specific for galactose-alpha-1,3-galactose. J Allergy Clin Immunol **123**：426-433, 2009
11) Commins SP, et al：The relevance of tick bites to the production of IgE antibodies to the mammalian oligosaccharide galactose-α-1,3-galactose. J Allergy Clin Immunol **127**：1286-1293, 2011
12) 福田英三ほか（編）：薬疹情報，第17版，FDC福田皮ふ科クリニック「薬疹情報」事務局，志免町（福岡県），p1-502，2017
13) 中野敏明ほか：造影剤アレルギー．Derma. **229**：131-140，2015
14) Morita E, et al：Food-dependent exercise-induced anaphylaxis. J Dermatol Sci **47**：109-117, 2007
15) Matsuo H, et al：Specific IgE determination to epitope peptides of omega-5 gliadin and high molecular weight glutenin subunit is a useful tool for diagnosis of wheat-dependent exercise-induced anaphylaxis. J Immunol **175**：8116-8122, 2005

蕁麻疹

B. コリン性蕁麻疹

ポイント

- アセチルコリン(Ach)が介在するコリン性蕁麻疹は大きく2つのタイプに分けることができ，① Ach 直接誘導性減汗型，② Ach 間接誘導性汗アレルギー型がある．
- Ach 直接誘導性減汗型は Ach 受容体の発現がエクリン腺上皮細胞で低下しており，そのために発汗低下（減汗）になる．Ach 受容体にトラップされずに行き場を失った Ach が汗腺周囲の肥満細胞に直接働き，脱顆粒を導く．汗アレルギーはほとんどの症例でない．
- Ach 間接誘導性汗アレルギー型はなんらかの原因により（汗管閉塞説あり）汗が真皮内汗管から漏れ出し，汗内アレルゲンによって肥満細胞の脱顆粒を導く．汗アレルギーは多くの症例である．

コリン性蕁麻疹とは

　コリン性蕁麻疹(cholinergic urticaria)は通常の蕁麻疹と異なり，個疹が点状の膨疹である（図1）．運動，入浴，精神的緊張など，発汗を促す刺激で出現する．10〜20歳代の若者に多い．皮疹はエクリン汗腺開口部に生じることが多いが，毛孔一致性に生じる例もある．症状出現時にピリピリとした痛みを訴えることも自覚され，はなはだしい場合は第一の訴えとなる．膨疹は通常は30分〜1時間で消褪する．めまい，頭痛，嘔気，下痢，腹痛などを伴うことがあり，まれに血圧低下，呼吸困難をきたし，ショック状態に陥る重症例が報告されている．数年で自然治癒することも多いが，各種治療に抵抗する難治例も少なくない．アセチルコリン(Ach)を皮内に投与すると，発汗とともに同様の膨疹が生じるため（図2），Ach を介する蕁麻疹と考えられている．診断は「発汗を促す刺激で生じる痛みを伴う点状膨疹」ということから比較的容易である．

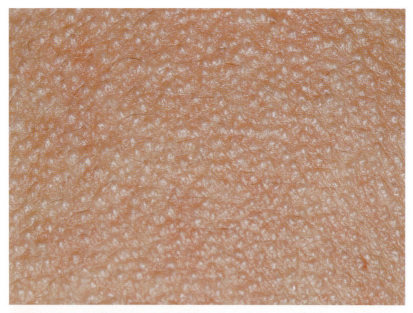

図1 コリン性蕁麻疹の点状膨疹

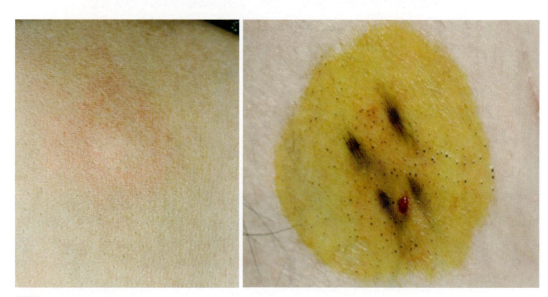

図2 Ach 皮内反応
5％塩化アセチルコリン（オビソート 5,000 倍希釈）を 0.1 mL 皮内投与．
左）膨疹出現．右）ヨード澱粉反応によって確認された点状発汗．

発汗低下を伴うコリン性蕁麻疹の存在

❶ 減汗性コリン性蕁麻疹と特発性後天性全身性無汗症

　コリン性蕁麻疹は発汗低下を伴うことが知られており，減汗性コリン性蕁麻疹と呼ばれ

ている[1]．発汗低下は「汗が出ない」という症状以外に，「熱がこもる（うつ熱）」，「発熱する」という訴えで気づくこともある．さらに「代償性発汗」が特に顔や額に起こり，全身的な発汗低下に気づかず，ある部位の多汗としてのみ自覚されることもある．「多汗の陰に無汗あり」といわれる所以である．

一方，神経内科領域では原因不明の後天性無汗症を特発性後天性全身性無汗症（acquired idiopathic generalized anhidrosis：AIGA）と呼んでおり，2015年に難治性疾患として認定された．特発性純粋発汗機能異常症（idiopathic pure sudomotor failure：IPSF）はAIGAのうち，ある特徴をもつ群に対して中里ら[2]が提唱した概念である．事実上，AIGAの大半がIPSFであるため，両者の用語の用い方は厳格に意識されることは少ない．AIGA（あるいはより狭い疾患概念ではIPSF）の一部にコリン性蕁麻疹や疼痛を伴うものが存在し，その有無と程度は症例によって異なる．減汗性コリン性蕁麻疹もAIGAも，若年男性に多く，急性発症し，減汗・疼痛・コリン性蕁麻疹を伴い，精神性発汗は保たれ，治療には副腎皮質ステロイドが有効であるという共通点を有する．したがって，両疾患は同じスペクトラム上にあると考えられている．

❷ 減汗の程度と部位

減汗性コリン性蕁麻疹の発汗低下状態は，個々の患者で程度に差がある．また同一症例内でも部位によって差があり，全身皮膚が均一に発汗低下を示すことはない．一般に減汗（または乏汗）は，無汗（汗がまったく出ない状態：anhidrosis）と低汗（汗が不完全には出る状態：hypohidrosis）とに分けられる[1]．もちろん無汗，低汗，正常発汗を明確に分けることはできず，連続した状態である．しかし，発汗状態とコリン性蕁麻疹の発現は密接にかかわっており，無汗と低汗を区別することは重要である．コリン性蕁麻疹は低汗部位あるいは回復により無汗から低汗になった領域に発生する．

発汗状態は部位にも依存する（図3）．一般に四肢は発汗低下起こりやすく，無汗であることが多く，回復に従って低汗となる．体幹は四肢より発汗があり，低汗であることが多く，重症例では無汗となる．しかし，体幹は低汗と無汗の範囲がまだらに存在することもしばしばであり，腋窩は正常発汗に近い．手掌・足底は発汗が保たれることが多いが，少数例では減汗となる．顔面は額や鼻周囲など正常発汗を示す場合があり，代償性発汗のため，むしろ多汗となる．

❸ Ach受容体発現低下とアセチルコリンエステラーゼ産生低下

Ach受容体はムスカリン受容体（muscarinic cholinergic receptor）とニコチン受容体（nicotinic cholinergic receptor）の2つに大別され，発汗にかかわる受容体は前者である．ムスカリン受容体の中で，汗腺上皮において発汗にもっとも重要な役割を果たすのはAch M3受容体M3（AchM3R）である．減汗性コリン性蕁麻疹患者の無汗部位と低汗部位の汗腺上皮細胞において，AchM3Rの発現は無汗部位ではほとんどみられず，低汗部位では低発現である（図4）[3,4]．AchM3Rの発現低下によって，Achによる発汗刺激が十分に伝達されず，発汗が低下する．さらに減汗部位ではコリンエステラーゼ産生も低下し，Ach

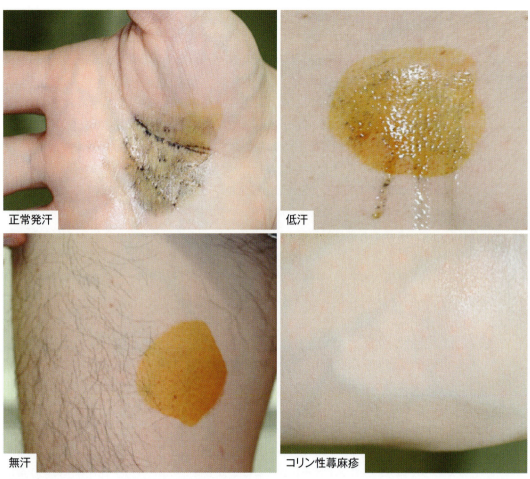

図3 減汗性コリン性蕁麻疹患者の温熱発汗テスト（ミノール法）
左上）首相の正常発汗．右上）体幹の低汗部位．左下）下肢の無汗部位．右下）前腕にみられたコリン性蕁麻疹．

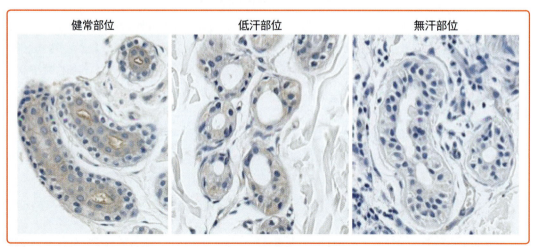

図4 エクリン腺上皮細胞上皮細胞でのAchM3Rの発現
健常部位に比べ，低汗部位では発現が低下し，無汗部位では発現がほとんどなく，リンパ球浸潤を伴う．

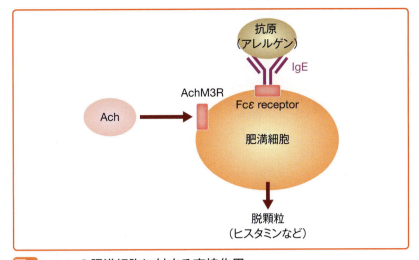

図5 Achの肥満細胞に対する直接作用
Achは肥満細胞に直接働き，脱顆粒を誘導しヒスタミンを放出させる．

は分解されずに存続する[4]．Achは直接，肥満細胞に働き，ヒスタミン分泌を刺激し膨疹を誘発する[5]（図5）．汗腺上皮と同様に，肥満細胞でもAchM3Rの発現は無汗部位では著しく低下し，低汗部位ではある程度発現する[3]．そのため，肥満細胞は無汗部位ではAchに反応しないが，低汗部位では反応可能と考えられる．Ach皮内投与誘発試験では，蕁麻疹は無汗部位では誘発されず，低汗部位で誘発される．

病理組織学的にリンパ球は無汗部位の汗管・汗腺周囲に浸潤し，低汗部位では弱く浸潤する．$CD4^+$ T細胞と$CD8^+$ T細胞が混在する．AchM3Rの低発現と減汗はリンパ球浸潤とかかわっていると考えられる[5]．

汗アレルギーをもつコリン性蕁麻疹の存在

❶ 汗アレルギーによるコリン性蕁麻疹の2つの要件

汗アレルギー（汗過敏）は，コリン性蕁麻疹のメカニズムに関して一番有名な考え方である．コリン性蕁麻疹患者は汗に過敏であって，汗が真皮内において汗管から漏出したとき，膨疹が生じるという考えである．この説が成り立つためには，汗内アレルゲンの存在と真皮への汗漏出という2つの要件が必要になる．

❷ 汗アレルギーの試験と惹起物質

汗アレルギーが論じられる疾患には，コリン性蕁麻疹以外にアトピー性皮膚炎がある[6,7]．一般に汗アレルギーは，自己汗の皮内反応が陽性であることによって証明される．自己汗の皮内反応は運動などにより発汗した汗を採取し，濾過滅菌後希釈し，それを皮内

表1 コリン性蕁麻疹の二大タイプ

タイプの名称	機序	汗アレルギー	減汗	その他
Ach 直接誘導性減汗型 Ach-directly induced, depressed sweating type	肥満細胞に直接働く	(−) 大多数	(+)	- ACHRM3発現低下 - 毛包一致型との異同？
Ach 間接誘導性汗アレルギー型 Ach-indirectly induced, sweat allergic type	発汗を介する	(+) 半数以上	(−)	- 汗真皮漏出 - 汗管閉塞？

注射して行う．アトピー性皮膚炎患者での陽性率は，95.6％，84.8％，54.2％などと報告されている．ただし，54.2％の報告は自己汗を生理食塩水で100倍に希釈したものを用いており，希釈度は高い．健常者では通常陽性反応はみられないが，原液を用いた場合には陽性を呈することがある．アトピー性皮膚炎の54.2％に対し，コリン性蕁麻疹では64.7％との報告もあり，同報告では好塩基球からのヒスタミン遊離試験でもコリン性蕁麻疹で58.8％が陽性であった[7]．

汗の中には蕁麻疹惹起物質（アレルゲンなど）が含まれている．アトピー性皮膚炎における汗アレルギーのアレルゲンの候補として同定されたマラセチア（*Malassezia globosa*）の菌体成分 MGL_1304 は，コリン性蕁麻疹の汗アレルギーの原因でもあり，その特異的 IgE が高値になる[6,7]．

❸ 真皮への汗漏出

真皮内に汗が漏出するためには汗管閉塞や破壊などの変化が必要となり[8,9]，「汗管閉塞説」と呼ばれる．コリン性蕁麻疹の皮膚生検において，汗管周囲にリンパ球浸潤を認め，汗管が閉塞していることが観察されている．リンパ球浸潤がすぐさま閉塞につながるわけではなく，また閉塞というよりも汗管壁の損傷による汗のリーク程度のものかもしれない．一方では炎症がなくても閉塞が起こる可能性もある．さらに言えば，汗管閉塞は発汗低下による結果かもしれない．

コリン性蕁麻疹の2大分別

コリン性蕁麻疹は，Achによる肥満細胞刺激の観点から，基本的に2大分別することができる[10]（表1）．Ach直接誘導性減汗型（Ach-directly induced, depressed sweating type）とAch間接誘導性汗アレルギー型（Ach-indirectly induced, sweat allergic type）である（図6）．

❶ Ach 直接誘導性減汗型

Achが肥満細胞に直接働いて膨疹を形成するが，その背景にはエクリン腺上皮細胞の

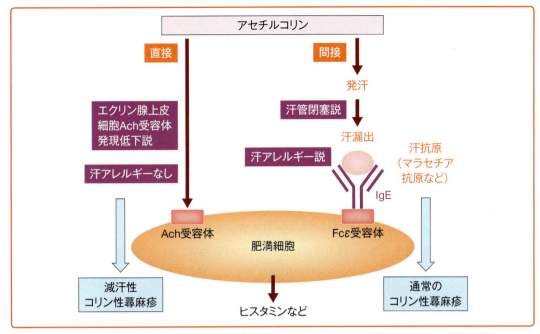

図6　コリン性蕁麻疹の機序：Ach の直接関与と間接関与

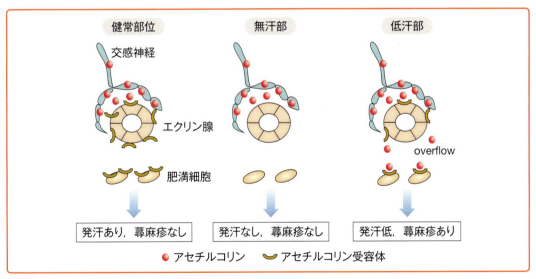

図7　Ach 受容体低下と蕁麻疹

　AchM3R 受容体の発現低下がある．そのために減汗となると同時に，行き場を失った Ach が肥満細胞に流出（overflow）して膨疹を形成する[3]（図7）．
　この Ach 直接関与説は，むしろマイナーな説であった．直接関与説に陽が当たったのは，減汗性コリン性蕁麻疹が注目され，そのメカニズムが Ach の肥満細胞に対する直接関与で起こっていることが提唱されてからである．減汗性コリン性蕁麻疹ではほとんどの

場合，汗アレルギーがない[1]．したがって，汗アレルギーの頻度が高いコリン性蕁麻疹とは異なったメカニズムで生じている．それがエクリン腺上皮細胞でのアセチルコリン受容体の発現低下と，Ach の近傍の肥満細胞への働きかけと考えられる．

従来提唱されていた毛包一致型との異同は今後の問題である[11]．

❷ Ach 間接誘導性汗アレルギー型

汗管閉塞と真皮内汗漏出が汗アレルギーをもつ個体に膨疹を誘発する説である．従来，このメカニズムが主に提唱されていた．汗中のアレルゲンが肥満細胞の脱顆粒を促す．この説は魅力的な考え方ではあるが，Ach の作用を発汗という事象にすべて置き換えてしまっており，Ach の膨疹形成における本来的な作用を無視する形になってしまっている．*Malassezia globosa* の菌体成分はアトピー性皮膚炎のみならず，コリン性蕁麻疹の汗アレルギーの原因でもある[6,7]．同菌体の抗原部分の皮内反応において，陽性のものは Ach 間接関与タイプに，陰性のものは Ach 直接関与タイプに対応する可能性がある．

コリン性蕁麻疹の治療

抗ヒスタミン薬の効果は通常，限定的である．スコポラミンなどの抗コリン薬，女性ホルモン分泌抑制作用をもつダナゾール，β2刺激薬，β2遮断薬，PUVA 療法が有効であったという単発例の報告がある．これら薬剤は通常，抗ヒスタミン薬と併用する．汗アレルギーのある難治症例に抗 IgE 抗体（オマリズマブ）が有効であったとの報告がある[12]．精製汗抗原による減感作療法や，自己汗を用いた急速減感作療法[13]も試みられている．

入浴や運動による発汗を繰り返すことで症状が軽快したとの観察も，以前よりある．これは，汗管出口の過角化などの閉塞機転が繰り返す発汗によって解除されるため，あるいは発汗によって減感作が成立するためとも推察されている．コリン性蕁麻疹患者では精神的緊張による症状の誘発がしばしばみられ，リラクゼーションも症状の緩和に有用である．

減汗性コリン性蕁麻疹に対してはステロイドパルス（メチルプレドニゾロン 500～1,000 mg/ 日，3日間）が有効であることが多い[14]．われわれはパルス後に内服ステロイドによる後療法は行っておらず，効果が不十分であれば約 1 ヵ月の間隔で繰り返し実施する．3回の治療で無効であれば，以後は他の治療を選択する．ステロイドパルスの効果は即時にみられることがあり，浸潤するリンパ球や受容体の発現に作用するだけでなく，汗腺上皮細胞や神経に直接作用している可能性がある．

文　献

1) 戸倉新樹：減汗性コリン性蕁麻疹の診断治療のコツ．日皮会誌 **126**：1687-1692, 2016
2) Nakazato Y, et al：Idiopathic pure sudomotor failure：anhidrosis due to deficits in cholinergic transmission. Neurology **63**：1476-1480, 2004
3) Sawada Y, et al：Cholinergic urticarial：studies on the muscarinic cholinergic receptor M3 in anhidrotic and hypohidrotic skin. J Invest Dermatol **130**：2683-2686, 2010
4) Sawada Y, et al：Decreased expression of acetylcholine esterase in cholinergic urticarial with hypohidrosis or anhidrosis. J Invest Dermatol **134**：276-279, 2014
5) Fantozzi R, et al：Release of histamine from rat mast cells by acetylcholine. Nature **273**：473-474, 1978
6) Hiragun T, et al：Fungal protein MGL_1304 in sweat is an allergen for atopic dermatitis patients. J Allergy Clin Immunol **132**：608-615, 2013
7) Hiragun M, et al：Elevated serum IgE against MGL_1304 in patients with atopic dermatitis and cholinergic urticarial. Allergol Int **63**：83-93, 2014
8) Adachi J, et al：Demonstration of sweat allergy in cholinergic urticarial. J Dermatol Sci **7**：142-149, 1994
9) Kobayashi H, et al：Cholinergic urticarial, a new pathogenic concept：hypohidrosis due to interference with the delivery of sweat to the sin surface. Dermatology **204**：173-178, 2002
10) Tokura Y：New etiology of cholinergic urticarial. Curr Probl Dermatol **51**：94-100, 2016
11) Fukunaga A, et al：Responsiveness to autologous sweat and serum in cholinergic urticaria classifies its clinical subtypes. J Allergy Clin Immunol **116**：397-402, 2005
12) Metz M, et al：Successful treatment of cholinergic urticaria with anti-immunoglobulin E therapy. Allergy **63**：247-249, 2008
13) Kozaru T, et al：Rapid desensitization with autologous sweat in cholinergic urticarial. Allergol int **60**：277-281, 2011
14) 栗山幸子ほか：特発性後天性全身性無汗症／減汗性コリン性蕁麻疹7例に置ける減汗状態およびステロイドパルス療法による発汗回復の部位別検討．日皮会誌 **126**：1263-1271, 2016

蕁麻疹

C. 蕁麻疹の新規治療

ポイント
- 近年,蕁麻疹の重要な新規治療薬として抗体製剤であるオマリズマブが登場した.
- 抗ヒスタミン薬においても,2016〜2017年にかけて3剤が新たに使用可能となった.
- これら新規薬剤は蕁麻疹治療の選択肢を増やし,難治例に対する強力な武器となりうる.

オマリズマブ

2017年にオマリズマブ(ゾレア®)が,抗ヒスタミン薬の増量などの十分な治療を行っても効果が乏しい特発性慢性蕁麻疹に対しての保険適用を認められた.オマリズマブはヒト化抗ヒトIgEモノクローナル抗体製剤であり,2009年から難治性の気管支喘息に対して用いられていた.オマリズマブは血清中の遊離IgEと結合し複合体を形成することで,IgEが肥満細胞や好塩基球上の高親和性IgE受容体(FCεRI)に結合することを阻害する.また,IgEが結合しないFCεRIは徐々に細胞内に取り込まれるため,オマリズマブは細胞表面上のFCεRIを減少させる効果も併せ持つ[1].この作用機序を図1に示す.当初,オマリズマブの効果はIgEまたはFCεRIに対する自己抗体の関与する蕁麻疹に限定されると予想されたが,実際には特発性,刺激誘発型など,多彩な病型の蕁麻疹に有効であった.したがって,多くの蕁麻疹では何らかの形でIgEが関与すると推測されるが,その詳細はいまだ不明な点が多い.

特発性慢性蕁麻疹に対しては12歳以上を対象に,4週間に1回,300 mgを皮下注投与する.血清中総IgE値と体重により投与量が規定される気管支喘息の場合と異なり,事前に必要な検査項目はない.薬剤を溶解するのに約20分を要する.薬液は粘液性があり,5〜10秒かけて皮下注する.一般的には抗ヒスタミン薬を継続したまま,オマリズマブを追加する.投与開始後12週の時点で継続すべきか判断する.注意すべき副作用にはショッ

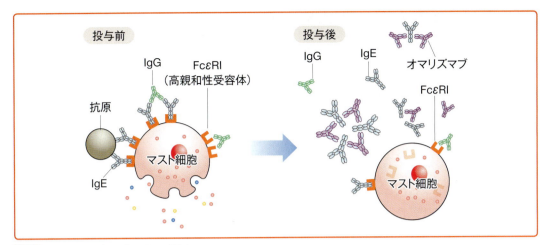

図1 オマリズマブの作用機序

ク，アナフィラキシーがある．これらは気管支喘息患者を対象とした海外臨床試験において，成人で0.1％，小児で0.2％にみられている．多くは初回または2回目の投与後に出現する．また，投与2時間以内に生じることが多いため，その間は十分な観察が必要であるが，2時間以上経過して発現することもある．その他，比較的頻度の高い副作用として注射部位の紅斑，瘙痒感，腫脹，疼痛などがあるが，その多くは軽度であり特に治療は要さない[2]．

ゾレア®300 mgの薬剤費は3割負担で約2万7千円と蕁麻疹治療薬の中では高価であり，患者負担も考慮する必要がある．一方，難治性の蕁麻疹に使用されるステロイドやシクロスポリンと比べると副作用は少なく，安全性は高い．これら特徴を十分理解したうえで，適応につき検討すべきである．

新規抗ヒスタミン薬

近年，新規第二世代抗ヒスタミン薬の登場が相次いでいる．2016年11月にデスロラタジン（デザレックス®）とビラスチン（ビラノア®），さらに2017年11月にルパタジン（ルパフィン®）が使用可能となった．

デスロラタジンはロラタジンの活性代謝物であり，動物に経口投与した場合，ロラタジンの2.5～4倍の薬理活性を示す[3]．効果の持続時間が長い．1日1回の内服であるが，食事の影響を受けにくいため，食後投与である必要はない[4]．

ビラスチンはシトクロムP450（CYP）に影響しない経口抗ヒスタミン薬であり，1日1回空腹時に内服する．効果の発現は速い．デスロラタジンとビラスチンは鎮静作用が弱く，フェキソフェナジンやロラタジンと同様に，自動車運転などに関する注意事項の記載がない[4,5]．

表1 2016年以降発売の抗ヒスタミン薬の比較

商品名	デザレックス	ビラノア	ルパフィン
一般名	デスロラタジン	ビラスチン	ルパタジン
年齢制限	12歳以上	成人	12歳以上
用法	1回5mgを1日1回	1回20mgを1日1回空腹時	1回10mgを1日1回
増量について	記載なし	記載なし	1回20mgまで増量可
自動車運転注意	記載なし	記載なし	記載あり

　ルパタジンは抗ヒスタミン作用だけでなく，血小板活性化因子(PAF)を阻害する作用を併せ持つのが特徴である．1日1回，食事とは関係なく，いつでも内服可能である．症状に応じて倍量投与も可能である[6]．PAFは好中球，好酸球，マクロファージ，血管内皮細胞などから産生され，血小板活性化作用以外に好中球・好酸球遊走活性化作用，血管透過性亢進作用，平滑筋収縮作用などを有し，アレルギーの病態に深く関与していると考えられる[7]．

　これら3剤の特徴を表1に示す．既存の抗ヒスタミン薬も含め各薬剤の特徴を把握し，各症例に最適の薬剤を選択する必要がある．

文　献

1) Boushey HA Jr：Experiences with monoclonal antibody therapy for allergic asthma. J Allergy Clin Immunol **108**：S77-83, 2001
2) ゾレア皮下注用75 mg 150 mg 添付文書(第10版)，2017年3月
3) Agrawal DK：Pharmacology and clinical efficacy of desloratadine as an anti-allergic and anti-inflammatory drug. Expert Opin Investig Drugs **10**：547-560, 2001
4) デザレックス錠5 mg 添付文書，2016年9月
5) ビラノア錠20 mg 添付文書，2016年9月
6) ルパフィン錠10 mg 添付文書(第2版)，2017年11月
7) Chung KF, et al：Role of platelet-activating factor in asthma. Lipids **26**：1277-1279, 1991

膠原病

A. 膠原病での皮膚病変のメカニズム

ポイント
- 膠原病の皮膚症状の2大メカニズムは，血管障害と，表皮角化細胞死を伴う苔癬反応（interface dermatitis）である．
- 各膠原病非特異的症状のほとんどは血管障害を反映する所見である．
- 各膠原病特異的症状では，全身性エリテマトーデスでは苔癬反応主体，強皮症では血管障害主体，皮膚筋炎では両者がみられる．

　膠原病は全身臓器を傷害する自己免疫疾患であり，もっとも非侵襲的に，かつ迅速に膠原病を疑える内科的診察は，皮膚症状の視診である．多彩な皮膚症状があり，診断は難しいが，その成り立ちから分類すると理解しやすい．膠原病の皮膚症状には，膠原病を強く疑うきっかけとなるが，どの膠原病かということには非特異的な皮膚症状と，各膠原病に対して特徴的で診断価値が高く，診断基準にも含まれるような特異的皮膚症状とがある．膠原病の皮膚症状の2大メカニズムは，血管障害と，表皮角化細胞死を伴う苔癬反応（interface dermatitis）である．図1に両者の関係を示す．

　血管障害は皮膚の毛細血管〜小静脈・小動脈の傷害であり，出血像や血栓程度から，血管炎群にみられるような好中球が浸潤し，血管壁がフィブリノイド変性に陥る leukocytoclastic vasculitis まである．

　苔癬反応（interface dermatitis）は，特に全身性エリテマトーデス（systemic lupus erythematosus：SLE）に顕著である．表皮角化細胞の空砲変性・液状変性，個細胞壊死といった角化細胞死を示す所見があり，リンパ球の表皮内浸潤を伴う．リンパ球のうち特に細胞傷害性 CD8 T 細胞がこの角化細胞死を起こしているとされている．さらに引き続いて線維化が起こることも特徴であり，SLE でみられる円板状エリテマトーデス（discoid lupus erythematosus：DLE）では顕著である．

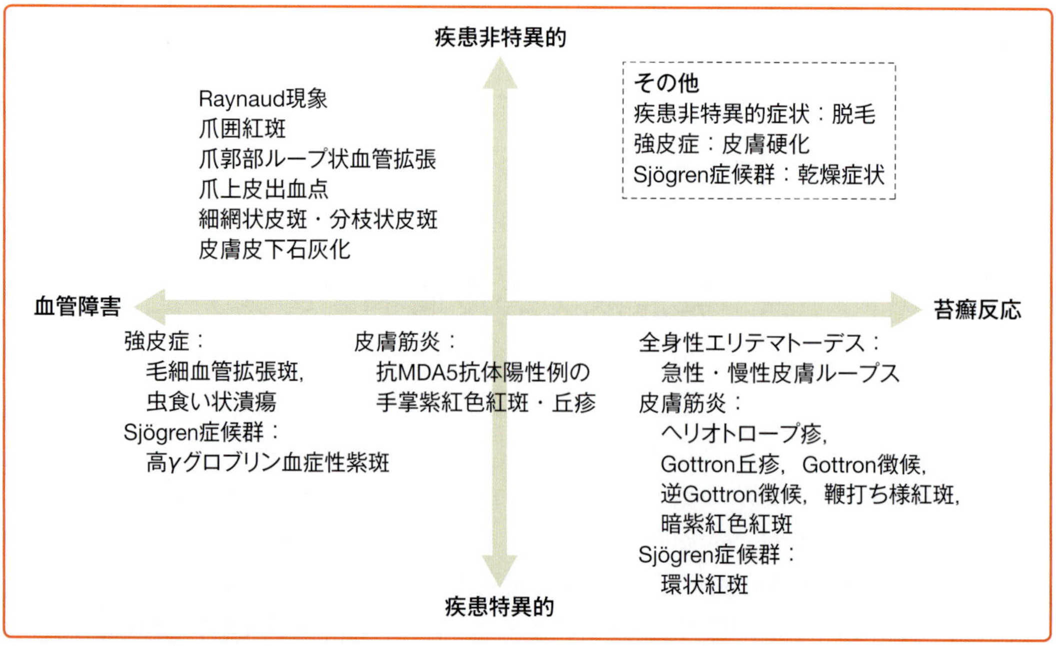

```
                        疾患非特異的
                            ↑
                                        ┌─────────────────────┐
   Raynaud現象                           │ その他               │
   爪囲紅斑                              │ 疾患非特異的症状：脱毛│
   爪郭部ループ状血管拡張                 │ 強皮症：皮膚硬化     │
   爪上皮出血点                          │ Sjögren症候群：乾燥症状│
   細網状皮斑・分枝状皮斑                 └─────────────────────┘
   皮膚皮下石灰化

血管障害 ←─────────────────────────────────────────────→ 苔癬反応
   強皮症：              皮膚筋炎：          全身性エリテマトーデス：
     毛細血管拡張斑，       抗MDA5抗体陽性例の    急性・慢性皮膚ループス
     虫食い状潰瘍          手掌紫紅色紅斑・丘疹  皮膚筋炎：
   Sjögren症候群：                                ヘリオトロープ疹，
     高γグロブリン血症性紫斑                      Gottron丘疹，Gottron徴候，
                                                 逆Gottron徴候，鞭打ち様紅斑，
                                                 暗紫紅色紅斑
                                              Sjögren症候群：
                                                環状紅斑
                            ↓
                        疾患特異的
```

図1 膠原病の皮膚症状の分類

非特異的皮膚症状

膠原病に共通してみられ，初発症状でもある皮膚症状の多くは血管障害を反映する所見である．以下に列挙する．

❶ Raynaud 現象

寒冷刺激や精神的緊張などにより，指趾が発作的に蒼白・暗紫色・紅色という三相性の変化をたどる現象で，末梢小動脈の発作的収縮を反映している．発作であるがゆえに診察時に観察できるとは限らないため，問診が重要となる．この症状を初発症状とする膠原病は多く，強皮症，SLE，皮膚筋炎・多発性筋炎，混合性結合織病，関節リウマチで認められる．頻回に繰り返すことが指趾潰瘍・壊疽に結びつくことを予防するため，保温に努め，抗凝固薬や血管拡張薬を使用する

❷ 爪周囲の症状：爪上皮延長，爪囲紅斑，爪郭部ループ状血管拡張，爪上皮出血点（図 2a）

爪の周囲は末梢血管障害が直接的に観察できる場所である．これらは爪上皮が末梢側へ延び（爪上皮延長），表皮直下の毛細血管が拡張・蛇行し（爪囲紅斑，爪郭部ループ状血管拡張），さらに小出血を起こしている（爪上皮出血点）ことを表わす（図 2a）．視診にはダーモスコピー，少なくともルーペを使用しての観察が勧められる（図 2b）．強皮症，混合性結合織病で頻度が高く，皮膚筋炎でも診断的有用性が高い症状である．膠原病以外ではほとんど認めず，まさに「膠原病を疑い始める」ために有用な所見である．

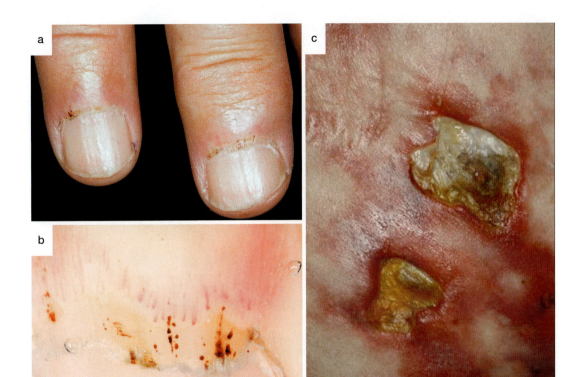

図2 爪周囲の症状と網状皮斑
a) 爪上皮延長，爪囲紅斑，爪郭部ループ状血管拡張，爪上皮出血点．
b) a)のダーモスコピー所見．
c) ループス血管炎の網状皮斑，潰瘍形成．

❸ 細網状皮斑（livedo reticularis）と網状皮斑（livedo racemosa）

　指趾以外の末梢循環障害の症状で，細網状皮斑（livedo reticularis）が環を閉じる網目状の紫紅色〜赤褐色紅斑である一方，網状皮斑（livedo racemosa）は同様の網目状の皮疹だが，網目の環を閉じないために樹枝状に見え，その中に小硬結を触れ，高度となると白色皮膚萎縮や皮膚潰瘍となる（図2c）．細網状皮斑（livedo reticularis）は小静脈の器質的閉塞のために，それより末梢の血管がうっ血にて拡張しており，持続性である．網状皮斑（livedo racemosa）は各種の血管炎でみられるが，SLEや皮膚筋炎でも認められ，真皮・皮下組織境界部の小動脈壁から中型動脈までの血管が血栓，免疫複合体沈着に対する炎症や leukocytoclastic vasculitis によって障害されるために，細網状皮斑よりもやや深部の静脈がうっ血にて拡張する．

❹ 皮膚皮下石灰沈着

　真皮・皮下組織にて，黄白色の沈着物が丘疹〜皮下結節として認められ，時に自潰する．皮膚筋炎，強皮症，SLE，混合性結合織病に共通してみられるが，疾患晩期に顕在化することが多い．また，小児皮膚筋炎では頻度が高い[1]．関節背側の機械的刺激部位に好発す

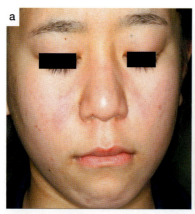 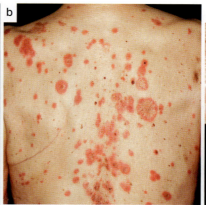 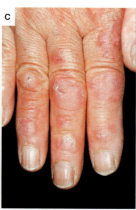

図3 全身性エリテマトーデス(SLE)の皮膚症状
a)蝶形紅斑.
b)亜急性ループス.
c)凍瘡状ループス.

ることから，局所の炎症に加えて血行障害が発症機序の1つとして考えられている．

❺ 脱毛

SLEやSjögren症候群では，円形脱毛症とは違って境界不明瞭に前頭部から頭頂部での毛髪が疎になるびまん性脱毛が病勢を反映することがあり，治療反応性に回復する．部分的な脱毛としては，SLEの部分症状か皮膚限局LEとして発症する円板状皮膚ループスエリテマトーデスでは瘢痕化による不可逆性脱毛がある．

特異的皮膚症状

❶ 全身性エリテマトーデス(SLE)

蝶形紅斑(図3a)，光線過敏性ループスといった急性皮膚ループスは数日単位，亜急性皮膚ループス(subacute cutaneous lupus erythematosus：SCLE，図3b)[2]は週～月単位で経過し，日光曝露が誘発要因となり，またSCLEは抗SS-A抗体と関連する．一方，DLEやその亜型の凍瘡状ループス(図3c)[3]，ループス脂肪織炎(深在性ループス)[4]を含む慢性皮膚ループスは年単位で経過し，日光曝露とは無関係である．SLE皮疹の病理組織像は苔癬反応で，ループスバンドテスト(基底層への顆粒状IgG沈着)陽性となる．DLEでは毛孔角栓や真皮以下の線維化も顕著に伴う．ループス脂肪織炎の病理組織像は小葉性脂肪織炎で，リンパ球や形質細胞・組織球が脂肪細胞間に浸潤して脂肪織を破壊するため，陥凹を残して治癒し，時に苔癬反応(臨床的にはDLE)を伴う．その他，SLEの独立した診断項目として，口腔内潰瘍がある．

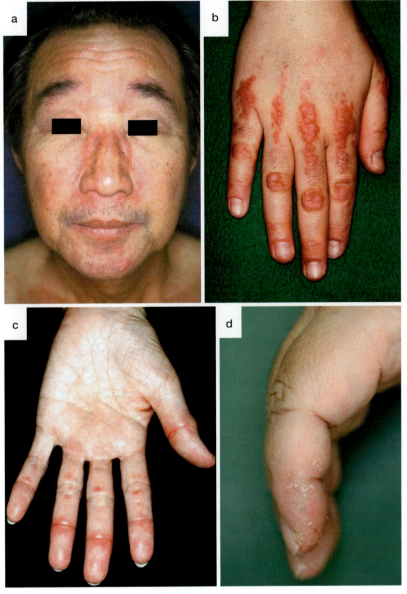

図4 皮膚筋炎の皮膚症状皮膚筋炎の皮膚症状
a) ヘリオトロープ疹と脂漏部位紅斑.
b) 抗 TIF1γ 抗体陽性例の Gottoron 徴候.
c) 抗 MDA5 抗体陽性例の鉄棒血豆様手掌側紫紅色紅斑・丘疹（palmar violaceous macules/papules）.
d) 抗 ARS 抗体陽性例の機械工の手.

❷ 皮膚筋炎

　皮膚筋炎の皮膚病理組織像では，SLE ほど苔癬反応が明らかでないことがあるが，表皮角化細胞傷害の結果である真皮ムチン沈着は高頻度で認められる．典型疹にヘリオトロープ疹（図 4a），Gottron 丘疹（図 4b），Gottron 徴候，逆 Gottron 徴候がある．逆 Gottron

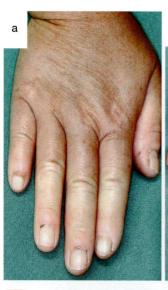 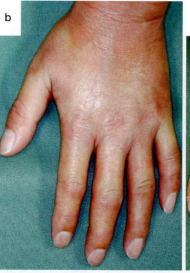 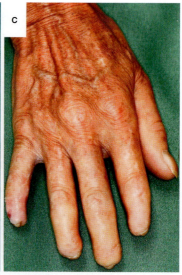

図5 強皮症の皮膚症状
a) 浮腫期：白っぽい浮腫性硬化．
b) 硬化期：びまん性色素沈着と光沢，屈曲拘縮．
c) 委縮期：指尖壊疽，皮膚菲薄化，色素沈着・脱失，シワの再生．

徴候には，抗 MDA5 抗体陽性例でみられる鉄棒血豆様の手掌側紫紅色紅斑・丘疹（palmar violaceous macules/papules，図 4c）[5]と，抗 ARS 抗体陽性例の指側面の機械工の手（図 4d）とがある．抗 TIF1γ 抗体陽性例の Gottron 丘疹では苔癬反応のみが認められるのに対し，手掌側紫紅色紅斑・丘疹では苔癬反応とともに血管障害も伴い，機械工の手に代表される抗 ARS 抗体の指の皮疹では苔癬反応に加えて湿疹反応や乾癬様皮膚炎の所見も伴う（筆者データ）．抗 ARS 抗体陽性皮膚筋炎症例の一部では強指症〜強皮症を残す．皮膚筋炎急性期のむち打ち様紅斑（scratching dermatitis/flagellate erythema）[6]から，対称分布性暗紫紅色紅斑である，V-neck sign，shawl sign，scalp dermatitis，脂漏部位紅斑（図 4a）[7]があり，慢性経過で線維化も混じて多形皮膚萎縮となる．

❸ 強皮症

皮膚硬化と血管障害が主体である．まず浮腫期（ソーセージ様手指，図 5a），次に硬化期（図 5b），その後に委縮期（図 5c）となる．真皮から脂肪織にかけて，膠原線維などの細胞外基質が増加する．血管障害は高度で，Raynaud 徴候で発症し，毛細血管拡張斑，虫食い状潰瘍が出現する．

❹ Sjögren 症候群

環状紅斑[8]は SCLE に似た環状紅斑で，病理組織像では軽度の苔癬反応と付属器周囲リンパ球浸潤がある．やはり抗 SS-A 抗体と関連する．下肢点状紫斑である高γグロブリン血症性紫斑は，毛細血管の血栓・出血である．乾燥症状からは，乾皮症，低・無汗症，舌

の発赤・平坦化，口角炎がみられる．

　膠原病の皮膚症状は各疾患で共通して見られるものも多く，疾患の鑑別には特異的な皮膚症状を見つけることも重要であるが，診断基準項目の列挙にとどまらず，「何が起きてこの皮疹なのか」を理解して観察することで，症例の全身に及ぶ問題点までが浮かび上がってくるポイントとなり，深い考察が診療の一助となる．

文　献

1) Hoeltzel MF, et al：The presentation, assessment, pathogenesis, and treatment of calcinosis in juvenile dermatomyositis. Curr Rheumatol Rep **16**：467, 2014
2) Sontheimer RD：Subacute cutaneous lupus erythematosus：a decade's perspective. Med Clin North Am **73**：1073-1090, 1989
3) Millard LG, et al：Chilblain lupus erythematosus(Hutchinson). A clinical and laboratory study of 17 patients. Br J Dermatol **98**：497-506, 1978
4) Sánchez NP, et al：The histopathology of lupus erythematosus panniculitis. J Am Acad Dermatol **5**：673-80, 1981
5) Koguchi-Yoshioka H, et al：Intravenous immunoglobulin contributes to the control of antimelanoma differentiation-associated protein 5 antibody-associated dermatomyositis with palmar violaceous macules/papules. Br J Dermatol **177**：1442-1446, 2017
6) Nousari HC, et al："Centripetal flagellate erythema"：a cutaneous manifestation associated with dermatomyositis. J Rheumatol **26**：692-695, 1999
7) Okiyama N, et al：Seborrheic area erythema as a common skin manifestation in Japanese patients with dermatomyositis. Dermatology **217**：374-377, 2008
8) Katayama I, et al：Annular erythema associated with primary Sjogren syndrome：analysis of T cell subsets in cutaneous infiltrates. J Am Acad Dermatol **21**：1218-1221, 1989

膠原病

B. 自己抗体による強皮症の分類

> **ポイント**
> ▶ 全身性強皮症では10種類以上の疾患特異的自己抗体が存在する.
> ▶ 簡便に測定できるELISA法が開発されている自己抗体は限られており，多くは手技の煩雑な免疫沈降法が必要である.
> ▶ 1人の患者に出現する自己抗体は基本的には1種類で，途中で消失すること，あるいは新規の自己抗体が出現することはまれである.
> ▶ それぞれの自己抗体は特徴的な臨床像と関連しているため，全身性強皮症の診療において自己抗体を同定することは重要である.

全身性強皮症における自己抗体の位置づけ

全身性強皮症(systemic sclerosis：SSc)は線維化，末梢循環障害，自己免疫を特徴とする疾患で，90％以上に抗核抗体が検出される．SScの代表的な自己抗体は抗セントロメア抗体，抗トポイソメラーゼⅠ抗体，抗RNAポリメラーゼ(RNAP)抗体の3つであるが，それ以外にも複数の自己抗体が存在し，これまでに10種類以上のSSc特異的あるいは関連自己抗体が報告されている．これらの自己抗体がSScの病態形成にどのように関与しているかは不明だが，それぞれの自己抗体は特徴的な臨床症状と関連しているため，自己抗体ごとにサブグループに分類することは有用である[1].

自己抗体の同定方法

蛍光抗体間接法(indirect immunofluorescence staining：IIF)における染色型と抗体価(力価)は自己抗体を推測するのに役立つため，抗核抗体のスクリーニングはIIFで行う．表1にそれぞれの自己抗体の染色型を示す．抗セントロメア抗体と抗セントリオール抗体はIIFで特徴的な染色像を示すため，IIFのみで同定可能である(図1)．SSc特異的自己

表1 全身性強皮症（systemic sclerosis：SSc）でみられる自己抗体の検出法

自己抗体	蛍光抗体間接法	ELISA検査試薬
SSc特異的自己抗体		
抗セントロメア抗体	微細斑紋型	あり
抗トポイソメラーゼI抗体	均質型＋核小体型あるいは均質型＋斑紋型	あり
抗RNAポリメラーゼ抗体	斑紋型	あり
抗U3RNP抗体	核小体型	なし
抗Th/To抗体	核小体型	なし
抗hUBF（NOR90）抗体	核小体型	なし
抗U11/U12 RNP抗体	斑紋型	なし
抗eIF2B抗体	細胞質型	なし
SSc-overlap関連自己抗体		
抗U1RNP抗体	斑紋型	あり
抗Ku抗体	斑紋型	なし
抗PM-Scl抗体	核小体型	なし
抗RuvBL1/2抗体	斑紋型	なし
SScとの関連が示唆される自己抗体		
抗セントリオール抗体	細胞質型	なし

ELISA：Enzyme-linked imunosorbent assay.

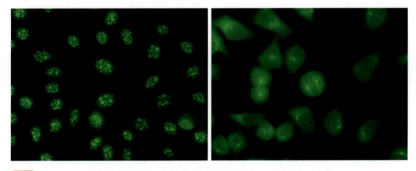

図1 HEp-2細胞を用いた蛍光抗体間接法での染色所見
A）抗セントロメア抗体
B）抗セントリオール抗体

抗体のうちenzyme-linked immunosorbent assay（ELISA）が開発されているのは抗セントロメア抗体，抗トポイソメラーゼI抗体，抗RNAP抗体，抗U1RNP抗体の4つのみで，他の自己抗体の同定には手技の煩雑な免疫沈降法を要する（表1）．

表2 全身性強皮症（systemic sclerosis：SSc）でみられる自己抗体と主な臨床症状

自己抗体	病型	臨床症状					
		指尖潰瘍	間質性肺炎	肺高血圧症	心病変	腎病変	筋病変
SSc特異的自己抗体							
抗セントロメア抗体	lcSSc	あり		あり			
抗トポイソメラーゼI抗体	dcSSc	多い	多い		あり	あり	
抗RNAポリメラーゼ抗体	dcSSc					多い	
抗U3RNP抗体	dc=lc	あり					
抗Th/To抗体	lcSSc	あり	あり	あり			
抗hUBF（NOR90）抗体	lcSSc						
抗U11/U12 RNP抗体	lcSSc		多い				
抗eIF2B抗体	dcSSc		多い				
SSc-overlap関連自己抗体							
抗U1RNP抗体	lcSSc	あり	あり	あり			あり
抗PM-Scl抗体	lcSSc						多い
抗Ku抗体	lcSSc						多い
抗RuvBL1/2抗体	dcSSc	あり			あり？		多い
SScとの関連が示唆される自己抗体							
抗セントリオール抗体	lcSSc	多い		あり			

SSc特異的自己抗体

❶ 抗セントロメア抗体

　抗セントロメア抗体はCENP-Bを抗原としたELISA検査試薬が開発されている（表1）．SScの20〜30％で陽性になりlimited cutaneous SSc（lcSSc）が多い（表2）．時に難治性の指尖潰瘍・壊疽を合併する．逆流性食道炎の頻度は高いものの，間質性肺炎，腎クリーゼの頻度は低く，一般的に生命予後は良好である．しかし，抗セントロメア抗体は肺高血圧症のリスク因子であり[2]，頻度は少ないものの長期経過後に肺高血圧症を合併することがある．右心不全症状がなくても定期的に心エコー検査を行い，右心負荷所見を評価して肺高血圧症の早期発見，早期治療に努める．

❷ 抗トポイソメラーゼI抗体

　抗トポイソメラーゼI抗体が他の膠原病や健常者で陽性になることはまれである．抗トポイソメラーゼI抗体はdiffuse cutaneous SSc（dcSSc）の割合が多いが，lcSScの10〜20％でも検出される．抗トポイソメラーゼI抗体の代表的な臨床症状は指尖潰瘍・壊疽と間質性肺炎であり，間質性肺炎は予後を規定するもっとも重要な合併症である．心病変や腎クリーゼも一定頻度で伴うため，注意が必要である（表2）．

❸ 抗 RNA ポリメラーゼ抗体（抗 RNAP 抗体）

抗 RNAP 抗体は SSc の約 20％ に検出され，dcSSc と関連する（表 2）．RNAP Ⅲ を抗原とした ELISA 検査試薬が開発されている[3]（表 1）．抗 RNAP 抗体の代表的な合併症である腎クリーゼは ACE 阻害薬で治療可能となったが，治療が遅れると維持透析の導入や死の転帰をとることがあり，重大な合併症の 1 つであることに変わりはない．一方，皮膚潰瘍や間質性肺炎の頻度は少ない．抗 RNAP 抗体陽性患者では毎日の血圧測定を徹底させ，腎クリーゼの早期診断，早期治療に努める．近年，抗 RNAP 抗体と悪性腫瘍の関連が注目されている[4]．

❹ 抗 U3RNP 抗体

抗 U3RNP 抗体の頻度と臨床症状の重症度は人種により大きく異なる．アフリカ系米国人では 30％ と高頻度であり，指尖潰瘍・壊疽，間質性肺炎，肺高血圧症，腎クリーゼのいずれの頻度も高く，予後不良である[5]．一方，本邦では臓器病変は軽症のことが多い[6]．

❺ 抗 Th/To 抗体（抗 7-2RNA 抗体）

抗 Th/To 抗体は SSc の 2～5％ に検出され，lcSSc，間質性肺炎，肺高血圧症と関連している．指尖潰瘍もしばしばみられる（表 2）．合併する間質性肺炎，肺高血圧症は軽症例が多いが，時に重症なことがある[6]．

❻ 抗 hUBF 抗体（抗 NOR90 抗体）

抗 hUBF 抗体と抗 NOR90 抗体は同一の抗体である．抗 hUBF 抗体は Raynaud 病や関節リウマチ，全身性エリテマトーデスなど，他の膠原病でも検出される．報告数が少ないため臨床像は十分に明らかになっていないものの，lcSSc が多く，臓器病変は一般に軽症である[7]（表 2）．

❼ 抗 U11/U12RNP 抗体

抗 U11/U12RNP 抗体の報告数は少ない．Fertig らによる 33 例の検討では間質性肺炎が 79％ でみられ，その多くは重症だった[8]（表 2）．

❽ 抗 eIF2B 抗体

抗 eIF2B 抗体は 2016 年に報告された新しい SSc 特異的自己抗体である[9]．抗 eIF2B 抗体陽性 7 例のうち 6 例が dcSSc で，6 例が間質性肺炎を合併していた（表 2）．

SSc 重複症候群でみられる自己抗体

❶ 抗 U1RNP 抗体

　抗 U1RNP 抗体は SSc でもみられる．また，重複症候群（SSc と全身性エリテマトーデスの組み合わせが多い）でも検出される．抗 U1RNP 抗体は lcSSc，関節炎と関連し，肺高血圧症の頻度が高い（**表 2**）．難治性の皮膚潰瘍を合併することがある．間質性肺炎も一定頻度でみられるが軽症のことが多い．一般的に予後は良好である．

❷ 抗 PM-Scl 抗体

　抗 PM-Scl 抗体は多発性筋炎と SSc の重複症候群患者の血清中に検出された自己抗体として報告された．抗 PM-Scl 抗体は特定の HLA と相関するため，日本人ではきわめてまれである．抗 PM-Scl 抗体の臨床的特徴は，lcSSc，軽症の臓器合併症，ステロイドに対する良好な反応性がある（**表 2**）．

❸ 抗 Ku 抗体

　抗 Ku 抗体も多発性筋炎と SSc の重複症候群で報告された．抗 Ku 抗体は SSc 以外に重複症候群での報告も多く，欧米では全身性エリテマトーデスでの陽性率が高い．臓器病変は軽症のことが多く予後は良好である（**表 2**）．

❹ 抗 RuvBL1/2 抗体

　抗 RuvBL1/2 抗体は 2013 年に報告された[10]．抗 RuvBL1/2 抗体は SSc-myositis 重複症候群のことが多い．発症時の年齢が高く，男性例が多い，dcSSc の割合が高いことが特徴である（**表 2**）．これまでの報告では比較的重度例が多い．

SSc との関連が示唆される自己抗体

❶ 抗セントリオール抗体

　抗セントリオール抗体は中心体（セントリオール）に対する自己抗体である．抗セントリオール抗体の 5 例を検討したところ，難治性皮膚潰瘍を高率に合併し，5 例中 4 例で肺高血圧症を合併していた[11]（**表 2**）．

文　献

1) Hamaguchi Y：Autoantibody profiles in systemic sclerosis：predictive value for clinical evaluation and prognosis. J Dermatol 37：42-53, 2010
2) Coghlan JG, et al：Evidence-based detection of pulmonary arterial hypertension in systemic sclerosis：the DETECT study. Ann Rheum Dis 73：1340-1349, 2014
3) Kuwana M, et al：Enzyme-linked immunosorbent assay for detection of anti-RNA polymerase III antibody：analytical accuracy and clinical associations in systemic sclerosis. Arthritis Rheum 52：2425-2432, 2005
4) Joseph CG, et al：Association of the autoimmune disease scleroderma with an immunologic response to cancer. Science 343：152-157, 2014
5) Steen VD：Autoantibodies in systemic sclerosis. Semin Arthritis Rheum 35：35-42, 2005
6) Hamaguchi Y, et al：The clinical relevance of serum antinuclear antibodies in Japanese patients with systemic sclerosis. Br J Dermatol 158：487-495, 2008
7) Dagher JH, et al：Autoantibodies to NOR 90/hUBF：longterm clinical and serological followup in a patient with limited systemic sclerosis suggests an antigen driven immune response. J Rheumatol 29：1543-1547, 2002
8) Fertig N, et al：Anti-U11/U12 RNP antibodies in systemic sclerosis：a new serologic marker associated with pulmonary fibrosis. Arthritis Rheum 61：958-965, 2009
9) Betteridge ZE, et al：Brief Report：Anti-Eukaryotic Initiation Factor 2B Autoantibodies Are Associated With Interstitial Lung Disease in Patients With Systemic Sclerosis. Arthritis Rheumatol 68：2778-2783, 2016
10) Kaji K, et al：Autoantibodies to RuvBL1 and RuvBL2：a novel systemic sclerosis-related antibody associated with diffuse cutaneous and skeletal muscle involvement. Arthritis Care Res 66：575-584, 2014
11) Hamaguchi Y, et al：High incidence of pulmonary arterial hypertension in systemic sclerosis patients with anti-centriole autoantibodies. Mod Rheumatol 25：798-801, 2015

膠原病

C. 自己抗体による皮膚筋炎の分類

ポイント
- ▶筋炎特異抗体による皮膚筋炎のサブグループ分類が可能であり，一部の頻度の高い抗体については ELISA 検査が保険収載された．
- ▶抗 ARS 抗体陽性例では間質性肺炎が必発で，発熱などの炎症所見を伴い，皮膚症状としては「機械工の手」をみる．
- ▶抗 MDA5 抗体陽性例では無筋症性皮膚筋炎であることが多いが，急速進行性間質性肺炎のリスクがあり，逆 Gottron 徴候のうち，血管傷害を示唆する手掌紫紅色紅斑・丘疹（palmar violaceous macules/papules）が特徴である．
- ▶抗 TIF1-γ 抗体は小児例にも検出されるが，成人例では 50〜70％で内臓悪性腫瘍を合併し，皮膚症状は広範である．

　皮膚筋炎（dermatomyositis：DM）において，近年，抗 Jo-1 抗体以外の抗アミノアシル tRNA 合成酵素（aminoacyl-tRNA synthetase：ARS）抗体，抗 melanoma differentiation antigen 5（MDA5）抗体，抗 transcriptional intermediary factor 1（TIF1）-γ 抗体，抗 Mi2β 抗体，抗 small ubiquitin-like modifier 1 activation enzyme（SAE）抗体，抗 nuclear matrix protein 2（NXP2）抗体などが，筋炎特異的自己抗体として同定され，抗 ARS 抗体のうち抗 Jo-1，PL-7，PL-12，EJ，KS 抗体，抗 MDA5 抗体，抗 TIF1-γ 抗体，抗 Mi2β 抗体に関しては，enzyme-linked immunosorbent assay（ELISA）が本邦で開発され，保険適用となっている[1,2]．重要なことの 1 つ目は，これらの筋炎特異抗体が検出されれば，抗 ARS 抗体の場合には間質性肺炎や多発性筋炎（polymyositis：PM）のみの病型も存在するが，その他の自己抗体では，典型的皮疹を欠く例や無筋症性の例であっても，「皮膚筋炎である」と診断できる点である．さらに，heterogeneous な症候群である DM が，これらの筋炎特異抗体陽性例の特徴的な臨床像から，サブグループ分類できるという点が重要になってくる．図 1 にそのサブグループ分類の特徴をまとめ，詳細を以下に列記する．

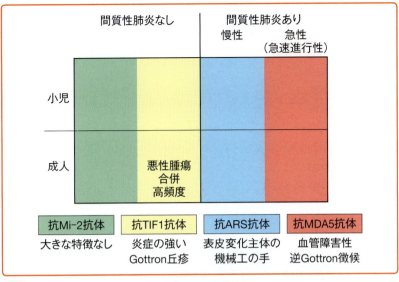

図1 筋炎特異抗体による臨床像の特徴

抗ARS抗体

　PM/DM患者のおおよそ25〜35％の患者から抗ARS抗体検出されることがわかってきている．PM/DMでは，特異的自己抗体として抗Jo-1抗体が最初に報告され[3]，その対応抗原が細胞質抗原のARSの1つであるhistidyl-tRNA synthetase（histidyl RS）であることが同定された[4,5]．ARSは特定のアミノ酸を対応するtRNAと結合させてamynoacyl-tRNAをつくる酵素で，amynoacyl-tRNAはmRNAと対合して蛋白質を生成する．各アミノ酸に対応して存在していて，threonyl RSに対する抗PL-7抗体[6]，alanyl RSに対する抗PL-12抗体[7]，isoleucyl RSに対する抗OJ抗体[8]，glycyl RSに対する抗EJ抗体[8]，asparaginyl RSに対する抗KS抗体[9]，phenylalanyl RSに対する抗Zo抗体[10]が同定され，またtyrosyl RSに対する抗Ha抗体も報告されている．抗Jo-1抗体以外の抗ARS抗体はPM/DM患者の5％以下でしか検出されない（表1）．

　抗ARS抗体は，間質性肺炎や多発関節炎，Raynaud現象，「機械工の手」として知られる手指の角化性病変（図2），乾燥症状，発熱などを特徴とした抗synthetase症候群と呼ばれる病態を呈する症例群を形成する．抗ARS抗体陽性日本人患者165例のコホートでは，ほとんどの患者が間質性肺炎を発症していた一方，筋力低下は，抗Jo-1，抗EJ，抗PL-7抗体陽性患者群では半数例以上できたすのに対し，抗PL-12，抗KS，抗OJ抗体陽性患者では低率であった[11]．同様に，フランスの233例のコホートでも，間質性肺炎のみの症例が多く見いだされている[12]．以上より，抗ASR抗体陽性例は筋炎よりも間質性肺炎が必発といってよく，この間質性肺炎は慢性進行性であり，肺線維症となる．

　上述のコホートでは，多発性関節炎や「機械工の手」は抗Jo-1抗体陽性群で，頻度が高く認められた[11,12]．抗Jo-1，EJ，PL-7抗体陽性の各群は筋炎とともに皮膚症状も出現す

表1 抗ARS抗体一覧

自己抗原名	標的 Amynoacyl-tRNA synthetase	PM/DM 患者中の陽性率(%)
Jo-1	Histidyl	15～30
PL-7	Threonyl	2～5
PL-12	Alanyl	2～5
EJ	Glycyl	2～5
OJ	Isoleucyl	＜2
KS	Asparaginyl	＜2
Ha	Tyrosyl	＜1
Zo	Phenylalanyl	＜1

[Mahler M, et al：Autoimmunity Reviews **13**：367-371, 2014をもとに筆者作成]

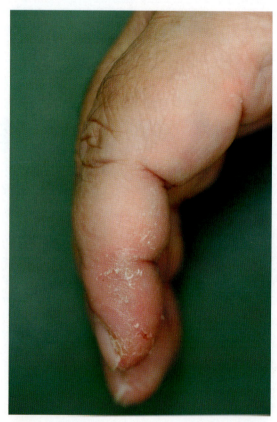

図2 抗ARS抗体陽性患者に認められた「機械工の手」

る傾向にあり，逆に抗PL-12, KS, OJ抗体陽性の各群は筋炎・皮膚症状ともに出現率が低い傾向を見いだせる(図3)[11]．一方，抗ARS抗体と悪性腫瘍は関連が薄い[13]．今後の症例の蓄積により，それぞれの臨床像の特徴がより鮮明になってくると期待できる．

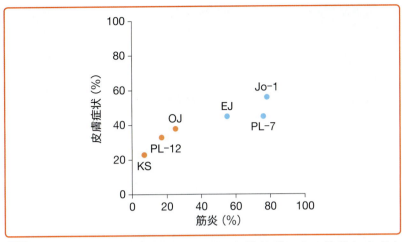

図3 日本人抗ARS抗体陽性165例の各抗体群による筋炎と皮膚症状の発症率の分布

抗MDA5抗体

抗MDA5抗体は2005年に抗CADM-140抗体として報告され[14]，対応抗原はウイルス感染を感知するRIG-Ⅰ様受容体MDA5/IFIHである．当初の呼称，CADM（clinically amyopathic dermatomyositis）にあるように，筋炎はないか，軽微である．急速進行性間質性肺炎と密接に関連し[15]，本抗体抗体価や血清フェリチン値がその病勢と関連する[16,17]．特徴的な皮疹は，逆Gottron徴候のうち，血管傷害を示唆する鉄棒血豆様の手掌紫紅色紅斑・丘疹（palmar violaceous macules/papules）と皮膚潰瘍である[18〜20]（図4）．急速進行性間質性肺炎は致死的であり，可及的速やかに，高用量ステロイド，カルシニューリン阻害薬，シクロホスファミドパルスに大量γグロブリン療法も含めた集学的治療にて救命を図る必要がある[18,21]．

抗TIF-γ抗体

TIF1-γに対する抗体は2006年に抗p155抗体または抗155/140抗体として報告され[22,23]，対応抗原の155KDa蛋白はTIF1-γ，140KDa蛋白はTIF1-αであり，またこれらの患者血清中には100KDaのTIF1-βへの抗体も含有する[24]．抗TIF1-γ抗体陽性456例のDM患者のうち，抗TIF1-α抗体のみで抗TIF1-γ抗体をもたない症例はなく，両方をもつものが62％を占め，抗TIF1-γ抗体のみ陽性例が26％，2.6％では抗TIF1-γ抗体と抗TIF1-β抗体がともに陽性であった[24]．抗原となっているTIF1-γはtripartite motif-containing（TRIM）ファミリー蛋白に属するTIF1ファミリー蛋白の1つで，p53をユビキチン化するなどの経路で発がんに対して抑制的に働くと示唆されている．

いくつかのコホート[20,22〜25]で，抗TIF1-γ抗体は小児DMで35％で陽性である[26]が，

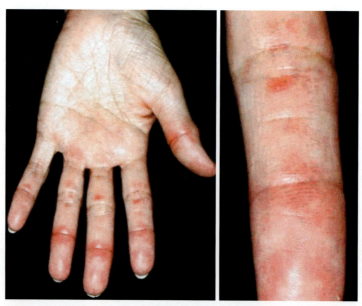

図4 抗MDA5抗体陽性患者に認められた鉄棒血豆様の手掌紫紅色紅斑・丘疹（palmar violaceous macules/papules）

成人DM患者の20～40％程度でも抗TIF1-γ抗体陽性であり，抗TIF1-γ抗体陽性成人DM患者の50～70％で内臓悪性腫瘍の合併が指摘されている[24]．悪性腫瘍の種類については特別な傾向は認められておらず，48例の抗TIF1-γ抗体陽性日本人DM患者で，肺がん14例，胃がん11例，大腸がん4例，卵巣がん4例，乳がん4例であった[24]．一方，間質性肺炎合併は15％以下である[20]．筋炎は重症ではないが，嚥下障害が高頻度である[27]．

抗TIF1-γ抗体陽性成人DM患者では，ヘリオトロープ疹，Gottron丘疹・徴候の主要徴候や，むち打ち様紅斑，Vネックサインやショールサイン，脂漏部位紅斑[28]といった暗紫紅色斑を中心に皮膚症状の頻度が高く[22,23]（図5），がん合併DMでは重篤な皮膚症状を呈するという従来の知見とも一致する．また，皮疹上の水疱形成が抗TIF1-γ抗体陽性例の44％でみられたことも報告されている[25]．

抗Mi2β抗体

抗Mi2β抗体陽性例は筋炎と皮膚症状の典型的なDMで，成人の2～45％，小児の4～10％に検出されるとされるが，本邦では少ない．ステロイド反応性は比較的良好とされている．

その他の抗体

その他，保険収載の検査では測定できないが，抗SAE抗体と抗NXP2（MJ）抗体がある．

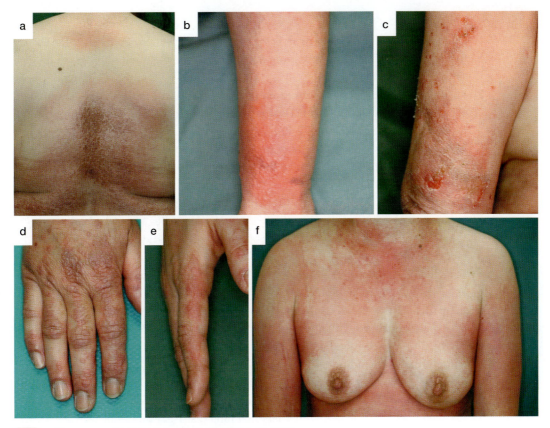

図5 抗TIF1-γ抗体陽性患者の典型的皮膚症状
a)線状（むち打ち様）紅斑と色素沈着．b)水疱形成．c)びらん化．
d)著明なGottron丘疹．e)指側面に及ぶGottron丘疹．f)紅皮症．

　抗SAE抗体は2007年に初めて見いだされ，広範で重度の皮膚症状と軽度の筋炎が特徴と報告された[29]．ただし，CADMで発症した後に嚥下障害をきたす症例は多く，一方，間質性肺炎は軽度であり，14％程度に内臓悪性腫瘍を伴う[30]．白人成人症例では6〜8％に検出されるが，本邦では2％，小児例では1％以下とされる．

　抗NXP2抗体はまず小児DM症例で同定され，20〜25％程度で陽性となるとされている．小児DM症例では，抗TIF1-γ抗体陽性例と抗NXP2抗体陽性例で半分を占めることになる．抗NXP2抗体陽性例では皮膚石灰化が高頻度である[31,32]．成人DM例では抗NXP2抗体陽性例割合に人種差があり，1.6〜17％まで幅をもつ報告がある．本邦からの報告では37.5％に内臓悪性腫瘍があるとされる[33]点は抗TIF1-γ抗体陽性例と近似しているが，抗NXP2抗体はPMでも検出されるように，皮膚症状は軽微である点は抗TIF1-γ抗体と逆である．

　DMでは，症例により，どの症状がどんな経過でどの程度発現するかがさまざまであるが，今後，筋炎特異抗体によるサブグループ分類で予後を予言し，後手に回ることのない治療方針をオーダーメイドで決める必要がある．

文　献

1) Sato S, et al : Clinical Utility of an Enzyme-Linked Immunosorbent Assay for Detecting Anti-Melanoma Differentiation-Associated Gene 5 Autoantibodies. PLoS One **11** : e0154285, 2016
2) Fujimoto M, et al : Enzyme-linked immunosorbent assays for detection of anti-transcriptional intermediary factor-1 gamma and anti-Mi-2 autoantibodies in dermatomyositis. J Dermatol Sci **84** : 272-281, 2016
3) Nishikai M, et al : Heterogeneity of precipitating antibodies in polymyositis and dermatomyositis. Characterization of the Jo-1 antibody system. Arthritis Rheum **23** : 881-888, 1980
4) Rosa MD, et al : A mammalian tRNAHis-containing antigen is recognized by the polymyositis-specific antibody anti-Jo-1. Nucleic Acids Res **11** : 853-870, 1983
5) Mathews MB, et al : Myositis autoantibody inhibits histidyl-tRNA synthetase : a model for autoimmunity. Nature **304** : 177-179, 1983
6) Mathews MB, et al : Anti-threonyl-tRNA synthetase, a second myositis-related autoantibody. J Exp Med **160** : 420-434, 1984
7) Bunn CC, et al : Autoantibodies against alanyl-tRNA synthetase and tRNAAla coexist and are associated with myositis. J Exp Med **163** : 1281-1291, 1986
8) Targoff IN : Autoantibodies to aminoacyl-transfer RNA synthetases for isoleucine and glycine. Two additional synthetases are antigenic in myositis. J Immunol **144** : 1737-1743, 1990
9) Hirakata M, et al : Anti-KS : identification of autoantibodies to asparaginyl-transfer RNA synthetase associated with interstitial lung disease. J Immunol **162** : 2315-2320, 1999
10) Betteridge Z, et al : Anti-synthetase syndrome : a new autoantibody to phenylalanyl transfer RNA synthetase (anti-Zo) associated with polymyositis and interstitial pneumonia. Rheumatology (Oxford) **46** : 1005-1008, 2007
11) Hamaguchi Y, et al : Common and distinct clinical features in adult patients with anti-aminoacyl-tRNA synthetase antibodies : heterogeneity within the syndrome. PLoS One **8** : e60442, 2013
12) Hervier B, et al : Hierarchical cluster and survival analyses of antisynthetase syndrome : phenotype and outcome are correlated with anti-tRNA synthetase antibody specificity. Autoimmun Rev **12** : 210-217, 2012
13) Lu X, et al : Factors predicting malignancy in patients with polymyositis and dermatomyostis : a systematic review and meta-analysis. PLoS One **9** : e94128, 2014
14) Sato S, et al : Autoantibodies to a 140-kd polypeptide, CADM-140, in Japanese patients with clinically amyopathic dermatomyositis. Arthritis Rheum **52** : 1571-1576, 2005
15) Chen Z, et al : Utility of anti-melanoma differentiation-associated gene 5 antibody measurement in identifying patients with dermatomyositis and a high risk for developing rapidly progressive interstitial lung disease : a review of the literature and a meta-analysis. Arthritis Care Res (Hoboken) **65** : 1316-1324, 2013
16) Matsushita T, et al : Antimelanoma differentiation-associated protein 5 antibody level is a novel tool for monitoring disease activity in rapidly progressive interstitial lung disease with dermatomyositis. Br J Dermatol **176** : 395-402, 2017
17) Gono T, et al : Serum ferritin correlates with activity of anti-MDA5 antibody-associ-

ated acute interstitial lung disease as a complication of dermatomyositis. Mod Rheumatol **21**：223-227, 2011
18) Koguchi-Yoshioka H, et al：Intravenous immunoglobulin contributes to control anti-melanoma differentiation-associated protein 5 (MDA5) antibody-associated dermatomyositis with palmar violaceous macules/papules. Br J Dermatol **177**：1442-1446, 2017
19) Fiorentino D, et al：The mucocutaneous and systemic phenotype of dermatomyositis patients with antibodies to MDA5 (CADM-140)：a retrospective study. J Am Acad Dermatol **65**：25-34, 2011
20) Hamaguchi Y, et al：Clinical correlations with dermatomyositis-specific autoantibodies in adult Japanese patients with dermatomyositis：a multicenter cross-sectional study. Arch Dermatol **147**：391-398, 2011
21) Hamada-Ode K, et al：High-dose intravenous immunoglobulin therapy for rapidly progressive interstitial pneumonitis accompanied by anti-melanoma differentiation-associated gene 5 antibody-positive amyopathic dermatomyositis. Eur J Rheumatol **2**：83-85, 2015
22) Kaji K, et al：Identification of a novel autoantibody reactive with 155 and 140 kDa nuclear proteins in patients with dermatomyositis：an association with malignancy. Rheumatology (Oxford) **46**：25-28, 2007
23) Targoff IN, et al：A novel autoantibody to a 155-kd protein is associated with dermatomyositis. Arthritis Rheum **54**：3682-3689, 2006
24) Fujimoto M, et al：Myositis-specific anti-155/140 autoantibodies target transcription intermediary factor 1 family proteins. Arthritis Rheum **64**：513-522, 2012
25) Ikeda N, et al：Analysis of dermatomyositis-specific autoantibodies and clinical characteristics in Japanese patients. J Dermatol **38**：973-979, 2011
26) Rider LG, et al：The myositis autoantibody phenotypes of the juvenile idiopathic inflammatory myopathies. Medicine (Baltimore) **92**：223-243, 2013
27) Mugii N, et al：Oropharyngeal Dysphagia in Dermatomyositis：Associations with Clinical and Laboratory Features Including Autoantibodies. PLoS One **11**：e0154746, 2016
28) Okiyama N, et al：Seborrheic area erythema as a common skin manifestation in Japanese patients with dermatomyositis. Dermatology **217**：374-377, 2008
29) Betteridge Z, et al：Identification of a novel autoantibody directed against small ubiquitin-like modifier activating enzyme in dermatomyositis. Arthritis Rheum **56**：3132-3137, 2007
30) Fujimoto M, et al：Autoantibodies to small ubiquitin-like modifier activating enzymes in Japanese patients with dermatomyositis：comparison with a UK Caucasian cohort. Ann Rheum Dis **72**：151-153, 2013
31) Gunawardena H, et al：Autoantibodies to a 140-kd protein in juvenile dermatomyositis are associated with calcinosis. Arthritis Rheum **60**：1807-1814, 2009
32) Tansley SL, et al：Calcinosis in juvenile dermatomyositis is influenced by both anti-NXP2 autoantibody status and age at disease onset. Rheumatology (Oxford) **53**：2204-2208, 2014
33) Ichimura Y, et al：Anti-NXP2 autoantibodies in adult patients with idiopathic inflammatory myopathies：possible association with malignancy. Ann Rheum Dis **71**：710-713, 2012

メラノーマと免疫

A. メラノーマの腫瘍免疫

> **ポイント**
> - 腫瘍免疫の獲得にはプライミングフェーズとエフェクターフェーズの2つの局面が重要である.
> - 細胞傷害性T細胞($CD8^+$ T細胞)と樹状細胞が, 腫瘍免疫では大きな役割を果たす.
> - 最近では, マクロファージ, 肥満細胞, NK細胞といった自然免疫を担う免疫細胞の関与とそれぞれの相互作用が注目されている.

細胞傷害性T細胞($CD8^+$ T細胞)

T細胞サブセットの中で腫瘍免疫に大きく関与しているのは, 間違いなく細胞傷害性T細胞($CD8^+$ T細胞)であろう. 腫瘍免疫が成立するには腫瘍抗原を認識するプライミングフェーズと, 腫瘍細胞を攻撃するエフェクターフェーズが重要となる. 腫瘍免疫におけるエフェクターフェーズでは, 細胞傷害性T細胞ががん細胞の提示するMHCクラスI分子と腫瘍抗原ペプチドを認識し攻撃する(図1). CD8陽性T細胞が腫瘍細胞を攻撃する際にグランザイムBとパーフォリンが重要となる. パーフォリンはグランザイムBなどの顆粒を腫瘍細胞に送り込むため, 細胞膜に貫通穴を形成する働きを有する. 一方, グランザイムは蛋白質分解酵素(セリンプロテアーゼファミリー)であり, 最終的にＤＮＡ分解酵素が放出されるように働く. また, グランザイムは細胞内のミトコンドリアを破壊することによってアポトーシスを誘導する. 詳細は免疫チェックポイント阻害薬に関する別稿で解説するが, がん細胞にPD-L1分子が発現している場合, 細胞傷害性T細胞が発現するPD-1分子が結合し, 細胞傷害性T細胞は抗腫瘍効果を抑制する. このPD-1/PD-L1の結合を阻害するのが抗PD-1抗体である.

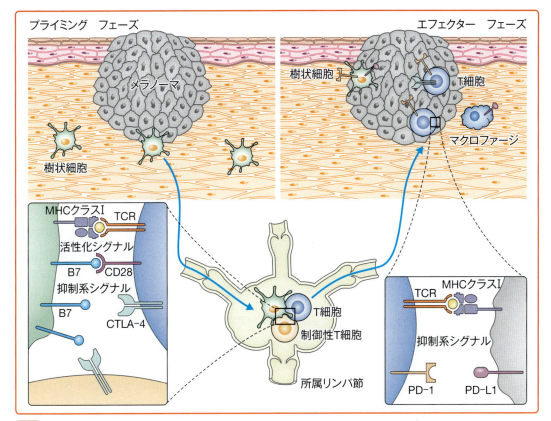

図1 腫瘍免疫獲得のプロセス

腫瘍免疫獲得には2つの重要な局面が存在する．1つが樹状細胞が役割の中心となるプライミングフェーズ，もう1つが細胞傷害性T細胞が大きく関与するエフェクターフェーズである．両局面で関与する分子および免疫細胞を図示した．

[Seidel JA, et al：Front Oncol 8：86, 2018をもとに筆者作成]

樹状細胞

　腫瘍免疫を獲得する際，種々の免疫細胞を制御する指揮官にあたるのが樹状細胞である．樹状細胞は，細胞傷害性T細胞，ナチュラルキラー（NK）細胞，マクロファージおよび他の白血球を活性化し，インターフェロンやIL-12の産生を促すことで腫瘍細胞を攻撃する．

　皮膚に存在する樹状細胞に特徴的な役割が抗原の検出および捕捉であり，また所属リンパ節への抗原遊走である．つまり，前述のプライミングフェーズである．プライミングフェーズでは，腫瘍局所でがん抗原を取り込んだ樹状細胞は活性化しながら所属リンパ節に遊走する．所属リンパ節ではがん抗原をナイーブT細胞に提示し，樹状細胞表面のB7分子とT細胞表面のCD28分子が結合する．その後，T細胞は活性化する．しかし，樹状細胞表面のB7分子がCTLA-4分子と結合すると，T細胞が不活性化する（図1）．こちらも詳細は免疫チェックポイント阻害薬に関する別稿で解説するが，このCTLA-4からの負のシグナルを阻害するのが抗CTLA-4抗体であるイピリムマブである．

既存の報告によると，CD1a$^+$CD208$^+$樹状細胞（未熟樹状細胞および成熟樹状細胞）の密度は，原発腫瘍における活性化Tリンパ球の数と有意に相関する[1]．さらに，CD1a$^+$CD208$^+$樹状細胞の浸潤の程度はメラノーマの腫瘍の厚さと強い逆相関を示し，成熟樹状細胞の高い腫瘍周囲密度はより長い生存と関連している[1]．

CD123$^+$細胞である形質細胞様樹状細胞（plasmacytoid dendritic cell：pDC）は，インターフェロンの重要な供給源である．腫瘍微小環境中のpDCは不活性で丸い形状であり，制御性T細胞の誘導を介して免疫抑制を媒介すると考えられている[2]．さらに，メラノーマにおける好中球およびpDCの浸潤は独立した予後不良因子との報告がある[2]．

Th9細胞

CD4陽性T細胞サブセットはいくつか分類されている．皮膚科領域で言えば，接触皮膚炎に重要なTh1細胞，アトピー性皮膚炎に関連するTh2細胞，乾癬治療の標的であるTh17細胞などが挙げられる．それ以外にも，Th9細胞，Th22細胞などが知られている．この中でTh9細胞がメラノーマにおける腫瘍免疫で重要な役割を果たしていることを，近年われわれは明らかにした．

ニボルマブを用いて治療した進行期悪性黒色腫患者46人の治療前と3回目の投与終了後の2点で末梢血を採取し，解析を行った．フローサイトメトリーを用いて，末梢血単核球（peripheral blood mononuclear cells：PBMC）中のCD8$^+$T細胞とCD4$^+$T細胞の分画を詳しく調べた．IFN-γを産生するTh1，IL-4を産生するTh2，以下，Th17，Th9，Th22について，治療前後，奏効群，不応群で比較した．また，CD8$^+$T細胞については IFN-γ^+CD8$^+$T細胞について調べた．腫瘍免疫とかかわると考えられるIFN-γ^+CD4$^+$T細胞やIFN-γ^+CD8$^+$T細胞では，2群間で有意な差は認められなかった．また，Th2，Th17，Th22でも有意な差は認められず，唯一，奏効群と不応群で差がみられたのはIL-9$^+$CD4$^+$T細胞分画，Th9であり，治療奏効群において治療後に有意に上昇していた．

CD8$^+$T細胞の細胞傷害性にIL-9が影響するか検討を行った．われわれは健常者PBMCをIL-9中和抗体存在下で培養し，CD8$^+$T細胞中のグランザイムBとパーフォリンの発現をフローサイトメトリーで調べた．その結果，IL-9中和抗体存在下ではCD8$^+$T細胞中のグランザイムBとパーフォリンの発現が低下することを見いだした．以上より，IL-9はCD8$^+$T細胞中のグランザイムBとパーフォリンの発現を亢進する働きがあることがわかった．

以上の結果から，ニボルマブで抗腫瘍効果が認められた患者ではTh9細胞が薬理作用に関与する可能性が示唆された．その作用機序として，IL-9がCD8$^+$T細胞内のグランザイムBとパーフォリンの発現を亢進し，腫瘍細胞の傷害にかかわる可能性が示唆された[3]．

NK 細胞

近年，NK 細胞と腫瘍免疫の関係が注目されている．NK 細胞は自然免疫担当細胞，すなわち感作なしに自発的に標的細胞を排除することができる細胞であるため，腫瘍免疫のエフェクターフェーズで重要な役割を担う．NK 細胞は MHC クラス I を発現していない細胞を標的とし，攻撃する．さらに，NK 細胞は樹状細胞の成熟を促進し，炎症性サイトカインの産生を促す．NK 細胞活性化受容体は，キラー Ig 様受容体（KIR），C 型レクチン様受容体（NKG2）および天然細胞毒性受容体（NCR）のいくつかの異なるクラスに属する[4]．NK 細胞はメラノーマ腫瘍内への浸潤は少なく，大部分は腫瘍周辺領域に存在することが知られている[5]．

転移リンパ節には NCR および NKG2D 活性化レセプターの共発現を示す成熟 CD56 強陽性 $CD16^+$ NK 細胞が多く存在する．転移リンパ節由来 NK 細胞は本来不活性であるが，サイトカインシグナルによって活性化されうることが知られている[4]．

マクロファージ

末梢組織において，マクロファージは M1 および M2 マクロファージの 2 つに分類され，さまざまな刺激に応答し，異なる反応を引き起こす[6]．M1 マクロファージは，炎症性サイトカイン［腫瘍壊死因子（tumor necrosis factor：TNF）-α，インターロイキン（IL）-1β，および IL-12］，抗原提示に必要な細胞表面分子の制御［MHC II，CD80 および CD86］，T ヘルパー（Th）1 応答の促進，および強力な殺腫瘍力を担う．一方で活性化された M2 マクロファージは，組織リモデリングおよび腫瘍促進に関与する．M2 マクロファージは，抑制性サイトカインである IL-10，または IL-6，IL-23 および transforming growth factor（TGF）-β の産生，および MHC II，CD80 および CD86 の発現低下を誘導し，免疫抑制機能を発揮する．メラノーマ腫瘍組織ではマクロファージは高密度に存在し，M1 および M2 細胞が単独で働く場合，また腫瘍浸潤リンパ球（tumor infiltrating lymphocyte：TIL）などと相互作用することが知られている[6]．

腫瘍関連マクロファージ（tumor associated macrophage：TAM）の数は，メラノーマ患者の予後不良と関連している[7]．TAM は腫瘍浸潤および転移に関与する．$CD103^+$ マクロファージが腫瘍間質に浸潤し，$CD68^+/CD163^-$ マクロファージが腫瘍の浸潤先端部に存在するメラノーマは全生存率が低い[8]．

TAM は血管内皮成長因子（VEGF）-C などの因子の放出を介し，腫瘍の進行およびリンパ節の転移を促進する[9]．メラノーマモデルマウスでは，マクロファージは，IL-1β，TNF-α およびそれらの受容体の発現を増強し，腫瘍細胞と接触することで VEGF-C の発現を亢進する．同様に，TAM が発現するシクロオキシゲナーゼ（COX）-2 は，メラノーマ進行のバイオマーカーとなりうる[10]．メラノーマ細胞はマクロファージにおける COX-2 産生を促進する．腫瘍細胞と TAM の両方によって発現されるウロキナーゼ型プラスミ

ノーゲンアクチベーター受容体（uPAR）およびマトリックスメタロペプチダーゼ-9（MMP-9）は，腫瘍浸潤を促進する[11]．しかしながら，メラノーマとTAMの関連は不明な点も多く，今後のさらなる解析が待たれる．

肥満細胞

メラノーマのみならず，さまざまな腫瘍組織において肥満細胞の浸潤は多く，肥満細胞の増加とがんの予後について報告されている．腫瘍組織における肥満細胞の浸潤が予後良好因子として報告されているのが，乳がん，肝細胞がん，びまん性大細胞型B細胞リンパ腫である．乳がんでは肥満細胞の浸潤がわずかでもみられた場合，予後がよいとの報告がある[12]．肝細胞がんでは，肥満細胞の浸潤が多い症例のほうが再発が遅い[13]．びまん性大細胞型B細胞リンパ腫に関しては肥満細胞の数が多いほど，予後がよい[14]．

一方，メラノーマをはじめとし，大腸がん，胃がん，膵がん，皮膚リンパ腫，ホジキンリンパ腫に関しては，肥満細胞の浸潤は予後悪化因子として報告されている．大腸がんでは微小血管および肥満細胞の密度が高いほど転移しやすく，生存率も低い[15]．さらに，腫瘍辺縁部分における肥満細胞の密度が腫瘍進展と相関するとの報告もある[16]．大腸ポリープでは肥満細胞とその前駆細胞が炎症維持に関与し，がん化に関与する[17]．浸潤型のメラノーマでは色素性母斑やメラノーマ in situ に比べて肥満細胞の数が多い[18]．肥満細胞の浸潤が多くみられるメラノーマでは微小血管の数が増加し，予後が悪いとの報告もある[19]．膵がんでは正常の膵臓組織に比べ肥満細胞の数が増加している[20]．また，腫瘍辺縁部の肥満細胞の数が，浸潤，転移，進行度に相関する[21]．皮膚リンパ腫では肥満細胞の浸潤の数が予後悪化因子となる[22]．ホジキンリンパ腫では肥満細胞の浸潤が多いほど，再発による予後が悪い[22]．

肥満細胞の浸潤と予後との相関に2つの相反する報告があるのが，食道扁平上皮がん，肺がん，前立腺がんである．食道扁平上皮がんは肥満細胞がIL-17産生による抗腫瘍免疫の維持に関与し，予後良好の予測因子であるとの報告がある[23]．一方，腫瘍辺縁の肥満細胞の浸潤の多さが腫瘍増大に関与するとの報告もある[24]．非小細胞がん性肺がんでは肥満細胞の浸潤数が多いほど5年生存率がよいとされる一方，肺腺がんでは肥満細胞の浸潤数が血管新生に関与し予後悪化因子となる[25〜27]．前立腺がんでは腫瘍内の肥満細胞が血管新生や腫瘍増大に抑制的に働くとする報告がある[28]．しかしながら，腫瘍辺縁の肥満細胞は腫瘍増殖に関与する[28]．

このように，がんにおける肥満細胞の関与は，腫瘍抑制に働くのか，腫瘍増大に働くのか，がん腫により異なり，また腫瘍環境により異なることが示唆される．これら相反する作用は肥満細胞と他の免疫細胞の相互作用による部分が多い．

腫瘍組織における免疫細胞の相互作用

　肥満細胞と他の免疫細胞の相互作用は古くから知られている．われわれも接触皮膚炎モデルを用いて，肥満細胞と樹状細胞が相互作用し接触皮膚炎感作相で重要な役割を果たしていることを報告している[29]．これら相互作用は肥満細胞と樹状細胞の細胞間接着によることもわかっている．実際，細胞間接着のみならず産生するサイトカインなどを介して，肥満細胞は制御性T細胞，骨髄系由来サプレッサー細胞(myeloid-derived suppressor cells：MDSC)とも相互作用するといわれている．他の免疫細胞との相互作用を介して，肥満細胞は自然免疫，獲得免疫の両方を調整する．その結果，腫瘍増大に関与することもあり，また反対に抗腫瘍免疫を促進することがある．

　肥満細胞が産生するメディエーターの中でもっとも有名な1つであるヒスタミンは，がん進展に伴う慢性炎症を調整する可能性が示唆されている．ヒスタミンは組織ごとに発現が異なる4つのG蛋白関連受容体に結合し異なる作用を発揮する．さらに，ヒスタミンはT細胞に対し直接的，間接的に作用することも知られている．たとえば，炎症により肥満細胞から放出されたヒスタミンは，ヒスタミン受容体タイプ1(H1R)を介してTh1反応を促進する．一方，ヒスタミン受容体タイプ2(H2R)を介してTh1およびTh2反応を抑制する[30]．一方，末梢単核球のH2Rにヒスタミンが作用した場合，IL-10の産生を促進し，IL-12の産生を抑制する結果，ナイーブ$CD4^+$ T細胞をTh2細胞へと分化誘導に促進する[31]．したがって，過剰なヒスタミン産生は，通常はTh1反応による制御されている感染や腫瘍に対する免疫を，Th2優位にすることで減弱させる可能性がある．さらに，ヒスタミンは制御性T細胞の局所への誘導にも関与しており，炎症の局所を免疫抑制へと向かわせる．このようにヒスタミン受容体による複雑な免疫応答の誘導を利用して，アレルギー分野のみならず腫瘍においても治療ターゲットとなる可能性が検討されている．たとえば，H2Rのアンタゴニストはいくつかの大腸がん細胞株の増殖を抑制し，またマウスに移植したこれら大腸がんやメラノーマの増殖も抑制することが報告されている[32]．

　肥満細胞はOX40/OX40リガンド(OX40L)を介して制御性T細胞に2つの反する作用を有する(図1)．制御性T細胞は肥満細胞表面のOX40Lを介してヒスタミンの放出を抑制する[33]．一方，IL-6存在下において，肥満細胞はOX40を介して制御性T細胞をIL-17産生細胞へと分化誘導しうる[34]．炎症性腸疾患の組織ではOX40/OX40Lの発現が過剰であり，肥満細胞のOX40Lと制御性T細胞のOX40の相互作用は腸炎や炎症性腸疾患による大腸がんの発生に関与している可能性がある[35]．

　肥満細胞と制御性T細胞の相互作用はがん環境下でどのように作用するか解明されつつある．マウス大腸ポリープモデルにおいて，IL-17産生制御性T細胞の増殖により肥満細胞は増加する．これらが腫瘍を増大させる炎症反応を形成する[36]．肥満細胞はMDSCの活性を促し，免疫逃避を誘導することで大腸ポリープの発生に寄与することも報告されている[37]．メラノーマにおいても，肥満細胞がMDSCの免疫逃避機構に関与することが知られている[38]．MDSCが産生するIL-17は制御性T細胞を誘導し，肥満細胞の生存に関与する可能性も示唆されている[39]．これらの報告より，肥満細胞は制御性T細胞およ

びMDSCと相互作用し，免疫逃避環境を形成することで腫瘍の発生，進展に有利な環境を形成することが示唆される．したがって，これら細胞の相互作用は新規がん治療の標的となりうるだろう．

 文　献

1) Ladanyi A, et al：Density of DC-LAMP（+）mature dendritic cells in combination with activated T lymphocytes infiltrating primary cutaneous melanoma is a strong independent prognostic factor. Cancer Immunol Immunother **56**：1459-1469, 2007
2) Jensen TO, et al：Intratumoral neutrophils and plasmacytoid dendritic cells indicate poor prognosis and are associated with pSTAT3 expression in AJCC stage I/II melanoma. Cancer **118**：2476-2485, 2012
3) Nonomura Y, et al：Peripheral blood Th9 cells are a possible pharmacodynamic biomarker of nivolumab treatment efficacy in metastatic melanoma patients. Oncoimmunology **5**：e1248327, 2016
4) Messaoudene M, et al：Mature cytotoxic CD56（bright）/CD16（+）natural killer cells can infiltrate lymph nodes adjacent to metastatic melanoma. Cancer Res **74**：81-92, 2014
5) McKay K, et al：Association between natural killer cells and regression in melanocytic lesions. Hum Pathol **42**：1960-1964, 2011
6) Chanmee T, et al：Tumor-associated macrophages as major players in the tumor microenvironment. Cancers（Basel）**6**：1670-1690, 2014
7) Varney ML, et al：Tumour-associated macrophage infiltration, neovascularization and aggressiveness in malignant melanoma：role of monocyte chemotactic protein-1 and vascular endothelial growth factor-A. Melanoma Res **15**：417-425, 2005
8) Jensen TO, et al：Macrophage markers in serum and tumor have prognostic impact in American Joint Committee on Cancer stage I/II melanoma. J Clin Oncol **27**：3330-3337, 2009
9) Peppicelli S, et al：Inflammatory cytokines induce vascular endothelial growth factor-C expression in melanoma-associated macrophages and stimulate melanoma lymph node metastasis. Oncol Lett **8**：1133-1138, 2014
10) Bianchini F, et al：Expression of cyclo-oxygenase-2 in macrophages associated with cutaneous melanoma at different stages of progression. Prostaglandins Other Lipid Mediat **83**：320-328, 2007
11) Marconi C, et al：Tumoral and macrophage uPAR and MMP-9 contribute to the invasiveness of B16 murine melanoma cells. Clin Exp Metastasis **25**：225-231, 2008
12) Rajput AB, et al. Stromal mast cells in invasive breast cancer are a marker of favourable prognosis：a study of 4,444 cases. Breast Cancer Res Treat **107**：249-257, 2008
13) Chen L, et al：Viral and host inflammation-related factors that can predict the prognosis of hepatocellular carcinoma. Eur J Cancer **48**：1977-1987, 2012
14) Hedström G, et al：Mast cell infiltration is a favourable prognostic factor in diffuse large B-cell lymphoma. Br J Haematol **138**：68-71, 2007
15) Gulubova M, et al：Prognostic significance of mast cell number and microvascular density for the survival of patients with primary colorectal cancer. J Gastroenterol Hepatol **24**：1265-1275, 2009

16) Malfettone A, et al：High density of tryptase-positive mast cells in human colorectal cancer：a poor prognostic factor related to protease-activated receptor 2 expression. J Cell Mol Med **17**：1025-1037, 2013
17) Gounaris E, et al：Mast cells are an essential hematopoietic component for polyp development. Proc Natl Acad Sci U S A **104**：19977-19982, 2007
18) Duncan LM, et al：Increased mast cell density in invasive melanoma. J Cutan Pathol **25**：11-15, 1998
19) Ribatti D, et al：Tumor vascularity and tryptase-positive mast cells correlate with a poor prognosis in melanoma. Eur J Clin Invest **33**：420-425, 2003
20) Esposito I, et al：Inflammatory cells contribute to the generation of an angiogenic phenotype in pancreatic ductal adenocarcinoma. J Clin Pathol **57**：630-636, 2004
21) Cai SW, et al：Prognostic significance of mast cell count following curative resection for pancreatic ductal adenocarcinoma. Surgery **149**：576-584, 2011
22) Rabenhorst A, et al：Mast cells play a protumorigenic role in primary cutaneous lymphoma. Blood **120**：2042-2054, 2012
23) Wang B, et al：Mast cells expressing interleukin 17 in the muscularis propria predict a favorable prognosis in esophageal squamous cell carcinoma. Cancer Immunol Immunother **62**：1575-1585, 2013
24) Fakhrjou A, et al：Prognostic value of tumor-infiltrating mast cells in outcome of patients with esophagus squamous cell carcinoma. J Gastrointest Cancer **45**：48-53, 2014
25) Welsh TJ, et al：Macrophage and mast-cell invasion of tumor cell islets confers a marked survival advantage in non-small-cell lung cancer. J Clin Oncol **23**：8959-8967, 2005
26) Imada A, et al：Mast cells correlate with angiogenesis and poor outcome in stage I lung adenocarcinoma. Eur Respir J **15**：1087-1093, 2000
27) Takanami I, et al：Mast cell density is associated with angiogenesis and poor prognosis in pulmonary adenocarcinoma. Cancer **88**：2686-2692, 2000
28) Johansson A, et al：Mast cells are novel independent prognostic markers in prostate cancer and represent a target for therapy. Am J Pathol **177**：1031-1041, 2010
29) Otsuka A, et al：Requirement of interaction between mast cells and skin dendritic cells to establish contact hypersensitivity. PLoS One **6**：e25538, 2011
30) Jutel M, et al：Histamine regulates T-cell and antibody responses by differential expression of H1 and H2 receptors. Nature **413**：420-425, 2001
31) Morgan RK, et al：Histamine 4 receptor activation induces recruitment of FoxP3+ T cells and inhibits allergic asthma in a murine model. J Immunol **178**：8081-8089, 2007
32) Medina VA, et al：Histamine receptors and cancer pharmacology. Br J Pharmacol **161**：755-767, 2010
33) Gri G, et al：CD4+CD25+ regulatory T cells suppress mast cell degranulation and allergic responses through OX40-OX40L interaction. Immunity **29**：771-781, 2008
34) Piconese S, et al：Mast cells counteract regulatory T-cell suppression through interleukin-6 and OX40/OX40L axis toward Th17-cell differentiation. Blood **114**：2639-2648, 2009
35) Souza HS, et al：Expression of lymphocyte-endothelial receptor-ligand pairs, alpha-4beta7/MAdCAM-1 and OX40/OX40 ligand in the colon and jejunum of patients with inflammatory bowel disease. Gut **45**：856-863, 1999

36) Gounaris E, et al：T-regulatory cells shift from a protective anti-inflammatory to a cancer-promoting proinflammatory phenotype in polyposis. Cancer Res **69**：5490-5497, 2009
37) Dennis KL, et al：Adenomatous polyps are driven by microbe-instigated focal inflammation and are controlled by IL-10-producing T cells. Cancer Res **73**：5905-5913, 2013
38) Saleem SJ, et al：Cutting edge：mast cells critically augment myeloid-derived suppressor cell activity. J Immunol **189**：511-515, 2012
39) Yang Z, et al：Mast cells mobilize myeloid-derived suppressor cells and Treg cells in tumor microenvironment via IL-17 pathway in murine hepatocarcinoma model. PLoS One **5**：e8922, 2010

メラノーマと免疫

B. メラノーマに対する免疫チェックポイント阻害薬

ポイント

- 免疫チェックポイント阻害薬は，抗腫瘍効果をもつ細胞傷害性T細胞の機能を活性化させることで治療効果を発揮する．
- プライミングフェーズで作用するのが抗CTLA-4抗体であるイピリムマブであり，エフェクターフェーズで作用するのが抗PD-1抗体であるニボルマブとペムブロリツマブである．
- 効果を予測するバイオマーカーとして，PD-L1の発現，腫瘍内に浸潤しているT細胞数，腫瘍組織遺伝子変異総量の3つがある．
- 免疫関連有害事象（immune-related adverse event：irAE）と呼ばれる，免疫チェックポイント阻害薬に特徴的な副作用に注意が必要である．

がん免疫療法の登場

進行期メラノーマ治療は大きく変化している．2013年，Sience誌の選ぶ"Breakthrough of the year"の第1位にがん免疫療法が選出された．このがん免疫療法の主役となるのが免疫チェックポイント阻害薬である．抗CTLA-4抗体や抗PD-1抗体といった免疫チェックポイント阻害薬は，メラノーマのみならず多くのがん腫で効果的である[1]．これら治療は抗腫瘍効果をもつ細胞傷害性T細胞の機能を活性化させることで治療効果を発揮する新規免疫療法として注目を集めている．本稿では免疫チェックポイント阻害薬について，基礎的な側面から効果と副作用について解説する．

1975年にダカルバジン（DTIC）がメラノーマ治療に保険適用となってから，30年以上にわたってDTICを超える治療法が開発されない不遇の時期が続いた．米国では高用量IL-2がメラノーマ治療に効果的であることが報告され，保険適用となった．その間，本邦では抗がん薬3剤およびインターフェロンγを併用したDAVferon療法が進行期メラノーマに対する治療法および術後補助療法の主流であった．2011年，抗CTLA-4抗体であるイピリムマブが初めてDTICに比べ効果のある治療として報告された[2]．がん免疫療

法の幕開けである．その後，メラノーマに対する新規治療は次々と報告される．メラノーマの新薬は大きく2つに分類される．1つはイピリムマブに代表される免疫チェックポイント阻害薬，もう1つが分子標的薬である．免疫チェックポイント阻害薬は現在のところ，抗CTLA-4抗体，および抗PD-1抗体が本邦にて上市されている．T細胞活性化を抑制するシグナルに関連する分子を免疫チェックポイント分子と呼び，この阻害薬を免疫チェックポイント阻害薬という．一方，分子標的薬はメラノーマ細胞内の遺伝子変異を標的とした薬剤である．BRAF阻害薬であるベムラフェニブは本邦でも使用可能である．2003年，Nature誌にメラノーマの66％にBRAF遺伝子変異があると報告された[3]．その後，メラノーマBRAF遺伝子はV600E変異が多いことがわかり，このBRAF変異を標的とした分子標的薬であるベムラフェニブ，ダブラフェニブが登場した．さらにBRAFシグナルの下流にあるMEKに対する阻害薬であるトラメチニブが登場し，ダブラフェニブとトラメチニブの併用療法が高い治療効果を発揮することが明らかとなった[4]．

免疫チェックポイント阻害薬のメカニズム

　生体ががん細胞を認識し，攻撃するうえで免疫学的に2つの重要な局面が存在する．1つは腫瘍を外敵として認識するためのプライミングフェーズ，もう1つが腫瘍を攻撃するためのエフェクターフェーズである(図1)．プライミングフェーズでは腫瘍局所でがん抗原を取り込んだ樹状細胞が活性化しながら所属リンパ節に遊走する．所属リンパ節ではがん抗原をナイーブT細胞に提示し，樹状細胞表面のB7分子とT細胞表面のCD28分子が結合する．その後，T細胞は活性化する．しかし，樹状細胞表面のB7分子がCTLA-4分子と結合すると，T細胞が不活性化する．このCTLA-4からの負のシグナルを阻害するのが抗CTLA-4抗体であるイピリムマブである．CTLA-4分子は活性化したT細胞上にも発現が亢進するが，制御性T細胞に発現する．CTLA-4は大部分が細胞内小胞に局在しており，免疫学的シナプスにおける活性化時に一時的にしか発現しないことが知られている．一方，エフェクターフェーズでは細胞傷害性T細胞(CD8陽性T細胞)ががん細胞の提示するMHCクラスⅠ分子と腫瘍抗原ペプチドを認識し攻撃する．がん細胞にPD-L1分子が発現している場合，細胞傷害性T細胞が発現するPD-1分子が結合し，細胞傷害性T細胞は抗腫瘍効果を抑制する．このPD-1/PD-L1の結合を阻害するのが抗PD-1抗体である．
　したがって，これまでプライミングフェーズでは抗CTLA-4抗体が作用し，エフェクターフェーズでは抗PD-1抗体が作用するものと考えられてきた．しかし近年，PD-1シグナルの下流にT細胞共刺激分子であるCD28が同定された[5,6]．抗PD-1抗体を使用した患者体内ではCD28$^+$ T細胞が優先的に増殖していた．PD-L1と結合したPD-1分子はLckキナーゼによりリン酸化され，CD28分子の近接へと移動する．リン酸化されたPD-1分子はShp2分子を誘導し，CD28を脱リン酸化することでCD28からのシグナルを終結させ，細胞増殖を阻害する．これら発見により，抗PD-1抗体はエフェクターフェーズのみならず，プライミングフェーズにおいても作用する可能性が示唆された(図2)．

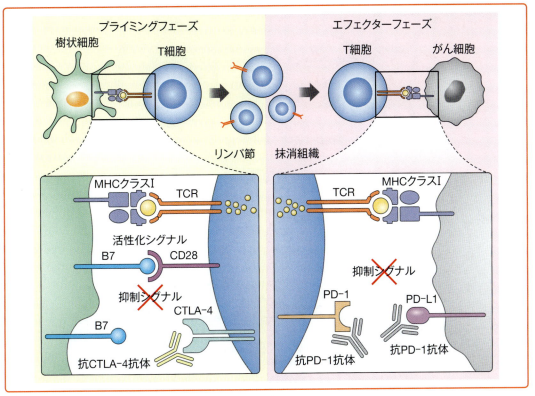

図1 免疫チェックポイント阻害薬のメカニズム

プライミングフェーズにおいて，所属リンパ節ではがん抗原をナイーブT細胞に提示する．樹状細胞表面のB7分子とT細胞表面のCD28分子が結合することで，T細胞は活性化する．しかし，樹状細胞表面のB7分子がCTLA-4分子と結合すると，T細胞が不活性化する．このCTLA-4からの負のシグナルを阻害するのが抗CTLA-4抗体であるイピリムマブである．エフェクターフェーズでは，細胞傷害性T細胞ががん細胞の提示するMHCクラスI分子と腫瘍抗原ペプチドを認識し攻撃する．一部がん細胞に発現しているPD-L1分子と細胞傷害性T細胞が発現するPD-1分子が結合すると，細胞傷害性T細胞は抗腫瘍効果を発揮できなくなる．このPD-1/PD-L1の結合を阻害するのが抗PD-1抗体であるニボルマブである．

バイオマーカー

抗CTLA-4抗体および抗PD-1抗体は，それぞれ10％，20〜40％の奏効率を有する．薬剤費も高額であり，重篤な副作用も問題となるため，反応を予測するバイオマーカーの同定が必要となっている．現在のところ，3つのバイオマーカーが広く知られている．1つ目はがん細胞が発現するPD-L1である．PD-L1の発現の有無はメラノーマの予後と相関することが報告されている[7]．抗PD-1抗体が作用するには，PD-1/PD-L1による細胞傷害性T細胞の機能低下が必要となる．PD-L1の発現が高いメラノーマほど，抗PD-1抗体の反応性が高い[8]．2つ目は腫瘍内に浸潤しているT細胞（tumor infiltrating lymphocyte：TIL）の数である．TILはがん免疫において非常に重要である．抗PD-1抗体の1つであるペムブロリズマブを用いた研究によると，抗PD-1抗体反応症例では治療前に腫瘍および腫瘍周辺にCD8$^+$細胞傷害性T細胞が多くみられ，治療とともにその数は増加する[9]．一方，抗PD-1抗体無効症例では治療前にCD8$^+$細胞傷害性T細胞が少なく，治療

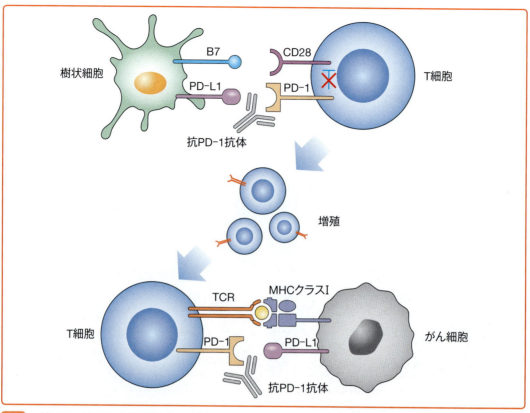

図2 抗PD-1抗体の作用メカニズム
抗PD-1抗体を使用した患者体内ではCD28陽性T細胞が優先的に増殖していた．PD-L1と結合したPD-1分子はLckキナーゼによりリン酸化され，CD28分子の近接へと移動する．リン酸化されたPD-1分子はShp2分子を誘導し，CD28を脱リン酸化することでCD28からのシグナルを終結させ，細胞増殖を阻害する．これら発見により，抗PD-1抗体はエフェクターフェーズのみならずプライミングフェーズにおいても作用する可能性が示唆された．

後にもその数に変化がない．このことから，TILが抗PD1抗体の治療効果に大きな影響を与えることが示唆される．最後が腫瘍組織遺伝子変異総量（mutation burden）である．抗CTLA-4抗体であるイピリムマブの反応例に関して，メラノーマ細胞の遺伝子変異数と相関しているとの報告がなされた[10]．多くの遺伝子変異を有するメラノーマのほうが免疫療法の反応がよいことは興味深い．これは遺伝子変異が多くなるとがん細胞が，いわゆるneoantigenと呼ばれる新規標的ペプチドを有する可能性が高いことを意味する[10]．近年，腸内細菌叢が免疫チェックポイント阻害薬の有効性に影響を与えている可能性があることがマウスの研究で報告された[11]．今後，腸内細菌叢がヒトでも同様の影響があるか研究結果が待たれる．

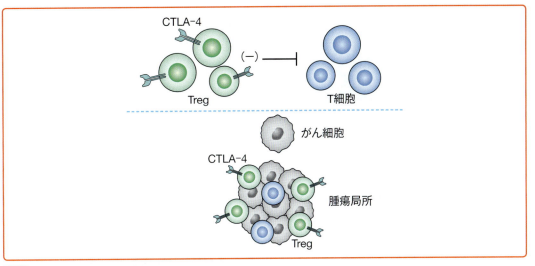

図3 CTLA-4分子と制御性T細胞
腫瘍局所に存在する制御性T細胞は，細胞傷害性T細胞によるがん細胞の攻撃を阻害する働きを有する．また，腫瘍局所に存在する制御性T細胞は，細胞傷害性T細胞による攻撃からがんを守る．

制御性T細胞

　CTLA-4分子は制御性T細胞にも発現しており，腫瘍免疫でT細胞の機能を抑制し腫瘍増大へと導く[12]（図3）．また，腫瘍局所に存在する制御性T細胞は，細胞傷害性T細胞によるがん細胞の攻撃を阻害する働きを有する[12]．抗CTLA-4抗体であるイピリムマブは制御性T細胞に発現しているCTLA-4分子に作用し，細胞傷害性T細胞の不活化を阻害する．さらに，ADCC活性（antibody-dependent-cellular-cytotoxicity，抗体依存性細胞傷害）により腫瘍局所に存在する制御性T細胞を減少させ，抗腫瘍効果を高める可能性がある[13]（図4）．実際，イピリムマブ反応例のメラノーマでは制御性T細胞の数が減弱することが報告されている[14]．

　さらに興味深いことに，制御性T細胞は細胞表面にPD-L1を発現しており，B細胞が発現するPD-1と結合することで自己抗体の産生を阻害しているとの報告もある[15]．このことから，抗PD-1抗体も制御性T細胞の機能を調整する可能性がある．

免疫関連有害事象（irAE）

　イピリムマブ，ニボルマブ，ペムブロリツマブなどの免疫チェックポイント阻害薬が引き起こす副作用は免疫関連疾患が多く，免疫関連有害事象（immune-related adverse event：irAE）と呼ばれる．免疫チェックポイント阻害薬が引き起こす副作用のうち，主な疾患と注意すべき疾患を図にまとめた（図5）．一般的に頻度の高い副作用に，下垂体炎，甲状腺機能障害，肝炎，腸炎が挙げられる．また，症状の伴わない血液検査所見の異常も

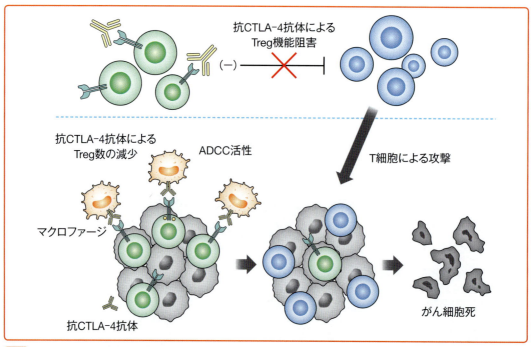

図4 抗CTLA-4抗体の作用メカニズム
抗CTLA-4抗体であるイピリムマブは制御性T細胞に発現しているCTLA-4に作用し，T細胞の不活化を阻害する．さらにADCC活性により腫瘍局所に存在する制御性T細胞を減少させ，抗腫瘍効果を高めることが考えられている．

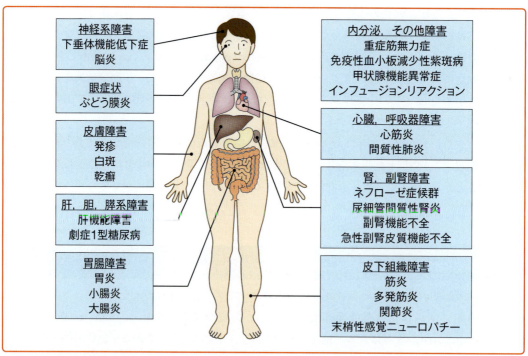

図5 注意すべきirAE
一般的なirAEと，頻度は少ないながらも重篤になりやすく注意が必要なirAEを図にまとめた．

多く観察される．注意が必要で重篤な irAE として，重症筋無力症，心筋炎，劇症 1 型糖尿病，特発性血小板減少性紫斑病などがある．これら irAE の病態機序に関しては不明な点が多い．イピリムマブが引き起こす下垂体炎に関しては，下垂体そのものに CTLA-4 分子が発現し，補体を介して障害を起こすとの報告がある[16]．またわれわれは，ニボルマブにて特発性血小板減少性紫斑病を発症した患者では，治療前の B 細胞表面 PD-1 の発現が他のメラノーマ患者より高いことを見いだし報告した[17]．PD-1 抗体を使用後に乾癬が誘発されることも報告されている．ADAMTSL5 は一部メラノサイトが発現する分子であり，乾癬の表皮内に浸潤した $CD8^+$ T 細胞の標的として近年同定された[18]．われわれは，この ADAMTSL5 がニボルマブ誘発性の乾癬を発症した患者のメラノーマ病変部で発現していることを発見した[19]．ADAMTSL5 特異的 T 細胞が乾癬の病態形成に関与している可能性がある．

制御性 T 細胞と免疫関連有害事象（irAE）

イピリムマブ，ニボルマブともに免疫チェックポイント阻害薬が引き起こす副作用，つまり免疫関連有害事象（irAE）は制御性 T 細胞の機能阻害で説明できる可能性が高い．IPEX（immune dysregulation, polyendocrinopathy, enteropathy, X-linked）症候群は，制御性 T 細胞のマスター転写因子である *FOXP3* 遺伝子に変異を有する[20]．このため，IPEX 症候群の患者では制御性 T 細胞が著しく減少しているか，欠損している．IPEX 症候群では，自己免疫性の腸疾患，1 型糖尿病や甲状腺炎などの甲状腺疾患，さらに紅皮症，乾癬様皮疹などの皮膚症状が主症状としてみられる[20]．また一部症例では，肝障害，自己免疫性溶血性貧血，自己免疫性血小板減少，関節炎なども報告されている[20]．これら IPEX 症候群の症状は，イピリムマブ，ニボルマブともに起こりうる irAE と一致する．イピリムマブ反応例では制御性 T 細胞の減少が報告されているものの，irAE と制御性 T 細胞の数に関してはいまだ報告はない．今後は臨床でのデータ集積と解析が必要となるだろう．

チェックポイント阻害薬の今後

免疫チェックポイント阻害薬を用いた治療には一定の無効症例が存在する．そのため，治療効果を上げるための多くの併用療法の可能性が検討されている．近年，抗 CTLA-4 抗体であるイピリムマブと抗 PD-1 抗体であるニボルマブの併用療法が高い治療効果を発揮することが報告された[21]．詳細な機序は依然不明であるが，イピリムマブとニボルマブの併用療法はメラノーマ細胞が PD-L1 を発現していなくとも効果を発揮する．抗 CTLA-4 抗体や抗 PD-1 抗体に加え，放射線療法の併用が効果的であるとする報告もある[22]．その他，抗 PD-1 抗体に加え，別の免疫チェックポイント薬である抗 TIM-3 抗体，

抗LAG-3抗体を併用する治療法[23]，本邦ではフェロンを併用する治療法が提案されている[24]．さらには，腫瘍溶解性ウイルスとの併用[25]，IDO1阻害薬との併用開発が進んでおり，実臨床で使用できる日は近い．今後，新たな併用療法の登場でメラノーマ治療がさらに発展することが期待される．しかしながら一方，免疫チェックポイント阻害薬は予測しえない多くの副作用が報告されており，エビデンスのない併用療法を安易に行うことは推奨されない．新規治療法を選択する際は十分な注意と観察が必要となってくる．

　メラノーマ治療は黎明期を迎え，がん免疫療法の開発が急速に進んでいる．一方，バイオマーカーの問題，irAEの予防と対策など，残された課題も多い．今後，チェックポイント阻害薬を中心とする併用療法が始まる中，われわれは日々知識のアップデートが必要である．メラノーマに対する免疫療法は日進月歩の勢いで進んでおり，今後のさらなる研究が待たれる．

文　献

1) Balar AV, et al：PD-1 and PD-L1 antibodies in cancer：current status and future directions. Cancer Immunol Immunother **66**：551-564, 2017
2) Hodi FS, et al：Improved survival with ipilimumab in patients with metastatic melanoma. N Engl J Med **363**：711-723, 2010
3) Davies H, et al：Mutations of the BRAF gene in human cancer. Nature **417**：949-954, 2002
4) Robert C, et al：Improved overall survival in melanoma with combined dabrafenib and trametinib. N Engl J Med **372**：30-39, 2015
5) Kamphorst AO, et al：Rescue of exhausted CD8 T cells by PD-1-targeted therapies is CD28-dependent. Science **355**：1423-1427, 2017
6) Hui E, et al：T cell costimulatory receptor CD28 is a primary target for PD-1-mediated inhibition. Science **355**：1428-1433, 2017
7) Hino R, et al：Tumor cell expression of programmed cell death-1 ligand 1 is a prognostic factor for malignant melanoma. Cancer **116**：1757-1766, 2010
8) Topalian SL, et al：Safety, activity, and immune correlates of anti-PD-1 antibody in cancer. N Engl J Med **366**：2443-2454, 2012
9) Tumeh PC, et al：PD-1 blockade induces responses by inhibiting adaptive immune resistance. Nature **515**：568-571, 2014
10) Snyder A, et al：Genetic basis for clinical response to CTLA-4 blockade in melanoma. N Engl J Med **371**：2189-2199, 2014
11) Sivan A, et al：Commensal Bifidobacterium promotes antitumor immunity and facilitates anti-PD-L1 efficacy. Science **350**：1084-1089, 2015
12) Romano E, et al：Ipilimumab-dependent cell-mediated cytotoxicity of regulatory T cells ex vivo by nonclassical monocytes in melanoma patients. Proc Nat Acd Sci U S A **112**：6140-6145, 2015
13) Jie HB, et al：CTLA-4(+) Regulatory T Cells Increased in Cetuximab-Treated Head and Neck Cancer Patients Suppress NK Cell Cytotoxicity and Correlate with Poor Prognosis. Cancer Res **75**：2200-2210, 2015

14) Martens A, et al：Baseline peripheral blood biomarkers associated with clinical outcome of advanced melanoma patients treated with ipilimumab. Clin Cancer Res **22**：2908-2918, 2016
15) Yoshida T, et al：PD-1 deficiency reveals various tissue-specific autoimmunity by H-2b and dose-dependent requirement of H-2g7 for diabetes in NOD mice. Proc Natl Acad Sci U S A **105**：3533-3538, 2008
16) Iwama S, et al：Pituitary expression of CTLA-4 mediates hypophysitis secondary to administration of CTLA-4 blocking antibody. Sci Transl Med **6**：230ra45, 2014
17) Kanameishi S, et al：Idiopathic thrombocytopenic purpura induced by nivolumab in a metastatic melanoma patient with elevated PD-1 expression on B cells. Ann Oncol **27**：546-547, 2016
18) Arakawa A, et al：Melanocyte antigen triggers autoimmunity in human psoriasis. J Exp Med **212**：2203-2212, 2015
19) Nonomura Y, et al：ADAMTSL5 is upregulated in melanoma tissues in patients with idiopathic psoriasis vulgaris induced by nivolumab. J Eur Acad Dermatol Venereol **31**：e100-e101, 2016
20) Barzaghi F, et al：Immune dysregulation, polyendocrinopathy, enteropathy, x-linked syndrome：a paradigm of immunodeficiency with autoimmunity. Front Immunol **3**：211, 2012
21) Postow MA, et al：Nivolumab and Ipilimumab versus Ipilimumab in Untreated Melanoma. N Engl J Med **372**：2006-2017, 2015
22) Twyman-Saint Victor C, et al：Radiation and dual checkpoint blockade activate non-redundant immune mechanisms in cancer. Nature **520**：373-377, 2015
23) Fourcade J, et al：Upregulation of Tim-3 and PD-1 expression is associated with tumor antigen-specific CD8+ T cell dysfunction in melanoma patients. J Exp Med **207**：2175-2186, 2010
24) Fujimura T, et al：Phase I study of nivolumab combined with IFN-beta for patients with advanced melanoma. Oncotarget **8**：71181-71187, 2017
25) Puzanov I, et al：Talimogene Laherparepvec in Combination With Ipilimumab in Previously Untreated, Unresectable Stage IIIB-IV Melanoma. J Clin Oncol **34**：2619-2626, 2016

メラノーマと免疫

C. 免疫チェックポイント阻害薬の副作用

> **ポイント**
> ▶ 免疫チェックポイント阻害薬は非特異的な免疫の活性化を起こす．
> ▶ そのため，自己への免疫反応も活性化し，免疫関連有害事象（irAE）と呼ばれる特異な副作用を起こす．
> ▶ 通常，irAE は軽症例が多く，薬剤の中止だけで軽快するが，重篤例では免疫抑制が必要となる．
> ▶ 重篤化すると死亡することがあることから，早期発見・早期治療が重要である．

背景

　2011 年に米国で免疫チェックポイント阻害薬（immune checkpoint inhibitor：ICI）である抗 CTLA-4 抗体のイピリムマブと，低分子化合物で BRAF 変異症例に対する BRAF 阻害薬のベムラフェニブが上市され，いずれの薬剤もそれまで唯一の治療薬であったダカルバジンと比較して有意に予後を延長したことから，進行期悪性黒色腫の治療は大きな変革を迎えた．その後，ICI ではイピリムマブより抗腫瘍効果が高い抗 PD-1 抗体のニボルマブとペムブロリズマブが 2014 年に登場し，本邦では未承認であるが，海外ではイピリムマブとニボルマブの併用がすでにファーストライン治療として行われている．イピリムマブ単剤での奏効率は 10～20％，抗 PD-1 抗体単剤では 30～40％であるのに対して，イピリムマブとニボルマブ併用の奏効率は 50％を超えており，奏効率は大きく改善している[1～3]．

　現在では免疫療法はがん治療の有力な手段として受け入れられているが，以前の養子免疫療法などの非特異的な免疫療法はほとんど代替療法の扱いであった．そのような中，1980 年代からさまざまな腫瘍特異抗原が同定され，ペプチドワクチンや樹状細胞療法などの腫瘍特異的免疫療法への期待が高まった．筆者も悪性黒色腫の樹状細胞療法を用いた免疫療法の臨床試験に携わったが，他の臨床試験の結果と同様に，その奏効率の低さや手技の煩雑さから，これら腫瘍特異的免疫療法が実臨床に取り入れられることはなかった．

他方，ICIはそれまで検討されてきた腫瘍特異的な免疫応答の惹起ではなく，T細胞免疫のブレーキを解除することで非特異的に免疫応答の向上を起こす．がんの免疫治療がこのアプローチで成功したことは意外であったが，他方で通常は抑制されている自己に対する免疫応答がICIにより解除されることで，免疫関連有害事象（immune-related adverse event：irAE）と呼ばれる特異な副作用が問題となっている．本稿ではこのirAEについて解説し，その基本的な対処法について紹介したい．

起きやすいirAEの種類

現在，ICIには抗CTLA4と抗PD1抗体の2種類が存在する．基本的には起きるirAEのレパートリーは両者でさほど変わらないが，それぞれのICIで起きやすいirAEの種類が異なる．表1にCheckMate067試験時[4]（ニボルマブ，イピリムマブ，ニボルマブ＋イピリムマブの3群，各群315例程度の計945例）の有害事象一覧を示す．併用療法ではそれぞれの単剤治療による頻度を加えた程度の数字が多いが，発熱や肝機能障害は併用によりやや増加しているほか，併用療法ではグレード3または4（G3/4）の重篤な有害事象の頻度が非常に高く，治療を中止せざるをえなかった症例の割合も増加している．一方，単剤での比較ではイピリムマブが全般に有害事象の頻度が高く，特に下痢，大腸炎と下垂体炎の頻度が高かった．一方，ニボルマブで頻度が高かったものは甲状腺機能異常であった．

21の臨床試験の結果をまとめたメタアナリシスによれば[5]，抗PD-1/PD-L1抗体と比較して，抗CTLA-4抗体で有意に頻度が高かったirAEは皮疹のみ（相対危険度1.59対3.94，$P=0.006$）で，大腸炎はわずかに有意差がつかなかった（相対危険度3.36対11.3，$P=0.054$）．一方，重篤なirAEに限定すると，抗CTLA-4抗体で頻度が高いirAEとして大腸炎が有意となり（相対危険度2.47対22.5，$P=0.021$），皮疹は有意ではないがその傾向があった（相対危険度0.91対3.55，$P=0.052$）．抗PD-1抗体と抗CTLA-4抗体による腸炎症例の粘膜に遊走してきているT細胞を解析した結果，抗PD-1抗体による腸炎の場合はCD8$^+$T細胞が優位であったのに対して，抗CTLA-4抗体の場合はCD4$^+$T細胞が優位であり，組織中の腫瘍壊死因子α（TNFα）の濃度が上昇していたのは抗CTLA-4抗体による腸炎に限られているなど，同じようにみえる腸炎も，その原因となるICHの種類により大きく異なることが明らかとなった[6]．後述するが，ステロイド不応性のirAEの場合にTNF-α阻害薬（インフリキシマブ）が使用されることがあるが，この結果から抗PD-1抗体による腸炎には効果がない可能性がある．

IrAEの発生頻度と人種が相関する可能性があり，たとえばニボルマブによる甲状腺機能異常の頻度は576例を集めた欧米のPooled analysis[7]では5.2％であったのに対して，本邦の臨床試験の結果では25％[8]，われわれの実臨床からの報告でも23％[9]であり，明らかに発生頻度が異なっている．このように，ICIによるirAEはその種類だけでなく，人種によってもその発現プロファイルが違うことから，欧米が中心の臨床試験の結果をそのまま本邦の症例に当てはめないほうがよいと考える．

表1 免疫チェックポイント阻害薬とその有害事象

	ニボルマブ＋イピリムマブ		ニボルマブ		イピリムマブ	
	全グレード	G3/4	全グレード	G3/4	全グレード	G3/4
全有害事象	96	59	86	21	86	28
発疹	30	3	23	<1	22	2
瘙痒症	35	2	21	<1	36	<1
白斑	9	0	9	<1	5	0
紅斑丘疹型発疹	12	2	5	1	12	<1
疲労	38	4	36	1	29	1
虚脱感	10	<1	8	<1	5	1
発熱	19	1	7	0	7	<1
下痢	45	9	21	3	34	6
嘔気	28	2	13	0	16	1
嘔吐	15	2	7	<1	8	<1
腹痛	8	<1	6	0	9	1
大腸炎	13	8	2	3	11	8
頭痛	11	1	8	0	8	<1
関節痛	14	1	10	<1	7	0
リパーゼ上昇	14	11	9	4	6	4
アミラーゼ上昇	8	3	6	2	5	1
AST 上昇	16	6	4	1	4	1
ALT 上昇	19	9	4	1	4	2
体重減少	6	0	3	0	1	<1
甲状腺機能低下	17	<1	11	0	5	0
甲上腺機能上昇	11	1	4	0	1	0
下垂体炎	7	2	1	<1	4	2
食欲不振	19	1	12	0	13	<1
咳嗽	8	0	6	2	5	0
呼吸苦	12	1	6	<1	4	0
肺炎	7	1	2	<1	2	<1
治療中止となるAE	39	30	12	8	16	14

数字は％．AE：有害事象，G3/4：グレード3または4の重篤な有害事象．

［文献4をもとに筆者作成］

まれだが注意が必要な irAE

　表1にもあるように，ICIによる肺炎は数％とまれではあるが死亡例もある．また，表にはないが，劇症1型糖尿病，重症筋無力症，筋炎（心筋炎），脳炎などの報告があり，死亡例もあることから，ICIはあらゆる自己免疫疾患を引き起こす可能性があることを念頭に，患者の症状を観察する必要がある．

いつ irAE が起きるか

発生の中央値は irAE の種類により異なるが,イピリムマブ単剤では皮膚の irAE が中央値で3週目に発生し,腸炎,肝機能障害と続き,内分泌系が7〜20週となっている[10]。ニボルマブ単剤の場合も皮膚の irAE がもっとも早く,5週目に発生し,腸炎,肝機能障害,肺炎,内分泌系と続き,もっとも遅いのが腎機能障害で,中央値が15.1週となっている[11]。ニボルマブとイピリムマブの併用の場合は前述のように G3/4 の重篤な irAE の頻度が高く,発生するまでの中央値は皮膚が3.1週,腸炎が7.1週,肝機能障害が8.4週,肺炎が9.4週,内分泌系が11.4週,最後に腎障害が16.3週で生じており,単剤治療よりやや早いとされる[7]。しかし,いずれの薬剤・使用方法においても,かなり遅れて irAE が出る症例があることから,長期投与となっても,irAE に対する注意は常に必要である.

どのように発見するか

投与間隔は2〜3週であることから,一般的な採血項目(血算,肝・腎機能,電解質,血糖など)をチェックする.また,甲状腺機能障害の頻度が高い抗 PD-1 抗体の場合は,月に1度程度で甲状腺ホルモン値の測定を入れるとよい.間質性肺炎のチェックには胸部 X 線や KL-6 の測定も行う.われわれの研究グループは白血球分画の変動(リンパ球の低下や好中球の増加など)が重篤な irAE と相関することを見いだした[12]。これは簡便で安価なツールとしてフォローアップの際に役立つ可能性がある.

もっとも重要なのは患者教育である.腸炎であればしぶり腹や下痢などの自覚症状であったり,肺炎であれば労作時呼吸困難であったりと,受診の間隔が2〜3週間あることから,それらの症状があるときは必ず自施設に受診することを指示する.近医にかかってしまうと,ICI による irAE の知識がない場合,完全に見過ごされてしまう可能性がある.実際に近医で軽度の肝機能障害が指摘されながら経過観察とされ,大学病院受診時にはグレード3の肝機能障害となっており,沈静化に3ヵ月を要した症例を経験している.

マネジメント

すでに irAE への対処法は確立しており,irAE の種類やグレードに従い対応する[13](表2).グレード1の場合は基本的に ICI は継続とすることが多いが,肺炎だけは特別で,グレード1から薬剤の投与延期だけでなく,ステロイドの投与を検討することが推奨される.グレード3になると永久にその ICI 再開は不可とされ,グレード2でもステロイドへの反応が不良だと同様に再開不可となる.ステロイドに抵抗する場合は他の免疫抑制薬(ミコフェノール酸モフェチルやインフリキシマブなど)が必要となる.表には載っていな

表2 それぞれのirAEへの対応

	グレード1(G1)	グレード2(G2)	グレード3(G3)	グレード4(G4)
下痢 腸炎	・飲水励行 ・ロペミン投与	・ICI中断 ・G1と同じ対応 ・5日改善がなければ0.5～1 mg/Kgのステロイド ・悪化した場合G3として扱う	・ICI中断 ・1～2 mg/Kgのステロイド ・2～3日で改善無ければインフリキシマブ導入	・ICI中止(再開不可) ・G3と同様の治療 ・消化器科と協同で治療にあたる
肝炎	・肝炎ウイルスとサイトメガロウイルスのチェック ・ヘモクロマトーシスの検査	・ICI中断 ・2日ごとに検査値を再検して改善がなければ1～2 mg/Kgのステロイド	・イピリムマブの場合はICI中止(再開不可) ・抗PD-1の場合はICI中止を検討 ・1～2 mg/Kgのステロイド	・ICI中止(再開不可) ・治療はG3と同様
肺炎	・ICI中断 ・ステロイド投与も検討	・ICI中断，入院を検討 ・1～2 mg/Kgのステロイド ・予防的抗菌薬投与を検討 ・悪化した場合G3として扱う	・ICI中止(再開不可) ・入院必要 ・高用量ステロイド ・日和見感染予防の抗生剤投与 ・気管支鏡を検討 ・48時間で改善傾向なければ他の免疫抑制薬の追加を検討	・ICI中止(再開不可) ・集中治療が必要 ・治療はG3と同様
甲状腺	・経過観察	・機能低下の場合は補充 ・機能亢進の場合はプロプラノールなどの投与	・入院のうえ，専門科に相談することを検討 ・1～2 mg/Kgのステロイド	
腎	・24時間後に再検 ・ハイドレーション ・腎毒性のある薬剤の中止	・免疫関連以外の原因検索 ・0.5～1 mg/Kgのステロイド ・悪化するようならG3と同様の治療とICIの中断	・ICI中断 ・1～2 mg/Kgのステロイド ・腎生検を検討	・G3と同様の対応
皮膚	・抗ヒスタミン薬や外用薬	・ICI中断を検討 ・G1と同様の治療または0.5～1 mg/Kgのステロイド ・皮膚生検を検討	・ICIの中断 ・1 mg/Kgのステロイド	・ICI中止(再開不可) ・G3と同様の対応

ICI：免疫チェックポイント阻害薬．

[文献13をもとに筆者作成]

いが，ステロイド抵抗性の肝炎にミコフェノール酸モフェチルなどの免疫抑制薬を追加せざるをえなかった症例を数例経験している[14]．他方で甲状腺機能低下に関しては，甲状腺ホルモンの補充をしながらICIは継続投与可能であるなど，irAEによってかなりその対応が異なることに注意が必要である．

今後の展望

ICIによるirAEではそれまでの殺細胞性抗がん薬とはまったく異なる対応が必要である．抗PD-1抗体はイピリムマブよりも比較的irAEの頻度は低いが，それでも重篤例は発生する．本邦ではまだICIの併用療法は未承認であるが，抗PD-1抗体治療後にセカンドラインとしてイピリムマブが投与された場合，われわれの研究グループの結果ではG3/4の重篤なirAEが約半数に生じており[15]，これはニボルマブとイピリムマブの併用治療と同等であった．今後さまざまな新規のICIや併用療法が使えるようになると予想されることから，われわれは常にirAEに対して備えておく必要がある．

文献

1) Hodi FS, et al：Improved survival with ipilimumab in patients with metastatic melanoma. N Engl J Med **363**：711-723, 2010
2) Wolchok JD, et al：Nivolumab plus ipilimumab in advanced melanoma. N Engl J Med **369**：122-133, 2013
3) Postow MA, et al：Nivolumab and ipilimumab versus ipilimumab in untreated melanoma. N Engl J Med **372**：2006-2017, 2015
4) Wolchok JD, et al：Overall Survival with Combined Nivolumab and Ipilimumab in Advanced Melanoma. N Engl J Med **377**：1345-1356, 2017
5) De Velasco G, et al：Comprehensive Meta-analysis of Key Immune-Related Adverse Events from CTLA-4 and PD-1/PD-L1 Inhibitors in Cancer Patients. Cancer Immunol Res **5**：312-318, 2017
6) Coutzac C, et al：Anti-CTLA-4 and Anti-PD-1 Blockade Induce Distinct Immunopathological Entities. J Crohns Colitis **11**：1238-1246, 2017
7) Sznol M, et al：Pooled Analysis Safety Profile of Nivolumab and Ipilimumab Combination Therapy in Patients With Advanced Melanoma. J Clin Oncol **35**：3815-3822, 2017
8) Yamazaki N, et al：Efficacy and safety of nivolumab in Japanese patients with previously untreated advanced melanoma：A phase II study, Cancer Sci **108**：1223-1230, 2017
9) Tanaka R, et al：Nivolumab-induced thyroid dysfunction. Jpn J Clin Oncol **46**：575-579, 2016
10) Weber JS, et al：Patterns of onset and resolution of immune-related adverse events of special interest with ipilimumab：detailed safety analysis from a phase 3 trial in patients with advanced melanoma. Cancer **119**：1675-1682, 2013

11) Weber JS, et al：Safety Profile of Nivolumab Monotherapy：A Pooled Analysis of Patients With Advanced Melanoma. J Clin Oncol **35**：785-792, 2017
12) Fujisawa Y, et al：Fluctuations in routine blood count might signal severe immune-related adverse events in melanoma patients treated with nivolumab. J Dermatol Sci **88**：225-231, 2017
13) Spain L, et al：Management of toxicities of immune checkpoint inhibitors. Cancer Treat Rev **44**：51-60, 2016
14) Tanaka R, et al：Severe hepatitis arising from ipilimumab administration, following melanoma treatment with nivolumab. Jpn J Clin Oncol **47**：175-178, 2017
15) Fujisawa Y, et al：Retrospective study of advanced melanoma patients treated with ipilimumab after nivolumab：Analysis of 60 Japanese patients. J Dermatol Sci **89**：60-66, 2018

免疫からみた腫瘍

A. 皮膚T細胞性リンパ腫の病型とT細胞サブセット

ポイント
- リンパ腫細胞における細胞表面形質から細胞起源を推定することは，診断，疾患の特徴，予後のみならず，創薬への発展ともなりうる．
- 菌状息肉症は T_{EM}, T_{RM} 由来，Sézary症候群は T_{CM} 由来である可能性があり，また Th2 のサイトカインプロファイルを有する．
- 成人T細胞白血病・リンパ腫は T_{reg} の表面形質を有する．
- 原発性皮膚 CD4 陽性小型／中型T細胞リンパ増殖異常症，末梢性T細胞リンパ腫・非特定型は Tfh 由来である可能性がある．

リンパ腫細胞における細胞表面形質解析の意義

悪性リンパ腫の腫瘍細胞は，しばしばその起源となった細胞の表面形質や機能的性格を保っている．したがって，リンパ腫細胞の表面形質の解析によって，その起源となる細胞を推測することが可能である．逆に，免疫学における新しい細胞サブセットの登場によって，これまで詳細が不明あるいはあいまいであったリンパ腫の起源が同定されることもある．さらに，リンパ腫細胞に特異的に発現する表面形質マーカーは病理学的診断のみならず，分子標的治療薬といった創薬の応用へと直接つながる．ゆえにリンパ腫における細胞表面形質の解析は非常に重要であることがわかる．

WHO の悪性リンパ腫分類は 2016 年に改訂第 4 版として更新された[1]．その変更点を踏まえ，現在の皮膚原発 T および NK 細胞リンパ腫を表 1 にまとめた．本稿では原発性皮膚 T 細胞性リンパ腫と T 細胞サブセットについて解説する．

菌状息肉症/Sézary症候群と T_{EM}, T_{CM}, T_{RM}

T細胞分画のメモリーT細胞は，リンパ組織優位に存在する central memory T 細胞

表1 原発性皮膚リンパ腫分類

皮膚T細胞およびNK細胞リンパ腫　cutaneous T-cell and NK-cell lymphomas
  菌状息肉症（myfosis fungoides：MF）
  菌状息肉症のバリアントと亜型
    毛包向性菌状息肉症（folliculotropic MF）
    パジェットイド様細網症（pagetoid reticulosis）
    肉芽腫様弛緩皮膚（granulomatous slack skin）
  Sézary症候群（Sézary syndrome：SS）
  成人T細胞白血病・リンパ腫（adult T-cell leukemia/lymphoma）
  原発性皮膚CD30陽性T細胞リンパ増殖異常症（primary cutaneous CD30$^+$ T-cell lymphoproliferative disorders）
    原発性皮膚未分化大細胞型リンパ腫（primary cutaneous anaplastic large cell lymphoma）
    リンパ腫様丘疹症（lymphomatoid papulosis）
  皮下脂肪織炎様T細胞リンパ腫（subcutaneous panniculitis-like T-cell lymphoma）
  原発性皮膚CD4陽性小型/中型T細胞リンパ増殖異常症（primary cutaneous CD4$^+$ small/medium T-cell lymphoproliferative disorder）
  末梢性T細胞リンパ腫・非特定型（primary cutaneous peripheral T-cell lymphoma, NOS）
  原発性皮膚CD8陽性急速進行性表皮向性細胞傷害性T細胞リンパ腫（primary cutaneous CD8$^+$ aggressive epidermotropic cytotoxic T-cell lymphoma）
  原発性皮膚末端型CD8陽性T細胞リンパ腫（primary cutaneous acral CD8$^+$ T-cell lymphoma）
  原発性皮膚γδT細胞リンパ腫（primary cutaneous γδT-cell lymphoma）
  節外性NK/T細胞リンパ腫, 鼻型（extranodal NK/T-cell lymphoma, nasal type）
  種痘様水疱症様リンパ増殖異常症（hydroa vacciniforme-like lymphoproliferative disorder）

（T_{CM}）と各末梢組織優位に存在するeffector memory T細胞（T_{EM}）に大別される．皮膚のT_{EM}はcutaneous lymphocyte antigen（CLA）を発現し，このCLA発現T_{EM}が真皮後毛細血管内に発現するE-selectinと相互作用する[2]．T_{EM}は同時に皮膚へのホーミングケモカインレセプターであるCCR4を特異的に発現し，そのリガンドであるCCL17（TARC）とCCL22（MDC）に結合する[3]．これらの接着因子，ケモカイン／ケモカインレセプターとの相互作用により，T_{EM}は真皮，表皮へホーミングする．一方，T_{CM}はリンパ組織へのホーミングケモカインレセプターであるCCR7と，L-selectinであるCD62Lを特異的に発現している[4]．

　古典的な菌状息肉症は数年から10数年という長い経過で紅斑期，扁平浸潤期が持続する．その後，進行期へ移行すると腫瘍形成，紅皮症，白血化を伴い，予後が急激に悪化する．一方，Sézary症候群は当初より紅皮症，リンパ節腫大，白血化で発症する．この皮膚原発CD4$^+$ T細胞リンパ腫の代表的な2疾患は，菌状息肉症がT_{EM}，Sézary症候群がT_{CM}由来であるとすると理解しやすい．実際に菌状息肉症の腫瘍細胞はCLA，CCR4を発現している[5,6]．一方，Sézary症候群の末梢血CD4$^+$ CLA$^+$細胞はCCR4を高発現し，CCR7，CD62Lの発現レベルは菌状息肉症患者，健常者に比べて高い[4]．つまり，菌状息肉症の腫瘍細胞は皮膚T_{EM}由来であり，進行期につれてT_{CM}へ移行すると推測される．そして，Sézary症候群はT_{CM}由来と考えられる．

　一方，近年のresident memory T細胞（T_{RM}）の同定により，皮膚におけるメモリーT細

表2 皮膚リンパ腫と関連あるT細胞サブセット

疾患名	表面形質	由来するT細胞サブセット
菌状息肉症(古典的)	$CD4^+$, $CCR4^+$, $CCR7^-$, $CCR10^+$, CLA^+, $CD62L^-$	effector memory T細胞, 皮膚 resident memory T細胞, Th2
Sézary症候群	$CD4^+$, $CCR4^+$, $CCR7^+$, $CCR10^+$, CLA^+, $CD62L^+$	central memory T細胞, Th2
成人T細胞白血病・リンパ腫	$CD4^+$, $CD25^+$, $CCR4^+$, $PD-1/PD-L1^+$	regulatory T細胞?, Th2
原発性皮膚CD4陽性小型/中型T細胞リンパ増殖異常症	$CD4^+$, $CXCR5^+$, $PD-1^+$, $CXCL13^+$, $bcl-6^+$, $ICOS^+$	follicular helper T細胞
末梢性T細胞リンパ腫・非特定型	$CD4^+$, $CXCR5^+$, $PD-1^+$, $CXCL13^+$, $bcl-6^+$, $ICOS^+$	follicular helper T細胞

胞の生体内動態がより鮮明になったといえる．皮膚T_{RM}はCD69陽性CD103陰性または陽性の表面形質を有し，皮膚局所に長期間存在し続けることができる[7]．そして，菌状息肉症の腫瘍細胞はこのT_{RM}の表面形質を有するとも報告された[8]．つまり，菌状息肉症の腫瘍細胞は皮膚T_{RM}由来であると考えれば，早期菌状息肉症の腫瘍細胞が「なぜ，長期にわたり皮膚に高い親和性を保って存在するか」という疑問に対して説明がつく(表2)．

菌状息肉症/Sézary症候群とTh2

菌状息肉症/Sézary症候群の$CD4^+$腫瘍細胞はCCR4を特異的に発現する．ケモカインレセプターの発現パターンからすれば，Th2に属する(表2)．菌状息肉症/Sézary症候群の病変部皮膚では好酸球浸潤を伴いやすく，また紅皮症型菌状息肉症やSézary症候群では末梢血好酸球増多症も合併しやすい．実際に腫瘍期菌状息肉症やSézary症候群の患者病変部皮膚あるいは末梢血中にはTh2サイトカインが高発現している[9,10]．CCR4に対するヒトIgG1モノクローナル抗体であるモガムリズマブは菌状息肉症/Sézary症候群に対してADCC活性を介して腫瘍殺傷効果をもたらし，実臨床で使用されている．

成人T細胞白血病・リンパ腫とTreg

成人T細胞白血病・リンパ腫(adult T-cell leukemia/lymphoma：ATLL)は$CD4^+CD25^+CCR4^+$の表面形質を有し，制御性T細胞(regulatory T cell：Treg)と類似する(表2)．Tregはcytotoxic T lymphocyte associated antigen-4(CTLA-4)やglucocorticoid induced tumor necrosis factor receptor family related gene(GITR), forkhead box p3(Foxp3)を発現するが，ATLL腫瘍細胞もCTLA-4，GITR，Foxp3を発現することが報告されている[11〜13]．一方で，exhausted分子であるprogrammed cell death-1(PD-1)が

CD8$^+$ T細胞，あるいはATLL腫瘍細胞に発現し，これに結合するリガンド分子，PD-Ligand 1(PD-L1)がATLL腫瘍細胞に発現していることも報告されている(表2)[14, 15].

このように，ATLL腫瘍細胞はCTLA-4あるいはPD-1/PD-L1発現を介して，直接的なT細胞機能不全を引き起こし，HTLV-1ならびに腫瘍細胞に対する宿主からの免疫学的監視機構から回避している可能性がある．

原発性皮膚CD4陽性小型/中型T細胞リンパ増殖異常症，末梢性T細胞リンパ腫・非特定型とTfh

原発性皮膚CD4$^+$小型/中型T細胞リンパ増殖異常症，末梢性T細胞リンパ腫・非特定型，そして皮膚原発ではないが，血管免疫芽球性T細胞リンパ腫(angioimmunoblastic T cell lymphoma：AILT)は近年の表面形質の研究により，濾胞性ヘルパーT細胞(follicular helper T cell：Tfh)由来のリンパ腫(Tfh derived lymphoma)であると提唱されている．TfhはCD4$^+$ T細胞でCXCL13，CXCR5，PD-1，ICOS，Bcl-6陽性を示すサブセットで，リンパ節胚中心でB細胞の分化と生存，免疫グロブリンクラススイッチといった成熟に重要な役割を果たす．上記3疾患では腫瘍あるいは異常増殖したCD4$^+$ T細胞にTfh細胞のマーカーであるCXCL13，CXCR5，PD-1，ICOS，Bcl-6らが陽性となることが報告されている(表2)[16]．こうしたTfh由来とされるリンパ腫群を総称して，Tfh-derived lymphomasと呼称するようにもなっている．

文　献

1) Swerdlow SH, et al：The 2016 revision of the World Health Organization classification of lymphoid neoplasms. Blood **127**：2375-2390, 2016
2) Drillenburg P, et al：Cell adhesion receptors in lymphoma dissemination. Blood **95**：1900-1910, 2000
3) Campbell JJ, et al：The chemokine receptor CCR4 in vascular recognition by cutaneous but not intestinal memory T cells. Nature **400**：776-780, 1999
4) Campbell JJ, et al：Sezary syndrome and mycosis fungoides arize from distinct T-cell subsets：a biologic rationale for their distinct clinical behaviors. Blood **116**：767-771, 2010
5) Kakinuma T, et al：Thymus and activation-regulated chemokine（TARC/CCL17）in mycosis fungoides：serum TARC levels reflect the disease activity of mycosis fungoides. J Am Acad Dermatol **48**：23-30, 2003
6) Frenczi K, et al：Increased CCR4 expression in cutaneous T cell lymphoma. J Invest Dermatol **119**：1405-1410, 2002
7) Clark RA, et al：Skin effector memory T cells do not recirculate and provide immune protection in alemtuzumab-treated CTCL patients. Sci Transl Med **4**：117ra7, 2012
8) Watanabe R, et al：Alemtuzumab therapy for leukemic cutaneous T-cell lymphoma：diffuse erythema as a positive predictor of complete remission. JAMA Dermatol **150**：776-779, 2014
9) Sugaya M：Chemokines and cutaneous lymphoma. J Dermatol Sci **59**：81-85, 2010
10) Miyagaki T, etal：Immunological milieu in mycosis fungoides and Sezary syndrome. J Dermatol **41**：11-8, 2014
11) Shimauchi T, et al：Adult T-cell leukemia/lymphoma cells from blood and skin tumors express cytotoxic T lymphocyte-associated antigen-4 and Foxp3 but lack suppressor activity toward autologous CD8+ T cells. Cancer Sci **99**：98-106, 2008
12) Karube K, et al：Expression of Foxp3, a key molecule in CD4CD25 regulatory T cells, in adult T-cell leukaemia/lymphoma cells. Br J Haematol **126**：81-84, 2004
13) Bal HP, et al：GITR overexpression on CD4+CD25+ HTLV-1 transformed cells：detection by massively parallel signature sequencing. Biochem Biophys Res Commun **332**：569-584, 2005
14) Shimauchi T, et al：Augmented expression of programmed death-1 in both neoplastic and non-neoplastic CD4+ T-cells in adult T-cell leukemia/lymphoma. Int J Cancer **121**：2585-2590, 2007
15) Kozako T, et al：PD-1/PD-L1 expression in human T-cell leukemia virus type 1 carriers and adult T-cell leukemia/lymphoma patients. Leukemia **23**：375-382, 2009
16) Ahearne MJ, et al：Follicular helper T-cells：expanding roles in T-cell lymphoma and targets for treatment. Br J Haematol **166**：326-335, 2014

免疫からみた腫瘍

B. 日光角化症とTLR7アゴニスト

ポイント
- 抗ウイルス／抗腫瘍免疫には細胞性免疫の活性化による細胞傷害が重要である．
- 免疫機構は自然免疫と獲得免疫に分類される．免疫の初動対応に重要な自然免疫系の活性化には，TLRのはたらきが重要である
- TLRによるリガンド認識によって，TLRシグナリングが活性化される．1本／2本鎖RNAはシグナル伝達経路を経由したIFN産生を誘導し，抗ウイルス／腫瘍活性をもたらす．
- TLR7/8アゴニストであるイミキモド(IMQ)は，形質細胞様樹状細胞から大量のIFN-α産生が誘導し，抗ウイルス／抗腫瘍活性をもたらす．
- 5.5% IMQ外用薬は，本邦では尖圭コンジローマと日光角化症(AK)に保険適用となり，有効性，安全性がともに高く，AKに対する初期治療として良い選択肢である．

細胞性免疫と抗腫瘍免疫

有棘細胞がんにおけるヒト乳頭腫ウイルス(human papilloma virus：HPV)，Kapoji腫におけるヒトヘルペスウイルス8(human herpesvirus 8：HHV-8)，Merkel細胞がんにおけるポリオーマウイルス(Merkel cell polyomavirus：MCV)などにみられるように，発がんの原因としてのウイルス感染はよく知られている．しかし，すべての慢性ウイルス性肝炎患者が肝細胞がんを発症するとは限らないように，生体は感染細胞やがん化した細胞を除去し，ウイルス感染に関与するがんの進行を防いでいる．この反応には細胞性免疫が重要な役割を果たしており，細胞傷害(cytotoxity)が重要である．急性ウイルス感染における血中の肝逸脱酵素値の上昇は，この組織傷害性反応の結果である．

急性ウイルス感染を考えた場合，免疫反応は迅速であればあるほど生体にとって都合がよいと考えられる．それでは，生体はどのようにウイルスなどの病原体侵入を感知しているのであろうか．

獲得免疫，自然免疫と Toll 様受容体(TLR)シグナリング

❶ 獲得免疫

予防摂取や水痘感染の後に「免疫がつく」のは，胸腺(Thymus)に由来する T 細胞と骨髄(Bone marrow)に由来する B 細胞によって媒介される獲得免疫(adaptive immunity)の働きであり，出生後に外界との接触を介して曝露される，細菌，ウイルス，真菌などの病原体や異物に対しての特異的免疫反応形成に重要な役割を果たしている．獲得免疫は抗原抗体反応に代表されるように抗原特異性が高く，正確である一方で，繰り返しの予防接種をする必要があるように，特異性の形成に時間を要し，初動対応としての迅速性に欠ける．

❷ 自然免疫

感染の脅威の最前線にある皮膚の機能を考えた場合，多少の正確性を犠牲にしても，より迅速な初期反応が必要とされる．この反応は自然免疫(innate immunity)が媒介する．細菌／真菌の菌体成分やウイルスの核酸などのパターンを認識する受容体である Toll 様受容体(Toll-like receptor：TLR)が，獲得免疫の抗原受容体に相当する．一方で，「パターン」が生物種に必ずしも特異的とは限らないことより，獲得免疫と比較すると，特異性は低い．現在，ヒトでは TLR1～10 までが確認されており，それぞれのリガンド(ligand)は病原体関連分子パターン(pathogen-associated molecular patterns：PAMPs)とも呼ばれる[1]．現在までに同定されている各 TLR に対する PAMPs[1] は別表に示すとおりである(表1)[2]．

❸ TLR リガンドと TLR シグナリング

TLR は細胞における局在パターンやリガンド認識パターンによって大きく 2 つのグループに分けられる．第一のグループは，細胞膜に局在してリガンドを認識する TLR 群で，TLR1，TLR2，TLR4，TLR5 と TLR6 が含まれる．第二のグループは小胞体やエンドリソソームなどの細胞内小胞に局在してリガンドを認識する TLR 群であり，TLR3，TLR7，TLR8 と TLR9 が含まれ，これらの TLR はすべて微生物由来の核酸を認識する(図1)．

TLR にリガンドが結合すると，細胞内炎症シグナルが伝達される．TLR は細胞内に IL-1 レセプターの細胞内領域と相同性のある Toll-IL-1 レセプター(TIR)ドメインをもち[3]，TIR にアダプター蛋白が会合することによってシグナルが伝達され，転写因子を活性化したのち，TNF-α，IL-6，IL-12p40 や IFN-α などの炎症性サイトカインの遺伝子発現が誘導される(図1)．

系統発生学的にみると，獲得免疫は脊椎動物特異的[4]であるのに対して，この原始的な免疫機構を司る TLR の起源は，ショウジョウバエ(drosophila)にまでさかのぼり，TLR シグナリング軸とする自然免疫は古代の宿主防御機構[5]といえる．

表1 TLRとリガンド

受容体	リガンド	リガンドの起源
TLR1	トリアシルリポペプチド	細菌・抗酸菌
TLR2	リポ蛋白 ペプチドグリカン リポタイコ酸 リポアラビノマンナン フェノール可溶性モジュリン 糖脂質 ポリン 非定型リポ多糖(LPS) ザイモサン 熱ショック蛋白70(HSP70)	種々の病原体 グラム陽性細菌 グラム陽性細菌 抗酸菌 表皮ブドウ球菌 トレポネーマ ナイセリア レプトスピラなど 真菌 宿主
TLR3	2本鎖RNA(ds-RNA)	ウイルス
TLR4	リポ多糖(LPS) タキソール エンベロープ蛋白 熱ショック蛋白60(HSP60) 熱ショック蛋白70(HSP70) フィブロネクチン オリゴ糖 ヘパラン硫酸 フィブリノゲン	グラム陰性球菌 植物 RSウイルス クラミジア 宿主 宿主 宿主 宿主 宿主
TLR5	フラジェリン	細菌
TLR6	ジアシルリポペプチド リポタイコ酸 ザイモサン	マイコプラズマ グラム陽性細菌 真菌
TLR7	イミダゾキノリン ロキソリビン ブロピリミン 1本鎖RNA(ss-RNA)	合成化合物 合成化合物 合成化合物 ウイルス
TLR8	イミダゾキノリン 1本鎖RNA(ss-RNA)	合成化合物 ウイルス
TLR9	CpGDNA	細菌・ウイルス
TLR10	未同定	
TLR11	未同定	尿路細菌

TLRとそれぞれのリガンドを示す．リガンドは主として微生物由来の細胞膜や核酸からなる[2]．
リガンド(PAMPs)は必ずしも各TLRに特異的ではなく，宿主由来の成分を認識する場合もある(ただし，この場合LPSが試料汚染している可能性などは否定できない)．

I型インターフェロンとTLRシグナリング

❶ I型インターフェロン

インターフェロンα(interferon-α：IFN-α)およびインターフェロンβ(interferon-β：

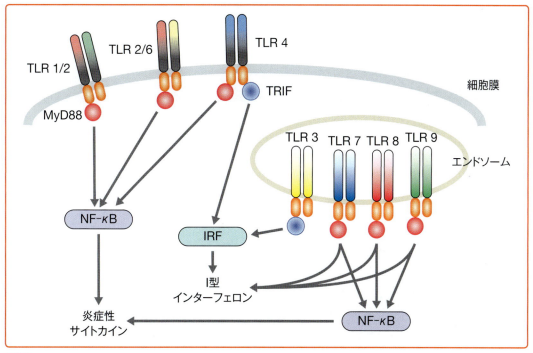

図1 TLRの局在とTLRシグナリングの模式図
リガンドの結合に引き続いて，MyD88やTRIFなどのアダプター分子がリクルートされ，転写因子NF-κBやIRFが，Ⅰ型IFNや各種炎症性サイトカインの遺伝子発現を誘導する．

[van der Veen JW, et al：Keratinocytes, Innate Immunity and Allergic Contact Dermatitis - Opportunities for the Development of In Vitro Assays to Predict the Sensitizing Potential of Chemicals. Contact Dermatitis, Young Suck Ro（eds.），IntechOpen, London, p43, 2011をもとに筆者作成]

IFN-β）はⅠ型インターフェロンと呼ばれる．抗ウイルス状態をもたらすサイトカインであり，感染細胞およびその周囲の細胞にウイルス複製阻害や感染細胞のアポトーシスを誘導する[6]．細胞内小胞に存在するTLRが微生物由来の核酸を認識するのは先に述べたとおりであるが，核酸によるIFNの発現誘導の発見は1960年代にまでさかのぼる[7]．少量の複合ポリヌクレオチド（polynucleotide complex）であり，TLR3のリガンドとして知られているPoly（Ⅰ：C）（polyinosinic-polycytidylic acid sodium salt）をウサギに静注すると，わずか1時間ほどでIFNが血中から検出され，ただちに最高濃度に達し，6時間後には速やかに減少するという現象がみられ，抗ウイルス活性も増強していた[7]．

❷ TLRシグナリングを介したIFNの発現調節

TLRシグナリングのもっとも下流にある転写因子の1つに，インターフェロン制御因子（interferon-regulatory factor：IRF）があり，IFNの遺伝子発現を厳密に制御している．たとえば，RNAウイルスが細胞内に取り込まれ，細胞質に放出されたRNAの複製過程の中間産物として形成された2本鎖RNAは，RIG-1（retinoic acid-inducible gene Ⅰ）やMDA5（melanoma-differentiation-associated gene 5）といった細胞質RNA認識受容体と，IPS-1（interferon-β promoter stimulator-1）などのアダプター蛋白の作用を介して，IRF

の転写活性を亢進させる[8]．

イミキモド(IMQ)と抗腫瘍/抗ウイルス免疫

　　IMQ は TLR7 および TLR8 のリガンド，すなわちアゴニストであり，特に形質細胞様樹状細胞(plasmacytoid dendritic cells：pDC)からの大量の IFN-α 産生をもたらすとされる[9]．

❶ IMQ の歴史

　　1960 年代の Poly(I：C)の IFNα 誘導を介した抗ウイルス/抗腫瘍作用の発見[10, 11]とともに，IFN-α を誘導可能な合成化合物が探索，同定された．その 1 つがイミダゾキノリン(表 1)誘導体のイミキモド(imiquimod, 1-isobutyl-1H-imidazo (4,5-c) quinolin-4-amine：IMQ)である．1990 年代に入り，実験動物を用いた前臨床モデルでの抗ウイルス/抗腫瘍作用と炎症性サイトカイン誘導の確認を受け[12〜14]，第 1 相臨床試験で転移性悪性黒色腫あるいは腎がん患者に対して IMQ の経口投与が行われたが[15]，抗腫瘍効果は一定せず，用量依存性の血液毒性が出現したため，追加の臨床試験には至らなかったようである．

日光角化症に対する IMQ 外用治療

❶ IMQ 外用薬の適応と安全性

　　一方，5% IMQ 外用薬(Aldara® cream)の有効性は，尖圭コンジローマ[16]，日光角化症[17]や表在型基底細胞がん[18]で実証され，同症に対する治療薬として米国 FDA に承認されている．本邦では 2011 年に 5% IMQ 外用薬(ベセルナ®クリーム)の適応症として，日光角化症(actinic keratosis：AK)が追加された．1 回あたり，治療部位($25\ cm^2$ までを目安)に最大 1 包(IMQ 12.5 mg)を塗布し，週 3 回で 4 週間外用，4 週間休薬し，効果不十分の場合はさらにもう 1 コース追加することが推奨されている．安田らによる本邦の多施設後ろ向き研究の結果によれば，奏効率は 78% であり，有害事象は免疫活性化による局所皮膚反応のみであった[19]．しかし，時に全身性の合併症として頭痛，インフルエンザ様症状や筋肉痛がみられ，経皮吸収による全身への影響を考える必要もある．Harrison らは，Aldara® cream の使用法である週 3 回で 16 週間までの外用を繰り返す塗布法において，顔面：12.5 mg，禿頭：25 mg，そして手掌・前腕：75 mg の 3 群で血清中の期間中の IMQ 最高濃度を測定したところ，それぞれの群で 0.1，0.2，1.6 ng/mL の結果を得て，75 mg を外用の安全域上限と結論づけている．

❷ IMQ 外用薬の有効性

　欧州における既存の AK の治療法を，ネットワークメタアナリシスを用いて比較した結果によると，IMQ 外用は 5-アミノレブリン酸ゲルを用いた光線力学療法に次ぐ有効性を示している[20]．IMQ 外用が，より古くから適応のある外用薬である 5-FU 軟膏よりも優れた結果であったことを合わせると，AK 治療の簡便で安全かつ有効な初期治療として良い選択肢である．

文　献

1) Akira S, et al：Pathogen recognition and innate immunity. Cell **124**：783-801, 2006
2) Akira S, et al：Toll-like receptor signalling. Nat Rev Immunol **4**：499-511, 2004
3) O'Neill LA, et al：The il-1 receptor/toll-like receptor superfamily：Crucial receptors for inflammation and host defense. Immunol Today **21**：206-209, 2000
4) Boehm T, et al：Evolution of the immune system in the lower vertebrates. Annu Rev Genomics Hum Genet **13**：127-149, 2012
5) Medzhitov R, et al：A human homologue of the drosophila toll protein signals activation of adaptive immunity. Nature **388**：394-397, 1997
6) Taniguchi T, et al：The interferon-alpha/beta system in antiviral responses：A multimodal machinery of gene regulation by the irf family of transcription factors. Curr Opin Immunol **14**：111-116, 2002
7) Field AK, et al：Inducers of interferon and host resistance. II. Multistranded synthetic polynucleotide complexes. Proc Natl Acad Sci U S A **58**：1004-1010, 1967
8) Taniguchi T, et al：Irf family of transcription factors as regulators of host defense. Annu Rev Immunol **19**：623-655, 2001
9) Colonna M, et al：Plasmacytoid dendritic cells in immunity. Nat Immunol **5**：1219-1226, 2004
10) Ninomiya Y, et al：Antivirus agent, ro 09-0410, binds to rhinovirus specifically and stabilizes the virus conformation. Virology **134**：269-276, 1984
11) Salem ML, et al：Defining the antigen-specific t-cell response to vaccination and poly (i:C)/tlr3 signaling：Evidence of enhanced primary and memory cd8 t-cell responses and antitumor immunity. J Immunother **28**：220-228, 2005
12) Harrison CJ, et al：Modification of immunological responses and clinical disease during topical r-837 treatment of genital hsv-2 infection. Antiviral Res **10**：209-223, 1988
13) Reiter MJ, et al：Cytokine induction in mice by the immunomodulator imiquimod. J Leukoc Biol **55**：234-240, 1994
14) Sidky YA, et al：Inhibition of murine tumor growth by an interferon-inducing imidazoquinolinamine. Cancer Res **52**：3528-3533, 1992
15) Savage P, et al：A phase i clinical trial of imiquimod, an oral interferon inducer, administered daily. Br J Cancer **74**：1482-1486, 1996
16) Edwards L, et al：Self-administered topical 5 % imiquimod cream for external anogenital warts. Hpv study group. Human papillomavirus. Arch Dermatol **134**：25-30, 1998
17) Lebwohl M, et al：Imiquimod 5 % cream for the treatment of actinic keratosis: Results from two phase iii, randomized, double-blind, parallel group, vehicle-controlled trials. J Am Acad Dermatol **50**：714-721, 2004

18) Geisse J, et al：Imiquimod 5％ cream for the treatment of superficial basal cell carcinoma：Results from two phase iii, randomized, vehicle-controlled studies. J Am Acad Dermatol **50**：722-733, 2004
19) 安田正人ほか：日光角化症に対するイミキモド(ベセルナクリーム 5％)外用の有効性，安全性を評価する後ろ向き多施設共同臨床研究．西日皮 **78**：408-413，2016
20) Vegter S, et al：A network meta-analysis of the relative efficacy of treatments for actinic keratosis of the face or scalp in europe. PLoS One **9**：e96829, 2014

免疫からみた腫瘍

C. Merkel 細胞がんと免疫療法

ポイント

- Merkel 細胞がんは高齢者に好発する悪性度の高い皮膚がんであり，免疫反応がその制御に重要である．
- Merkel 細胞がんに浸潤する T 細胞は PD-1 を高発現することが多く，がん細胞またはその周囲の免疫細胞上の PD-L1 との結合によって，活性化が抑えられている．
- 現在抗 PD-1 抗体，抗 PD-L1 抗体などの獲得免疫反応の増強をターゲットとした治療の臨床試験が行われ，その有効性が示されている．これを受け，本邦でも 2017 年 9 月に，「根治切除不能な Merkel 細胞がん」に対してアベルマブが適応を取得した．一方で，Toll-like receptor 7 のリガンドであるイミキモドなどの自然免疫反応の増強による治療の有効例も報告されている．

Merkel 細胞がんの特徴

Merkel 細胞がんは高齢者の頭頸部や四肢に好発する悪性腫瘍である（図 1）．致死率は悪性黒色腫の約 2 倍の 33％にのぼり，致死性の高いがんであるといえる．その 90％以上は白人に発症し，日本人の発症例は少ない．そのため，紫外線が発症のリスク因子と考えられ，その他に高齢であることや免疫抑制状態もリスク因子に含まれる[1]．紫外線は直接的な DNA の損傷のほかに，制御性 T 細胞の遊走や抗原提示細胞のアポトーシス誘導，ケラチノサイトや肥満細胞から産生される IL-10 などの産生促進を介した抗原提示細胞の機能抑制などによってもたらされる免疫抑制効果も関与すると考えられている[2,3]．臓器移植患者，HIV 感染患者，慢性リンパ性白血病患者では，Merkel 細胞がんの発症リスクは 5〜50 倍に達するとされ，Merkel 細胞がんの制御において，腫瘍免疫反応が非常に重要であることがわかる[4]．

一方で，2008 年に Feng ら[5]が Merkel 細胞がんから新たなポリオーマウイルスである MCPyV（Merkel cell polyomavirus）を発見し，Merkel 細胞がんの発症に大きく関与して

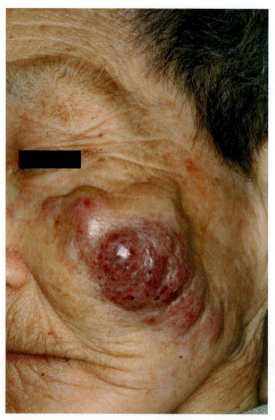

図1 Merkel 細胞がんの臨床像
95 歳女性に生じた Merkel 細胞がん．不整な紅色腫瘤が左頰にみられる．

いることを見いだした．ただし，本ウイルス感染自体は健常者でも 60％前後でみられるため，感染により必ずしも発症するわけではない[5]．また欧米では，MCPyV は Merkel 細胞がんに 80％程度で陽性となるが，地域差があり，本邦では半数程度とされている[5]．MCPyV による Merkel 細胞がんの詳細な発症機序はいまだ明らかとなっていないが，MCPyV の large T および small T 抗原がその発症を誘導し，ウイルス陽性 Merkel 細胞がんの細胞株の増殖や生存はこれらの抗原の発現に依存すると報告されている[1]．

Merkel 細胞がんにおける腫瘍免疫反応

　Merkel 細胞がんは予後不良な疾患である一方，転移病変を含めてしばしば自然消褪が報告されている．さらに，腫瘍内に浸潤する CD8$^+$ T 細胞の数や granzyme，CCL19 などの免疫反応にかかわる分子の腫瘍内の発現が Merkel 細胞がんの予後と相関することが報告され[1,4]，Merkel 細胞がんの駆逐における免疫反応の重要性が指摘されている．MCPyV 陰性および陽性いずれの Merkel 細胞がんにおいても，その発症に免疫反応は大

きく関与することが知られている[1]．MCPyV陽性のMerkel細胞がんではMCPyV特異的なT細胞が存在し，このT細胞はPD-1，TIM-3を高発現しており，その発現量は腫瘍のサイズと相関することが報告されている[1]．また，ウイルス陰性のMerkel細胞がんでも浸潤しているT細胞はPD-1の発現が高いことが知られている．一方で，そのリガンドであるPD-L1もがん細胞および腫瘍に浸潤し，T細胞などの免疫細胞に高発現していることが知られている[6]．しかしながら，PD-L1に関してはウイルス感染の有無により発現様式が異なるという報告もあり，Liposonらは，腫瘍に浸潤する免疫細胞においてはPD-L1の発現に差はないが，腫瘍細胞のPD-L1はウイルス陽性のMerkel細胞がんでは50％に発現がみられる一方で，ウイルス陰性のものでは発現がみられなかったと述べている[6]．腫瘍内のPD-L1の発現が高いほど，$CD8^+$ T細胞の腫瘍内浸潤が強いとされており[7]．腫瘍抗原に反応してT細胞は腫瘍内に浸潤しているが，それらの多くはPD-1の活性化によって生じたexhausted T細胞であり，浸潤細胞数が多くても，その機能は抑制されていると考えられる．肺がん，肝細胞がんや悪性黒色腫など，腫瘍の種類によりPD-L1の発現と予後との相関は異なり，予後良好因子または不良因子のいずれの報告もあるが[6,8,9]，LiposonらはMerkel細胞におけるがん細胞のPD-L1発現陽性群は陰性群に比べ有意に生存期間が延長しており，浸潤T細胞上のPD-L1に関しても有意差がないものの，陽性群が陰性群に比べ生存期間が延長していることを報告している[6]．

　腫瘍の周囲にあるリンパ節様構造であるtertiary lymphoid structure（TLS）の存在は，悪性黒色腫や肺がんでも予後良好因子と報告されているが[10]，Merkel細胞がんでもTLSの存在例では無再発生存期間が長いという報告がある[10]．TLSは腫瘍微小環境における樹状細胞とB細胞，T細胞の抗原提示の場であり，TLS内で腫瘍特異的なリンパ球が活性化していると考えられている[10]．さらに，TLSの存在により腫瘍辺縁の$CD8^+$ T細胞／$CD4^+$ T細胞比が増加し，腫瘍特異的な免疫反応の増強に寄与すると考えられている．

　Merkel細胞がんに対する抗腫瘍作用に関してはT細胞だけでなく，NK細胞の重要性も指摘され，LanioszらはNK細胞の腫瘍内浸潤の程度が強い群ではMCPyV陽性Merkel細胞がんの予後が良好であったと報告している[11]．NKG2D（natural killer group 2D）はNK細胞に発現する活性化受容体で，その増殖，サイトカイン産生などを促進し，腫瘍内のNKG2DのmRNA発現は予後と相関することが知られている[12]．MICA（MHC class I chain-related protein）とMICBはNKG2Dのリガンドであり，正常細胞では発現が非常に低い一方で，ウイルス感染や悪性形質転換などのストレスにより発現が誘導される．しかしながら，Merkel細胞がんではこのMICA，MICBを発現している細胞株は少ないことが知られ，免疫逃避に寄与していると思われる．Merkel細胞がんではMICA，MICBのプロモーター領域のアセチル化が低下しており，それに伴うサイレンシングがMICA，MICBの発現低下の一因と考えられている[12]．

　また，MCPyV陽性Merkel細胞がんの患者では感染したMCPyVのviral capsid protein（VP）に対するIgGが産生され，血中からしばしば検出されるが，HIV感染患者ではその力価が高いことが報告されている[13]．血中の抗体力価はウイルスDNA量と相関することが知られており[4]，免疫抑制状態によるウイルス量の増加により抗体価が増加して

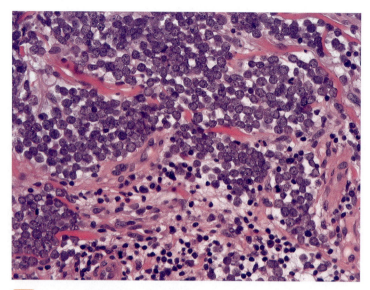

図2 Merkel 細胞がんの組織像
大型の類円形で粗造なクロマチンを有する腫瘍細胞が増殖し，周囲にリンパ球主体の炎症細胞が浸潤している．

いると推測される．一方で，T抗原に対する抗体も検出され，これはウイルスDNA量およびMerkel 細胞がんに発現するT抗原の発現量に強く相関し，バイオマーカーとしての有用性が期待されている[4]．しかしながら，産生されたこれらの抗体の腫瘍免疫に対する関与は明らかではない．

Merkel 細胞がんの治療

原発病変に対しては手術または放射線療法が選択される．また，Merkel 細胞がんはリンパ節転移を生じやすい腫瘍であるため，肉眼的にリンパ節腫脹がなくともセンチネルリンパ節生検が推奨され，転移があればリンパ節郭清または放射線照射が選択される[1]．一方，遠隔転移が生じた場合は化学療法が選択される．シスプラチン，エトポシド，カルボプラチンなどが使用されることが多く，10〜20%程度の奏効率が報告されているが，再発率が高く，生存率の延長を示したレジメンは乏しい．前述したように，Merkel 細胞がんの駆逐において免疫は大きく関与しているため，現在は遠隔転移を伴うMerkel 細胞がんに対して腫瘍免疫の活性化をターゲットとしたさまざまな臨床試験が海外で行われている．腫瘍免疫をターゲットとした治療の報告を以下に示す．

❶ 免疫チェックポイント阻害薬

前述のように，PD-1，PD-L1はMerkel 細胞がんを含めた腫瘍の微小環境において高発現しており，これらの分子の発現レベルは一般に予後と相関することが知られてい

る[1]．したがって，これらの分子の結合阻害により腫瘍免疫の活性化を介して治療効果が期待できる．実際，転移性 Merkel 細胞がんに対して抗 PD-1 抗体であるニボルマブの投与が著効した例が報告されている[14]．Nghiem らは stage Ⅲ/Ⅳ の未治療 Merkel 細胞がん患者に対して，抗 PD-1 抗体であるペムブロリズマブを投与した第2相臨床試験で 56％の奏効率を示したと報告している．また，Kaufman らは化学療法に不応であった stage Ⅳ の Merkel 細胞がん患者に抗 PD-L1 抗体であるアベルマブを投与した第2相臨床試験で 32％の奏効率を示し，その効果は持続性であったと報告している．これらの試験では，ともにその効果はウイルス陽性群と陰性群で同等であった．この結果を受け，本邦でも 2017 年 9 月に，「根治切除不能な Merkel 細胞がん」に対してアベルマブが適応を取得した．また現在，放射線照射または recombinant interferon beta とアベルマブの併用（NCT02584829）や，抗 CTLA-4 抗体であるイピリムマブの原発腫瘍切除後の adjuvant therapy（NCT02196961）の臨床試験も進んでいる[1]．

❷ サイトカイン療法

IL-12 は NK 細胞や T 細胞を刺激し，インターフェロン γ の放出を促すなどの効果により抗腫瘍免疫を活性化する．現在，エレクトロポレーション法による IL-12 の遺伝子誘導の効果に関する臨床試験が進められている（NCT1440816）．

❸ 細胞移入療法

Merkel 細胞がん患者から単離した MCPyV 特異的 T 細胞は，*in vitro* で MCPyV 陽性 Merkel 細胞がんの細胞株のアポトーシスを誘導することが示されている．そこで，MCPyV 特異的 CD8$^+$ T 細胞の自家移植にアベルマブと放射線照射またはインターフェロン β の投与を検討する臨床試験が進められている（NCT02196961）．また前述のとおり，NK 細胞も Merkel 細胞がんに対する免疫反応に重要であり，活性化 NK 細胞の細胞株である NK-92 の投与効果に関する臨床試験も進められている（NCT02465957）．

❹ 自然免疫の賦活化

Toll-like receptor 4 のアゴニストである GLA-SE（glucopyranosyl lipid adjuvant-stable emulsion）の投与効果が検討されている（NCT02035657）．また，症例報告レベルではあるが，Toll-like receptor 7 のリガンドであるイミキモドの塗布が Merkel 細胞がんの in-transit 転移に著効したという報告がある[15]．イミキモドは形質細胞様樹状細胞から多量の Ⅰ 型インターフェロンを誘導し，腫瘍の駆逐に寄与していると考えられている[15]．

文　献

1) Schadendorf D, et al：Merkel cell carcinoma：Epidemiology, prognosis, therapy and unmet medical needs. Eur J Cancer **71**：53-69, 2017
2) Granstein RD, et al：Augmentation of cutaneous immune responses by ATP gamma S：purinergic agonists define a novel class of immunologic adjuvants. J Immunol **174**：7725-7731, 2005
3) Halliday GM, et al：UVA-induced immunosuppression. Mutat Res **422**：139-145, 1998
4) Bhatia SO, et al：Immunobiology of Merkel cell carcinoma：implications for immunotherapy of a polyomavirus-associated cancer. Curr Oncol Rep **13**：488-497, 2011
5) Feng H, et al：Clonal integration of a polyomavirus in human Merkel cell carcinoma. Science **319**：1096-1100, 2008
6) Lipson EJ, et al：PD-L1 expression in the Merkel cell carcinoma microenvironment：association with inflammation, Merkel cell polyomavirus and overall survival. Cancer Immunol Res **1**：54-63, 2013
7) Afanasiev OK, et al：Merkel polyomavirus-specific T cells fluctuate with merkel cell carcinoma burden and express therapeutically targetable PD-1 and Tim-3 exhaustion markers. Clin Cancer Res **19**：5351-5360, 2013
8) Badoual C, et al：PD-1-expressing tumor-infiltrating T cells are a favorable prognostic biomarker in HPV-associated head and neck cancer. Cancer Res **73**：128-138, 2013
9) Zeng Z, et al：Upregulation of circulating PD-L1/PD-1 is associated with poor post-cryoablation prognosis in patients with HBV-related hepatocellular carcinoma. PLoS One **6**：e23621, 2011
10) Behr DS, et al：Prognostic value of immune cell infiltration, tertiary lymphoid structures and PD-L1 expression in Merkel cell carcinomas. Int J Clin Exp Pathol **7**：7610-7621, 2014
11) Laniosz V, et al：Natural killer cell response is a predictor of good outcome in MCPyV+ Merkel cell carcinoma：A case series of 23 patients. J Am Acad Dermatol **77**：31-32, 2017
12) Ritter C, et al：Reversal of epigenetic silencing of MHC class I chain-related protein A and B improves immune recognition of Merkel cell carcinoma. Sci Rep **6**：21678, 2016
13) Vahabpour R, et al：Merkel cell polyomavirus IgG antibody levels are associated with progression to AIDS among HIV-infected individuals. Arch Virol **162**：963-969, 2017
14) Walocko FM, et al：Metastatic Merkel cell carcinoma response to nivolumab. J Immunother Cancer **4**：79, 2016
15) Wahl RU, et al：Immunotherapy with imiquimod and interferon alfa for metastasized Merkel cell carcinoma. Curr Oncol **23**：e150-153, 2016

自己免疫性水疱症

A. 天疱瘡

ポイント
- 皮膚の自己抗原に特異的な自己抗体によって表皮内に水疱が生じる，抗体依存性臓器特異的自己免疫疾患である．
- 表皮細胞間の接着を担うデスモゾームという複合体が自己抗体の標的となる．デスモゾームの構成分子であるデスモグレインに自己抗体が結合することによって水疱が生じ，その他の炎症細胞の作用を要しないと考えられている．
- 自己抗体の結合によって，細胞骨格を変化させるシグナル伝達と，デスモグレインの細胞内への取り込みとが起こることで，表皮細胞間の接着が弱まり，棘融解と呼ばれる組織変化を生じ，水疱やびらんの形成に至る．
- なぜ，抗デスモグレイン抗体が生じるのかはわかっていない．
- 抗体を産生する形質細胞を標的とした抗 CD20 抗体による治療の有効性が示されている．また，抗デスモグレイン B 細胞受容体をもった B 細胞を傷害する遺伝子組み換えキラー T 細胞の移入が新たな治療戦略として注目されている．

概念

❶記載皮膚科学の天疱瘡[1)]

　水疱はさまざまな要因によって生じうる．天疱瘡の病名はヒポクラテスの時代以来，水疱や膿疱を生じる疾患におしなべて用いられてきた．18 世紀以降，誘因なく突然皮膚や粘膜のあらゆるところに水疱が生じる原因不明の病気が 1 つの疾患概念として次第に確立し，長らく天疱瘡と呼ばれてきた．

　19 世紀に組織病理学が誕生し，皮膚病はいくつかの限られた形態学的現象へと整理され，落葉状天疱瘡と呼ばれる病型もこの頃に初めて記載された．天疱瘡では病変部の組織で表皮細胞がばらばらに離れて見える「棘融解」と呼ばれる所見がみられる．Lever が棘融解を天疱瘡の特徴と位置づけ，棘融解を伴わない天疱瘡を「類天疱瘡」と分けることを提唱

したのは20世紀も中頃，1953年になってからのことである．

現代でも天疱瘡の概念は形態学的所見とその記載が先行する．すなわち，記載皮膚科学では原則として，「家族性や先行する直接の誘因なく特発性に，皮膚，粘膜またはその両方に，水疱，びらんを生じる病態のうち，組織学的棘融解による表皮内水疱を生じる疾患」を天疱瘡という．

❷ 免疫学の天疱瘡

20世紀後半に現代免疫学が幕を開け，皮膚病は免疫の機能の観点から論じられるようになった．

1960年代，皮膚科学にとってきわめて大きなブレイクスルーが起こった[1]．1964年，BeutnerとJordonは，蛍光抗体法を用いて，天疱瘡の患者の循環血中に表皮細胞間隙に対する抗体が流れていること，そして病変部の皮膚に同じ抗体が沈着していることを発見した．さらに1967年，彼らは類天疱瘡でも同様のことを行い，類天疱瘡では皮膚基底膜部に対する抗体が存在することを発見した．ここに初めて，Leverの提唱から10余年を経て，天疱瘡と類天疱瘡が独立した疾患であることが証明されたのである．有史以来，形態学がその根幹をなしていた皮膚科学が，現代皮膚科学へと脱皮した瞬間であった．

現在，水疱を生じる病態のうち，表皮を標的とした自己抗体の出現に伴って水疱を生じる疾患を自己免疫性水疱症という．現代皮膚科学は他の自己免疫疾患に先駆けて自己免疫性水疱症の自己抗原を次々と明らかにし，免疫学的診断アルゴリズムが形態学的診断に取って代わった．すなわち，現在では「表皮細胞間結合を担う分子に特異的な自己抗体が表皮細胞表面に結合した結果，棘融解が起こり，皮膚，粘膜またはその両方に表皮内水疱やびらんを生じる疾患」を天疱瘡という．

注目すべきは，記載皮膚科学が疾患の独立性をかなり正確に予見していたこと，そして疾患の病態がそれぞれ標的となる分子の局在でエレガントに説明できることである．私たちの皮膚科学もまた発展途上にある．正しい診断は，現在取りうる治療と，未来に選びうる治療の双方に欠かせない．記載皮膚科学への尊敬を忘れてはならない．

❸ 自己免疫性の考察

自己免疫性水疱症は自己免疫によって生じると言い切れるのだろうか．実際には，天疱瘡のように自己抗原が同定され，自己抗体の病原性が示された水疱性疾患は限られる．記載皮膚科学の歴史の中で，特発性に水疱を生じる，いわゆる狭義の「水疱症」とされたものの中には，眼粘膜類天疱瘡のように自己抗体の関与は示されていても自己抗原がわかっていないものや，疱疹状皮膚炎や抗ラミニンγ1類天疱瘡のように自己抗体と水疱形成の因果関係が明らかにされていないものも含まれる．

それでは逆に，自己免疫によって生じる水疱は自己免疫性水疱症といえるのだろうか．広義の自己免疫が関与すると考えられる病態でも，細胞傷害性免疫による変化が主体と考えられるものは，これまで水疱症には含まれてこなかった．たとえば，皮膚エリテマトーデスの一部は水疱を生じ，しかも基底膜部への抗体の線状の沈着まで伴う．しかし，自己

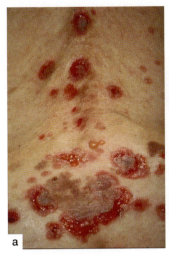 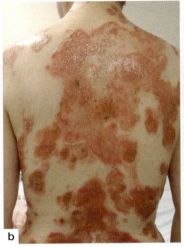 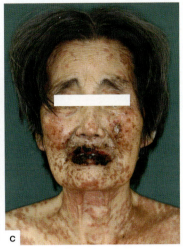

図1 天疱瘡の所見
a) 尋常性天疱瘡．b) 落葉状天疱瘡．c) 腫瘍随伴性天疱瘡．

免疫性水疱症と呼ばれることはないのが現状である．

　以上より，自己免疫性水疱症は自己抗体の病原性がすでに証明されたかどうかにかかわらず，「自己抗体依存性臓器特異的自己免疫疾患」の1つであり，非特異的全身性自己免疫や細胞性自己免疫による疾患は含まない，といえる．

病　型

❶ 古典的天疱瘡

　尋常性天疱瘡（図1a）と落葉状天疱瘡（図1b）がこれに当たる．本邦では特定疾患に指定されており，およそ6,000人が受給対象として登録されている．尋常性天疱瘡はそのうちでもっとも数が多い．主症状は粘膜のびらんで，半数に皮膚症状を伴う．落葉状天疱瘡は顔面と体幹部中心のいわゆる脂漏部位に，鱗屑，痂皮を伴う紅色局面が好発する．

　尋常性天疱瘡の亜型として増殖性天疱瘡などが，落葉状天疱瘡の亜型として紅斑性天疱瘡（Senear-Usher症候群）などが，それぞれ含まれる．

❷ 腫瘍随伴性類天疱瘡（図1c）

　歴史は意外に新しく，1990年のAnhaltらの5例報告が第一報である．リンパ腫，白血病，胸腺腫，その他のリンパ球増殖性疾患に伴うものを指す．典型的には重症薬疹のStevens-Johnson症候群に酷似した，結膜，口唇粘膜優位に傷害された独特の顔貌を呈する．閉塞性細気管支炎を効率に合併し予後不良である．

　デスモグレイン3に対する自己抗体とともに，デスモゾームの細胞内構成分子であるエ

ンボプラキン，ペリプラキン，デスモプラキン，エピプラキンなどに対する自己抗体の出現が特徴である．一方，これらの自己抗体は細胞内のプラキンに直接結合できないはずであり，病態形成にどのようにかかわるのかは未解決である．

エピプラキンは肺細気管支で発現がみられ，閉塞性細気管支炎の合併に関与する可能性が示されている[2]．一方，動物実験では肺組織がデスモグレイン3を異所性に発現し，自己免疫性細胞性免疫の標的となることが示唆されている[3]．

❸ その他の病型

a）薬剤誘発性天疱瘡

かつて抗リウマチ薬であるペニシラミンの投与に関連して特徴的にみられたが，投与機会の減少に伴い，ほとんどみられなくなった．古典的天疱瘡と同様，抗デスモグレイン抗体が検出される．

b）IgA 天疱瘡

IgAクラスの表皮細胞膜抗体を示す疾患群を指す．2つのタイプに分けられる．Subcorneal pustular dermatosis（SPD型）は角層下膿疱症様の皮疹を示し，IgAクラスの自己抗体がデスモコリン1と反応する．Intraepidermal neutrophilic IgA dermatosis（IEN型）はデスモゾームの外にある未同定の分子が標的となる．

c）ブラジル天疱瘡

ブラジルの風土病で fogo selvagem と呼ばれる落葉状天疱瘡の存在が知られている．地域に生息するスナバエの唾液腺抗原とデスモグレイン1の交叉性が示されている[4]．

d）抗デスモコリン天疱瘡

自己抗体がデスモゾーム外の接着分子であるデスモコリンを標的とする．古典的天疱瘡でも抗デスモコリン抗体が検出されることはあるが，抗デスモグレイン抗体を検出できない症例の報告もあり，抗デスモコリン抗体の病原性や疾患の独立性に議論の余地がある．

病態生理[5,6]

❶ 自己抗原

デスモゾームは細胞接着を担う主な構造物で，膜貫通蛋白のデスモグレイン同士，デスモコリン同士のホモダイマー形成によって接着し，デスモプラキンやペリプラキンなどのプラキンファミリーの蛋白が細胞内を支える（図2）．

古典的天疱瘡はデスモグレインを標的とする．1991年に天谷がStanleyとともに，デスモグレイン3を天疱瘡の標的抗原と同定し報告した[7]．天谷は，患者血清からデスモグレイン3に対する自己抗体を精製して新生マウスへ移入すると水疱形成を誘導できること，患者血清から特にデスモグレイン3の細胞外ドメインに結合する抗体を精製して移入しても同様に水疱形成を誘導できること，デスモグレイン3に対する抗体を吸着して取り除い

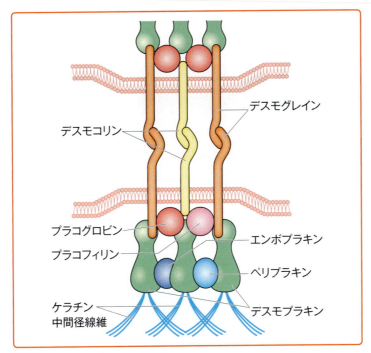

図2　デスモゾームの構造

て移入すると水疱形成を誘導しなくなることを報告し，抗デスモグレイン3抗体が天疱瘡の水疱形成に直接かかわることを実験的に証明した．

　患者血清中の自己抗体を測定すると，粘膜優位型尋常性天疱瘡はデスモグレイン3のみと反応，粘膜皮膚型尋常性天疱瘡はデスモグレイン3とデスモグレイン1の両方に反応し，落葉状天疱瘡はデスモグレイン1のみと反応する．粘膜上皮の細胞間結合は主にデスモグレイン3に依存する．表皮の細胞間結合はデスモグレイン3とデスモグレイン1の両方に依存するが，特に上層部ではデスモグレイン1の発現が高く，細胞間結合に果たす役割も大きい．かくして，各疾患の病変の分布と特徴は標的分子の局在で美しく証明された(図3)．

❷ 水疱形成の機序

　天疱瘡患者由来の抗デスモグレイン3抗体のほとんどが，デスモグレイン3同士の結合部位であるN末端を認識する．このことは，自己抗体がこの分子間結合を標的として表皮細胞間の接着を阻害し，水疱を形成することを示唆する．

　天疱瘡の動物モデルで，患者由来のIgGを，補体成分C5の遺伝子欠損マウス，または補体の活性化を阻害したマウスに移入しても水疱ができる．また，補体結合部を欠いたF(ab')2抗体でも水疱を形成できる．この実験結果は，天疱瘡の自己抗体による水疱形成が補体の活性化なしに起こりうることを示唆する．

　しかし，抗デスモグレイン抗体は，本当に，単に抗デスモグレイン同士の結合を阻害す

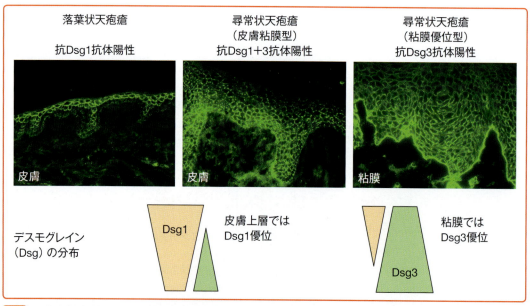

図3 蛍光抗体直接法で示される自己抗体の分布と病型の関係

ることによって水疱形成を起こすのだろうか．興味深い実験結果[8]を紹介しよう．

　デスモグレイン1を固相化したビーズを，デスモグレイン1を発現した培養表皮細胞に加えると，デスモグレイン1同士の結合によって，ビーズは細胞に付着する．ここに患者由来の抗デスモグレイン1抗体を加えると，ビーズは細胞から離れる．ところが，細胞を用いずに，プレートとチップに固相化したデスモグレイン1同士の親和性を測定すると，患者由来の抗体はこの結合を阻害できない．この実験結果によって，生きた表皮細胞の生理的活動が，何らかの形で水疱形成に関与すると考えられた．

　ここで2つの仮説が浮上した．第一の仮説は自己抗体によるデスモグレイン同士の結合の競合阻害と細胞内取り込みを介したデスモゾームの形成不全である．膜蛋白であるデスモグレインは，表出，結合，細胞内取り込み，という回転を常に繰り返している．デスモグレインが新たにデスモゾーム外の膜表面に表出するたび，別の細胞のデスモグレインに結合する前に自己抗体が結合すると，デスモゾームを構成することなく細胞内に取り込まれる．結果として，既存のデスモゾーム内からデスモグレイン結合が消失し，棘融解に至る．第二の仮説は，自己抗体がデスモグレインに結合することで，表皮細胞の細胞内シグナルが変化することが活性化し，細胞機能の変化によって水疱を形成するという仮説である．

　天疱瘡における水疱形成に細胞内シグナルが関与するか否かについては，10数年にわたる論争が繰り広げられた．そして2012年，接着分子の細胞内シグナル依存性に棘融解を起こす場合と，非依存性に棘融解を起こす場合とが，それぞれ異なる自己抗体によって起こることが実験的に示された[9]．さらに2017年，抗デスモグレイン1抗体について，それだけでは病原性をもたない自己抗体はp38シグナルに依存性して細胞表面のデスモグ

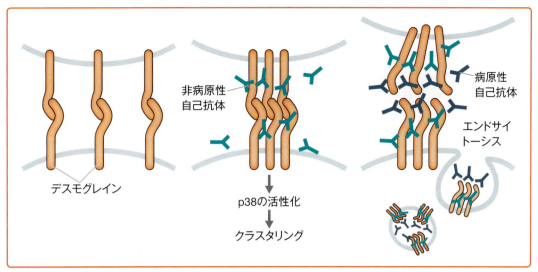

図4 水疱形成の機序

レイン分子のクラスタリングを起こし，直接病原性をもつ抗体による水疱形成を促進することが培養細胞を用いて示された（図4）[10]．これらの研究は水疱形成の機序についての一連の論争に1つの終止符を打った．

❸ 自己抗体産生の機序

獲得免疫においては，胸腺で教育を受けたT細胞が自己反応性を厳密に阻止していると考えられている．したがって，自己抗体が産生されるかどうかは，自己反応性Bリンパ球からの抗体産生を活性化できる自己反応性ヘルパーT細胞の存在が存在するかどうかにかかっている．

2009年，天疱瘡モデルマウスで自己抗体産生に伴う水疱形成の十分条件となる病原性のCD4$^+$T細胞クローンが樹立された[11]．さらにこのT細胞クローンの機能的分化によって，Th1型ではinterface dermatitisと呼ばれる組織病型，Th17型では乾癬型と呼ばれる組織病型をとるなど，まったく異なる病態をとりうることが示された[12,13]．単一の抗原を認識するCD4$^+$ヘルパーT細胞クローンが，その機能的分化によって異なる疾患を呈しうるということは，自己抗原と疾患とが必ずしも1対1ではないことを意味し，さらに自己免疫疾患におけるT細胞とB細胞との対応関係にさえ議論を提起する．

抗体が抗原を認識する標的となる特異的構造をエピトープという．液性免疫では抗体に認識される部位が抗原分子内や当初の標的抗原分子を越えて広がる現象がみられ，エピトープ拡散と呼ばれる．分子内のエピトープ拡散は類天疱瘡でも観察される[14]．一方，天疱瘡ではあまり起こらないことが示されている[15]．

残された問題が2つある．なぜ突然，表皮のたった1つの分子に対する自己反応性T細胞が生じるのか，そして，なぜ，標的となる表皮細胞のうち，たった1つの分子に対する自己抗体の産生のみが活性化されるのだろうか．

胸腺で起こる中枢性免疫寛容または胸腺外で起こる末梢性免疫寛容の先天的または後天的な破綻により，全身性または多臓器に及ぶ自己免疫が起こることは知られているが，臓器特異的自己免疫の発症はうまく説明できない．臓器特異的自己免疫の機序として，劇症1型糖尿病では感染症や炎症が契機となり，感染原と自己抗原の間に交叉反応が起こったり，自己反応性の非特異的な活性化が起こったりするためではないかという機序が知られており，天疱瘡においても，ブラジル天疱瘡ではハエ刺傷の先行の関与が示唆される[4]．また，扁平苔癬などの皮膚粘膜の慢性炎症に抗デスモグレイン抗体の産生を伴うこともある[16]．しかし，ほとんどの天疱瘡では，先行する感染や炎症が引き金となっているという臨床上の証拠はない．

現在の診断と治療

❶ 診断

表皮内水疱または特発性難治性のびらん，組織学的棘融解，抗表皮細胞膜抗体の証明をもって診断する．日本皮膚科学会が診断基準を定めている[17]．

❷ 治療の現状

ステロイドの大量全身投与（0.5〜1 mg/kg/日）が原則となる．しばしば，免疫抑制薬，血漿交換療法，免疫グロブリン大量静注療法（IVIG）の併用を要する．本邦の標準治療の詳細は日本皮膚科学会「天疱瘡診療ガイドライン」に譲る[17]．

新規の治療

❶ リツキシマブ

リツキシマブはB細胞のマーカーであるCD20分子を標的とする抗体製剤で，天疱瘡を含め，さまざまな自己免疫疾患で有効性が示されてきた．2017年，リツキシマブと短期プレドニゾロンの併用療法とプレドニゾロン単独療法とを比較する多施設臨床試験が行われた[18]．24週後，リツキシマブ併用では46例のおよそ89％が治療不要の完全寛解に至ったのに対し，プレドニゾロン単独で完全寛解に至ったのは44例のおよそ34％にとどまった．グレード3以上の有害事象は併用療法で1例当たり0.59件，プレドニゾロン単独療法で1例当たり1.20件だった．

以上より，この試験はリツキシマブ併用療法がプレドニゾロン単独療法に比較して効果も安全性も優れると結論づけた．

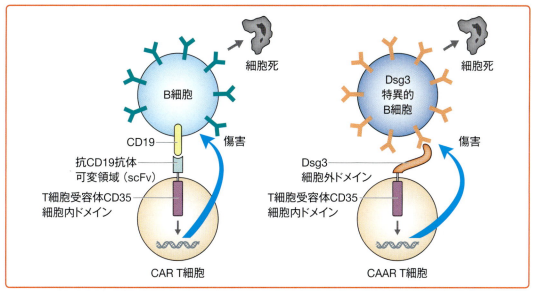

図5 CARとCAAR

❷ CARとCAAR[19]（図5）

　遺伝子組み換えによりキメラ抗原受容体（chimera antigen receptor：CAR）を発現させた細胞傷害性T細胞によって標的細胞を選択的に攻撃させる治療技術が，主にリンパ腫などの悪性新生物を対象に発展してきた．たとえば，B細胞のマーカーであるCD19を特異的に認識する抗体可変領域と，T細胞受容体の細胞内シグナルを伝達する細胞内領域のキメラ受容体を発現させたCAR-T細胞は，$CD19^+$ Bリンパ腫細胞に結合することで細胞傷害性が活性化し，相手のリンパ腫細胞を殺してしまう．この技術はB細胞を標的とするリツキシマブと同様，臓器特異的自己抗体依存性自己免疫疾患にも適用可能である．

　さらに治療選択性を高めた手段として，キメラ自己抗体受容体（chimera autoantibody receptor：CAAR）という技術がある．B細胞すべてを標的にするのではなく，抗デスモグレイン3-B細胞受容体を発現した自己反応性B細胞のみを標的とするためには，デスモグレイン3分子とT細胞受容体の細胞内領域のキメラ分子を発現させた遺伝子組み換え細胞傷害性T細胞をつくってやればよい．この方法は動物モデルで有効性を示した．

展　望

　自己免疫という現代免疫学の難問に対して，自己免疫性水疱症の研究領域は常にその最前線で取り組んできた．基礎免疫学が次第にオミクス生物学やニッチ領域へと拡散していく中，本領域は「自己と非自己」という謎に正攻法で地道に王道を歩み続けている．また，この取り組みは結果的に記載皮膚科学を現代皮膚科学へと進歩させる先鞭にもなった．リツキシマブとCAR，CAARは将来の天疱瘡の診療を大きく変えていく可能性がある．

ここで強調したいのは，本稿で述べられた研究成果のほとんどが，内外の現役の皮膚科医が今より少し若いときに成し遂げた仕事であり，しかも現役の皮膚科医の手で現在進行形であるという事実である．若い皮膚科医である読者諸君は，皮膚科学の知の取り組みを受け継ぎ，皮膚科学に連なり，さらに次の世代へと伝えてほしい．

 文　献

1) Jordon R：Pemphigus：A Historical Perspective. International Pemphigus & Pemphigoid Foundation. http://www.pemphigus.org/pemphigus-a-historical-perspective-2/, 2003（2018年5月アクセス）
2) Tsuchisaka A, et al：Epiplakin Is a Paraneoplastic Pemphigus Autoantigen and Related to Bronchiolitis Obliterans in Japanese Patients. J Invest Dermatol **136**：399-408, 2016
3) Hata T, et al：Ectopic expression of epidermal antigens renders the lung a target organ in paraneoplastic pemphigus. J Immunol **191**：83-90, 2013
4) Qian Y, et al：Cutting Edge：Brazilian pemphigus foliaceus anti-desmoglein 1 autoantibodies cross-react with sand fly salivary LJM11 antigen. J Immunol **189**：1535-1539, 2012
5) 大日輝記ほか：自己免疫性水疱症の発症機構．日皮会誌 **120**：1627-1634, 2010
6) 大日輝記：水疱性類天疱瘡における補体の役割．皮病診療 **38**：972-978, 2016
7) Amagai M, et al：Autoantibodies against a novel epithelial cadherin in pemphigus vulgaris, a disease of cell adhesion. Cell **67**：869-877, 1991
8) Waschke J, et al：Pemphigus foliaceus IgG causes dissociation of desmoglein 1-containing junctions without blocking desmoglein 1 transinteraction. J Clin Invest **115**：3157-3165, 2005
9) Saito M, et al：Signaling dependent and independent mechanisms in pemphigus vulgaris blister formation. PLoS One **7**：e50696, 2012
10) Yoshida K, et al：Non-pathogenic pemphigus foliaceus（PF）IgG acts synergistically with a directly pathogenic PF IgG to increase blistering by p38MAPK-dependent desmoglein 1 clustering. J Dermatol Sci **85**：197-207, 2017
11) Takahashi H, et al：A single helper T cell clone is sufficient to commit polyclonal naive B cells to produce pathogenic IgG in experimental pemphigus vulgaris. J Immunol **182**：1740-1745, 2009
12) Takahashi H, et al：Desmoglein 3-specific CD4+ T cells induce pemphigus vulgaris and interface dermatitis in mice. J Clin Invest **121**：3677-3688, 2011
13) Nishimoto S, et al：Th17 cells carrying TCR recognizing epidermal autoantigen induce psoriasis-like skin inflammation. J Immunol **191**：3065-3072, 2013
14) Di Zenzo G, et al：Demonstration of epitope-spreading phenomena in bullous pemphigoid：results of a prospective multicenter study. J Invest Dermatol **131**：2271-2280, 2011
15) Ohyama B, et al：Epitope spreading is rarely found in pemphigus vulgaris by large-scale longitudinal study using desmoglein 2-based swapped molecules. J Invest Dermatol **132**：1158-1168, 2012
16) Herrero-Gonzàlez JE, et al：Epithelial antigenic specificities of circulating autoantibodies in mucosal lichen planus. Int J Dermatol **55**：634-639, 2016

17) 天谷雅行ほか：天疱瘡診療ガイドライン．日皮会誌 **120**：1443-1460
18) Joly P, et al：First-line rituximab combined with short-term prednisone versus prednisone alone for the treatment of pemphigus (Ritux 3)：a prospective, multicentre, parallel-group, open-label randomised trial. Lancet **389**：2031-2040, 2017
19) Ellebrecht CT, et al：Setting the target for pemphigus vulgaris therapy. JCI Insight **2**：e92021, 2017

自己免疫性水疱症

B. 類天疱瘡・その他の水疱症

> **ポイント**
> - 水疱性類天疱瘡の自己抗体にはIgGとIgEがある.
> - 糖尿病に対するDPP4阻害薬や, 悪性腫瘍に対する抗PD-1抗体阻害薬投与後に水疱性類天疱瘡を発症する報告が散見されており, 今後も増加が予想される.
> - 粘膜類天疱瘡(mucous membrane pemphigoid：MMP)では固形がん発症の頻度の高いものがあるため, 自己抗体のサブタイプを認識することが重要である.
> - 線状IgA水疱性皮膚症ではバンコマイシン投与歴など, 薬歴にも注意を要する.

水疱性類天疱瘡

水疱性類天疱瘡(bullous pemphigoid：BP)は高齢者に好発する自己免疫疾患で, 臨床的に掻痒を伴う浮腫性紅斑や紅色丘疹で始まり, 緊満性の水疱を生じる(図1a). 病理学的には水疱は表皮下水疱で, 水疱内や真皮に多数の好酸球を含む炎症細胞が浸潤する(図2). 古い水疱から生検すると, 再生上皮がみられ, 表皮下の水疱であることがわかりにくくなるため, 注意が必要である. 直接蛍光抗体法(direct immunofluorescence：DIF)で基底層にIgGとC3が沈着する(図3a, b). また, 1 molの食塩水に正常皮膚を浸して人工的に水疱を形成した皮膚に患者血清を反応させると(split skin indirect immunofluorescence：split skin-IIF), BPでは血清中の自己抗体が表皮側に沈着する. このIgGは表皮真皮境界部に存在する180 kDa(BP180)もしくは230 kDa(BP230), 一部は200 kDa(p200)の蛋白へ沈着する(図4). もっとも頻度が高くみられるエピトープはBP180のNC(non-collagenous)16A領域であり, 本邦の通常の血液検査では主にBP180のNC16A領域へのELISA(enzyme linked immunosorbent assay)が用いられているが, BP230のELISAキットも市販されている. BP患者の血清ではIgE値が高値になることが知られているが, 皮膚基底膜にも沈着し, IgE型の自己抗体も病因を担っていることが報告され[1], 実際にIgEレセプター結合部を標的とするモノクローナル抗体であるオマリズマブによる治療が

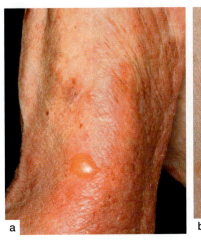
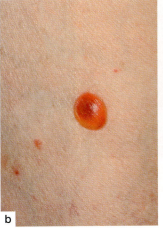
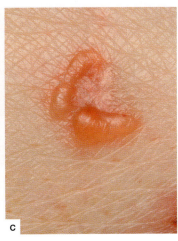

図1 水疱性類天疱瘡の所見
a) 水疱性類天疱瘡の水疱．緊満性水疱がみられ，周囲に浮腫性紅斑が広がる．
b) DPP4阻害薬により発症した水疱性類天疱瘡の水疱．緊満性水疱の周囲に紅斑がみられない．
c) 線状IgA水疱性皮膚症の水疱．水疱周囲に紅斑はみられず，a, bよりは小型の水疱が環状に連なる．

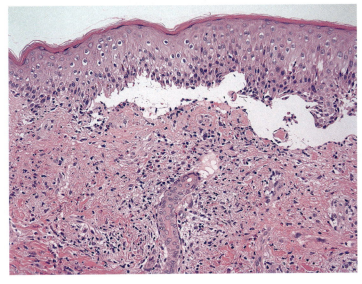

図2 水疱性類天疱瘡の病理所見
表皮下に水疱が形成され，好酸球を主体とした炎症細胞が浸潤している．

奏効する例も散見される[2]．病勢については，BPDAI（bullous pemphigoid disease area index）に基づきスコア化され，中等症以上の場合，2015年7月より難病指定され，医療費が助成されるようになった．

近年，糖尿病内科領域では，治療として血糖低下を起こしにくいDPP（dipeptidyl peptidase）4阻害薬が第一選択薬として頻繁に処方されているが，副作用として類天疱瘡を発症することが問題となっている．国内外から約数十例の発症報告があるが，低血糖を起こ

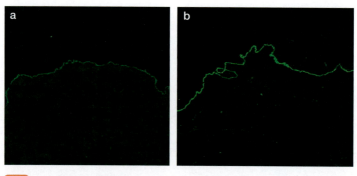

図3 直接抗体蛍光法
表皮真皮境界部でIgG(a)，C3(b)が沈着している．

表1 表皮下水疱をきたす疾患とその標的抗原，split skin IIF での沈着

病名	Isotype	標的抗原	split skin での結合
水疱性類天疱瘡	IgG/IgE	BP180NC16a BP230	表皮側
粘膜類天疱瘡	IgG/IgA	BP180 ラミニン332 β4インテグリン	表皮側
線状IgA水疱性皮膚症	IgA	BP180 LAD-1 LABD97	表皮側
		Ⅶ型コラーゲン	真皮側
妊娠性疱疹	IgG	BP180NC16a BP230	表皮側
抗ラミニンγ1類天疱瘡	IgG	ラミニンγ1	真皮側
後天性表皮水疱症	IgG	Ⅶ型コラーゲン	真皮側
水疱性エリテマトーデス	IgG/IgA	Ⅶ型コラーゲン etc	真皮側

しにくく，高齢者で頻用されているため，今後増加していくことが予想される．内服開始から発症までの期間は1〜37ヵ月とさまざまだが，平均8.2ヵ月で2〜10ヵ月の報告が多い[3]．臨床的に紅斑に乏しく(図1b)，病理学的に水疱辺縁の真皮上層への好酸球浸潤も軽度であり，抗NC16a領域に対する自己抗体をもたない例が多い[3]が，DPP4阻害薬服用中に，抗NC16a領域に対する自己抗体をもつ通常のBPを発症したと疑われる例もみられる．北海道大学で開発されたBP180細胞外ドメイン全長リコンビナント蛋白を用いたELISAで自己抗体を測定でき，また全長蛋白による抗体価も病勢を反映するとされている[3,4]．治療に関しては，DPP4阻害薬の中止のみで改善するという報告がある一方，約半数でステロイド全身投与が行われたとする報告もある．

また，悪性黒色腫や肺がんなどで使用される抗PD(programmed-death)-1抗体治療の経過中に水疱性類天疱瘡を発症する例が，これまでに12例ほど報告されている．ニボル

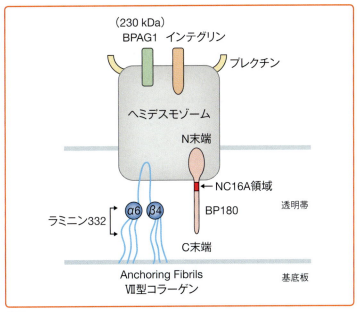

図4　表皮真皮境界部，ヘミデスモゾームの模式図

マブでもペムブロリズマブでも報告があり，発症までの期間は3週間〜20ヵ月と幅がある．緊満性水疱を生じ，DIFでIgGとC3が基底層に沈着し，BP180NC16A領域のELISAが陽性になる，という通常のBPと酷似した臨床像をとり，ステロイド内服に速やかに反応する症例が多いとされる．発症の機序に関しては，BP発症予備軍だったものがPD-1阻害薬で露見したに過ぎないとする考察もあり，症例の蓄積が待たれる[5]．

治療はガイドラインに沿って内服ステロイド，軽症であればテトラサイクリン，ドキシサイクリン系の抗菌薬やニコチン酸アミド，ジアミノジフェニルスルホン（DDS）などが用いられるが，中等症以上であれば内服ステロイドをはじめから使用したほうが治療効果と対医療費の面で望ましい，との結果が最近報告された[6]．

予後については，高齢者にステロイド投与が必要となるためか，対照となる人口よりも死亡のリスクが2倍になるというデータがあり[7]，また合併症により入院が長期化するリスクが高く，退院時の病名は敗血症，肺炎，尿路感染症の順に多かったとの報告があるため[8]，皮膚科医としても慎重に全身管理をすることが求められる．

粘膜類天疱瘡（MMP）

主に高齢者に好発する，粘膜病変が主体の類天疱瘡である．口腔粘膜，結膜のほか，陰部，咽頭，喉頭，食道の粘膜まで，びらん，潰瘍を形成することがある．皮膚病変が出現する頻度は25〜30％程度である．自己抗体は約8割がBP180に対する抗体であり，約2割でラミニン332に対するIgGを検出する．BPではBP180のNC16A領域に対する自己

抗体を認めるが，MMPではBP180のC末端領域に対する自己抗体を認める（図4）．ラミニン332に自己抗体を認めるMMPでは約30％の患者で固形がんを発症し，対照人口と比べて約6倍高いとのデータもあるため，MMPにおいてサブタイプを認識することは重要と考えられる[9]．DIFでは基底膜部にC3，IgG，時にIgAが沈着する．病勢に対しては2015年にMMPDAI（mucous membrane pemphigoid disease area index）が国際評価基準として発表された[10]．治療には，口腔粘膜と皮膚に限局した低リスク群なら外用ステロイドやDDS，低用量の内服ステロイドが用いられるが，眼や咽頭粘膜，陰部などまで病変がある高リスク群では全身ステロイドのほか，難治の場合は免疫抑制薬，大量免疫グロブリン療法などが選択される[11]．

線状IgA水疱性皮膚症（LABD）

　線状IgA水疱性皮膚症（linear IgA bullous dermatosis：LABD）は病名のとおり，患者皮膚でDIFを施行すると表皮真皮基底膜部に線状にIgAが沈着するのが特徴で，典型的にはBPのように浮腫性紅斑を伴わずに表皮下水疱が連なるような臨床像がみられる（図1c）．好発年齢は5歳までと，60歳以上の二峰性を示す[11]といわれてきたが，Ohataらの最近の解析により，30～59歳の青壮年層でも33％と一定の罹患があることが示された[12]．自己抗原には分子量120 kDaのLAD-1と97 kDaのLABD97が存在することが報告されており，またsplit skin IIFで真皮側に自己抗体が沈着する症例では，Ⅶ型コラーゲンに対する自己抗体が認められる．

　薬疹として，臨床，病理，免疫学的にLABDと同様の病態を示す症例の報告が散見されており，そのうち被疑薬は約半数がバンコマイシンによるものだったとの報告がある[13]．臨床像はしばしばStevens-Johnson症候群や中毒性表皮壊死症とも類似し，注意が喚起されている．

　治療にはDDS，テトラサイクリン系，エリスロマイシンなどが用いられ，反応が良好な症例が多いが，難治例では内服ステロイドやシクロスポリン，アザチオプリン，ミコフェノール酸モフェチルなどの免疫抑制薬も併用されることがある．

文　献

1) Hashimoto T, et al：Detection of IgE autoantibodies to BP180 and BP230 and their relationship to clinical features in bullous pemphigoid. Br J Dermatol **177**：141-151, 2017
2) Balakirski G, et al：Successful treatment of bullous pemphigoid with omalizumab as corticosteroid-sparing agent：report of two cases and review of literature. J Eur Acad Dermatol Venereol **30**：1778-1782, 2016
3) Izumi K, et al：Autoantibody Profile Differentiates between Inflammatory and Non-inflammatory Bullous Pemphigoid. J Invest Dermatol **136**：2201-2210, 2016
4) 西江　渉：水疱性類天疱瘡の新しい診断法─全長 BP180ELISA ─．皮病診療 **39**：14-19，2017
5) Le Naour S, et al：Three new cases of bullous pemphigoid during anti-PD-1 antibody therapy. J Eur Acad Dermatol Venereol **32**：e104-106, 2018
6) Mason JM, et al：Doxycycline compared to prednisolone therapy for patients with bullous pemphigoid：cost-effectiveness analysis of the BLISTER trial. Br J Dermatol **178**：415-423, 2018
7) Langan SM, et al：Bullous pemphigoid and pemphigus vulgaris--incidence and mortality in the UK：population based cohort study. BMJ **337**：a180, 2008
8) Ren Z, et al：Hospitalization, inpatient burden and comorbidities associated with bullous pemphigoid in the U.S.A. Br J Dermatol **176**：87-99, 2017
9) Kridin K：Subepidermal autoimmune bullous diseases：overview, epidemiology, and associations. Immunol Res **66**：6-17, 2018
10) Murrell DF, et al：Definitions and outcome measures for mucous membrane pemphigoid：recommendations of an international panel of experts. J Am Acad Dermatol **7**：1681-1774, 2015
11) Wojnarowska F, et al：Chronic bullous disease of childhood, childhood cicatricial pemphigoid, and linear IgA disease of adults：a comparative study demonstrating clinical and immunopathologic overlap. J Am Acad Dermatol **19**：792-805, 1998
12) Ohata C, et al：A clinical and serological study of linear IgA bullous dermatosis without linear immunoglobulin deposition other than IgA at the basement membrane zone using direct immunofluorescence. Br J Dermatol **177**：152-157, 2017
13) Fortuna G, et al：A critical reappraisal of the current data on drug-induced linear immunoglobulin A bullous dermatosis：a real and separate nosological entity？ J Am Acad Dermatol **66**：988-994, 2012

薬 疹

A. Stevens-Johnson 症候群，中毒性表皮壊死症

> **ポイント**
> ▶両疾患は EM major との鑑別が重要である．
> ▶日本人の HLA 型と原因薬剤の関連が報告されている．
> ▶表皮壊死および薬剤認識の機序はいくつか提唱されている．

疾患概念と診断

❶ 疾患概念

　Stevens-Johnson 症候群(SJS)と中毒性表皮壊死症(toxic epidermal necrolysis：TEN)は代表的な重症薬疹の病型で，これら2つの病名は一連のスペクトラムにある．臨床的には，発熱に加えて，眼，口，外陰部などの皮膚粘膜移行部の重症な粘膜疹，そして atypical target と称される多形紅斑および，びらん・水疱形成が両疾患の特徴である．本邦では皮膚の表皮剝離面積によって，10％未満を SJS，10％以上を TEN と分類しており，欧米では皮膚の表皮剝離面積が 10％未満を SJS，30％以上を TEN，その中間を SJS/TEN オーバーラップと分類している．このように両疾患の主な違いは皮膚の表皮剝離面積であるが，TEN では SJS と異なって，粘膜病変がみられない症例や，重篤な消化管粘膜障害を伴った症例も報告されており，症状に多少の違いがみられることもある．本稿では，特別な注釈がある場合を除いて，両疾患を並列して SJS/TEN と記載することにする．SJS/TEN は薬疹として発症するものが多いが，マイコプラズマやウイルスの感染症を契機に発症することもあり，原因の特定が困難な症例もある．本邦では原因薬剤として，抗菌薬，解熱鎮痛薬が多く，次いで抗てんかん薬，循環器疾患治療薬が多かったとの報告がある[1]．また，SJS/TEN を発症しやすい基礎疾患としては，HIV 感染，全身性エリテマトーデスが知られており，悪性リンパ腫などの悪性腫瘍でも発症しやすいという意見もあるが，多くの薬剤を使用している頻度も高いため，統一した見解はない．

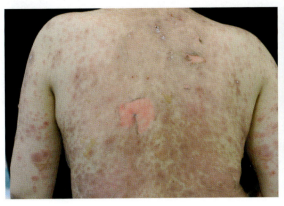 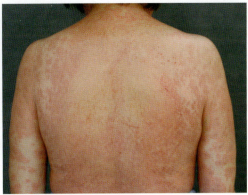

図1　SJS/TEN でみられる多形紅斑(左)と EM major でみられる多形紅斑(右)

❷ 診断と病理組織所見

　SJS/TEN の診断には，前述の発熱と眼，口唇，外陰部などの皮膚粘膜移行部における重症の粘膜疹，および皮膚の紅斑と表皮の壊死性障害に基づく水疱・びらんの体表面積における割合が用いられているが，これに加えて2016年の SJS/TEN の診断基準[2]では，病理組織所見を重要視している．すなわち，病理組織学的に表皮の壊死性変化を認めることが必須の主要所見に組み込まれている．これは，多形滲出性紅斑重症型(erythema multiforme：EM major)との鑑別に病理組織所見が必要なためである．多形滲出性紅斑と SJS は，かつて同一の疾患概念として捉えられ，皮膚症状のみの軽症型を EM minor，粘膜症状を伴う重症型を EM major として，EM major は SJS とほぼ同義として扱われてきた．EM major でも発熱と辺縁が浮腫性に隆起する比較的典型的な標的状紅斑(typical target lesion)がみられることから(図1)，現在でも SJS と診断されてしまうことがある．しかし，EM major では重篤な粘膜障害やそれに続く粘膜の後遺障害をきたすことはなく，予後も SJS/TEN より良好なため，治療方針が異なることから，可能な限り正確な区別が必要である．病理組織学的には，EM major では表皮壊死はみられないか，あったとしてもごく一部の細胞に限局している．これに対して，SJS/TEN では壊死細胞がクラスターを形成して多数みられる．病理組織学的な表皮の壊死は，生検部位や生検のタイミングによって見つけにくい可能性があるが，診断時には200倍視野で10個以上の表皮細胞死を確認することが望ましいとされている．

　その他の SJS/TEN の鑑別診断としては，自己免疫性水疱症，多発固定薬疹などが挙がる．また，別の重症薬疹である薬剤誘発性過敏症症候群(drug indeed hypersensitivity syndrome：DIHS)との合併例も存在することから，DIHS の要素がないかにも注意が必要である．

❸ 検査所見とバイオマーカー

　SJS/TEN の診療時の採血では通常，血算，白血球目視像，LDH，CRP，肝機能，腎機能などを検査する．加えて，感染症に伴う皮疹を鑑別するため，病初期と発症2〜4週間

後に，単純ヘルペス，帯状ヘルペス，サイトメガロウイルス，マイコプラズマのIgG，IgMなどの検査を行う．しかし，いずれの検査もSJS/TENに特異的で診断的な結果を導くわけではない．

原因薬剤同定のため，DLSTやパッチテストを行う．パッチテストは急性期には試行できず，陽性率も高くない．また，薬剤のパッチテストは経皮感作を誘発するという考えもあり，賛否が分かれる．

SJS/TENでは，血清中の可溶性FasL，グラニュライシン，HMGB1濃度が上昇しているとの報告や，T細胞のα-defensin発現が亢進しているとの報告がある[3]．これらはSJS/TENの早期診断に有用な可能性があり，一部実用化が試みられている．

病態と機序

❶ 原因薬剤と特性

前述のように，本邦におけるSJS/TENの原因薬剤としては，抗菌薬，解熱鎮痛薬，抗てんかん薬，循環器疾患治療薬が多いと報告されているが，抗菌薬の中ではセフェム系，キノロン系，ペニシリン系が多く，解熱鎮痛薬ではロキソプロフェン，アセトアミノフェン，イブプロフェンが多い．抗てんかん薬の中ではカルバマゼピン，フェニトイン，ゾニサミド，バルプロ酸ナトリウム，フェノバルビタールが多い[2]．

❷ HLAおよび遺伝的背景

HLAアリルとSJS/TENの関連については，2004年に漢民族を祖先にもつ患者において，カルバマゼピン誘発性のSJS/TEN患者の100％がHLA-B*15:02保有者で，逆にHLA-B*15:02保有者の3％だけがカルバマゼピンにトレランスを示したとの観察[4]がされて以降，多数の報告がなされた．台湾では，カルバマゼピン投与前にHLAタイピングを行い，HLA-B*1502を保有する患者への投与を控えたところ，SJS/TENの罹患率が低下した[5]．HLA-B*15:02保有率は，フィリピン，タイ，香港，マレーシアでは15％以上，台湾では約10％と高率であるのに対して，日本と韓国では1％未満とされ，日本人における関連性は示されていない．日本人におけるHLAと重症薬疹の関連性の報告につき表1に示す．

疫学的にHLA型とSJS/TEN発症との強い関連性が示されるて以降，その分子メカニズムについてもさまざまな報告がなされた．HLA-B*15:02蛋白とカルバマゼピン分子は特異的に細胞内での代謝やプロセッシングを経ずに直接結合し，カルバマゼピン特異的なCD8⁺T細胞を活性化することが in vitro で示された[6]．アロプリノールのSJS/TENでは，アロプリノールがキサンチンオキシダーゼにより代謝され，その産物であるオキシプリノールが原因になっていることが多いとされている．オキシプリノールは細胞内での抗原プロセッシングを経ず，HLA-B*58:01蛋白のペプチド抗原がはまる溝に高い親和性を

表1 日本人における重症薬疹に関連した主なHLA型

薬剤	HLA	病型	文献
カルバマゼピン	HLA-A*31:01	SJS/TEN	Hum Mol Genet. 2011, J Dermatol. 2008
カルバマゼピン	HLA-B*15:11	SJS/TEN	Epilepsia. 2010
カルバマゼピン	HLA-B*15:11 59:01	SJS	Epilepsia. 2010
フェノバルビタール	HLA-B*51:01	SJS/TEN	Pharmacogenomics. 2013
感冒薬	HLA-A*02:06, HLA-B*44:03	SJS 重篤な眼合併症	Sci Rep. 2014
ゾニサミド	HLA-A*02:07	SJS/TEN	Pharmacogenomics. 2013
アロプリノール	HLA-B*58:01	SJS/TEN	Pharmacogenomics. 2008

もって直接結合することが in silico で示されており，ただちにT細胞を活性化することが示されている[7]．

HLA以外では，抹消血液中の薬物濃度に影響を与える薬物代謝酵素の遺伝子多型についても報告がなされており，フェニトインの主要な代謝酵素であるCYP2C9の機能消失アレル（CYP2C9*3）が，フェニトイン誘発性のSJS/TENおよびDRESS（drug reaction with eosinophilia and systemic symptoms）の発症リスクと関連していることが示されている[8]．

❸ 表皮壊死のメカニズム

SJS/TENにおいて，表皮が広範に障害され細胞死をきたすメカニズムについて，これまでにさまざまな報告がなされてきた．なかでも$CD8^+$細胞障害性T細胞（cytotoxic T lymphocyte：CTL）とⅣ型アレルギーが関与する系は詳しく調べられており，直接作用としてCTLの産生するパーフォリンが標的細胞に小さな孔を開け，そこからセリンプロテアーゼである granzyme を標的細胞内に送り込んで細胞障害を起こす機序に加えて，CTLやNK細胞が産生する granulysin がSJS/TENの水疱中に含まれており，これが表皮壊死を誘導するという報告もある[9]．他にも，アポトーシス受容体のFasとFas-L（Fasリガンド）が結合してケラチノサイトにアポトーシスをもたらすという報告[10]や，そのFasLの可溶化蛋白である可溶性FasLが原因薬剤刺激によって末梢血細胞から産生されるという報告[11]もあり，アポトーシスもかかわっている．その他，CTLの機能を抑制する制御性T細胞の機能低下もかかわっているとされている．

このようなCTLを介する経路に加えて，単球からAnnexin A1が産生され，それがケラチノサイトの細胞表面の formyl peptide receptor-1 に結合することで，アポトーシスとネクローシスの中間に位置づけられるようなネクロプトーシスをきたす機序も明らかになった[12]．このように表皮障害をきたす複数のメカニズムが解明されており，それらが各病期・各症例において種々のバランスでかかわって病変を形成していると考えられている．

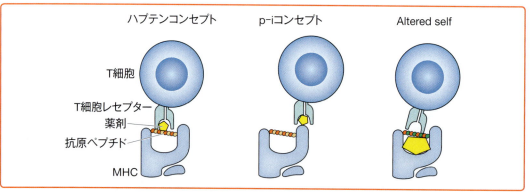

図2 T細胞による薬剤認識の概念
ハプテンコンセプトでは薬剤(🔶)は抗原ペプチドに結合して抗原提示される．p-iコンセプトでは，薬剤はHLAと緩く結合する．Altered selfではHLAの溝に薬剤がはまり込むことで提示されるペプチドが変化する．

❹ 抗原特異性とT細胞

　これまでに複数のグループからSJS/TENの薬剤特異的T細胞クローンを樹立した報告がなされており，その性質が調べられている．フェノバルビタールで誘発されたTENの水疱中のCD8$^+$ T細胞は抹消血液中のそれと異なり，通常ではNK細胞で発現しているようなCD16やCD56，KIRなどの分子を発現し，強く活性化していることが示されている．また，抹消血液中には皮膚に親和性を示すCLA(cutaneous leukocyte antigen)を発現したCD8$^+$細胞がみられており，CD8$^+$細胞が皮膚に浸潤していく1つの機序と考えられる．

　SJS/TENに限らず，薬疹においてT細胞が薬剤を認識する概念として，ハプテンコンセプト，p-iコンセプトとaltered selfが知られている(図2)．薬物のような小分子は単独では通常は抗原性を示さず，薬物よりも大きな蛋白質に安定した共有結合をすることによって抗原となると考えられており，薬疹におけるこの機序をハプテンコンセプトと呼んでいる．この機序は接触皮膚炎におけるハプテンと類似しており，通常の蛋白質抗原が細胞内でプロセッシングを受けてペプチドとしてMHC分子と結合して提示される過程のどこかで薬剤が結合すると考えられている．また，薬剤が体内で代謝されてハプテンになる場合もあり，この場合はプロハプテン仮説と呼ばれている．しかし，一部の薬剤はグルタールアルデヒドで固定された抗原提示細胞によっても抗原提示されてT細胞を活性化することや，薬剤を添加した抗原提示細胞を洗浄すると薬剤特異的T細胞の増殖がみられなくなることなどが示されており，ハプテンでは説明がつかない．そこで，薬剤がHLAと直接ゆるく非共有結合して，T細胞受容体の一部に薬剤親和性のある共通部分をもつ多くのT細胞を活性化する機序が提唱された．この機序はpharmacological-interaction(p-i)コンセプトと呼ばれている[13]．しかし，このp-iコンセプトで説明できる反応も限られており，altered selfという概念も明らかになった[14]．AIDSの治療に用いられるアバカビルの過敏症はHLA-B*57:01との関連が示されているが，アバカビルはこのMHC分子のペプチドが結合する溝にはまり込む．これによってペプチドが結合する部位の構造が変化し，新しい内因性の自己ペプチドがMHC分子に結合して提示されることに

なる．この altered self では，CTL は薬剤を認識しているのはなく，薬剤によって変化した自己由来のペプチドを認識することになり，ポリクローナルな T 細胞が活性化される．

このように，薬剤の抗原認識のパターンもさまざまなものがある．

❺ 単球

SJS/TEN においては，CD14，CD16 を発現した単球系の細胞が表皮および表皮―真皮境界部に早期より浸潤してきており，表皮の障害に関与することが示唆されている．さらにこれらの細胞は，CD8$^+$ 細胞の増殖を促すことができる CD80，CD086，CD137 リガンドを発現していることが示されている[15]．また，前述のネクロプトーシスの系でも単球は重要な役割を担っており，SJS/TEN の病態形成には単球も深くかかわっている．

治療と予後

薬剤により誘発された SJS/TEN の治療においてもっとも重要なことは，まず薬剤を同定し，中止することである．SJS/TEN では全身の強い炎症と広範囲の表皮壊死・びらんが出現することから，治療の原則は，補液と栄養管理による全身管理，進行する炎症の鎮静化，皮膚や粘膜のびらんからの感染予防，眼粘膜病変がある場合にはその治療と眼粘膜病変の後遺症の予防である．炎症の鎮静化には副腎皮質ステロイドがもっともよく用いられており，使用が推奨されている．SJS/TEN のステロイド治療は，通常，中等症ではプレドニゾロン換算で 0.5〜1 mg/kg/day，重症では 1〜2 mg/kg/day で開始する．ステロイドの減量は効果がみられたら 4〜7 日ごとにプレドニゾロン換算で 10 mg/day または 20％程度減量し，以後は臨床症状や検査所見をみて 3〜7 日ごとに 10 mg 程度ずつ減量していく．臨床効果の評価は，発熱，紅斑の色調，びらん面の浸出液・出血・疼痛の程度や，びらんと粘膜疹の上皮化傾向の有無などで行う．

改善しない場合には，ステロイドパルス療法やガンマグロブリン大量静注（IVIG），血漿交換療法の併用を検討する．IVIG にはさまざまな免疫調整作用があるとされており，前述の Fas-L からのシグナルを阻害することで働くという説もあるが，正確な作用機序は明らかではない．日本国内では保険適用はないが，抗 TNF-α 抗体の有用性を示す報告もみられる．

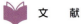

文 献

1) 北見 周ほか：Steves-Johnson症候群ならびに中毒性表皮壊死症の全国疫学調査—平成20年度厚生労働科学研究費補助金（難治性疾患克服研究事業）重症多型滲出性紅斑に関する研究班に関する調査研究—．日皮会誌 **121**：2467-2482，2011
2) 塩原哲夫ほか：重症多形滲出性紅斑 スティーヴンス・ジョンソン症候群・中毒性表皮壊死症診療ガイドライン．日皮会誌 **126**：1637-1685，2016
3) Morel E, et al：Expression of alpha-defensin 1-3 in T cells from severe cutaneous drug-induced hypersensitivity reactions. Allergy **66**：360-367, 2011
4) Chung WH, et al：Medical genetics：a marker for Stevens-Johnson syndrome. Nature **428**：486, 2004
5) Chen P, et al：Carbamazepine-induced toxic effects and HLA-B*1502 screening in Taiwan. N Engl J Med **364**：1126-1133, 2011
6) Wei CY, et al：Direct interaction between HLA-B and carbamazepine activates T cells in patients with Stevens-Johnson syndrome. J Allergy Clin Immunol **129**：1562-1569, e5, 2002
7) Yun J, et al：Oxypurinol directly and immediately activates the drug-specific T cells via the preferential use of HLA-B*58:01. J Immunol **192**：2984-2993, 2014
8) Chung WH, et al：Genetic variants associated with phenytoin-related severe cutaneous adverse reactions. JAMA **312**：525-534, 2014
9) Chung WH, et al：Granulysin is a key mediator for disseminated keratinocyte death in Stevens-Johnson syndrome and toxic epidermal necrolysis. Nat Med **14**：1343-1350, 2008
10) Viard I, et al：Inhibition of toxic epidermal necrolysis by blockade of CD95 with human intravenous immunoglobulin. Science **282**：490-493, 1998
11) Abe R, et al：Toxic epidermal necrolysis and Stevens-Johnson syndrome are induced by soluble Fas ligand. Am J Pathol **162**：1515-1520, 2003
12) Saito N, et al：An annexin A1-FPR1 interaction contributes to necroptosis of keratinocytes in severe cutaneous adverse drug reactions. Sci Transl Med **6**：245ra95, 2014
13) Pichler WJ, et al：Pharmacological interaction of drugs with immune receptors：the p-i concept. Allergol Int **55**：17-25, 2006
14) Illing PT, et al：Immune self-reactivity triggered by drug-modified HLA-peptide repertoire. Nature **486**：554-558, 2012
15) Tohyama M, et al：Possible involvement of CD14+ CD16+ monocyte lineage cells in the epidermal damage of Stevens-Johnson syndrome and toxic epidermal necrolysis. Br J Dermatol **166**：322-330, 2012

薬　疹

B. 薬剤誘発性過敏症症候群（DIHS）

ポイント
- 薬剤誘発性過敏症症候群（DIHS）は重症薬疹の1つであり，致命率や後遺症の頻度が高い．
- DIHSの診断は臨床所見から本症を疑うことから始まる．
- 治療のコツを知ることが，合併症や後遺症を少なくする．
- ヒトヘルペスウィルス（HHV）-6再活性化のカギは，骨髄の幼若な単球系細胞とCD4$^+$細胞が握っている．

DIHSの特徴と疫学

　DIHSとは，Stevens-Johnson症候群（SJS）/中毒性表皮壊死症（toxic epidermal necrolysis：TEN）と並ぶ，重症薬疹である．特に本疾患が特徴的であるのは，①被疑薬投与が始まってからかなり（2週間以上）経過してから発症する，②末梢血好酸球増多と異型リンパ球の出現を伴う，③肝機能障害を高率に伴う，④HHV-6やサイトメガロウイルス（CMV）をはじめとする，潜伏感染するヘルペス属の再活性化がみられる，⑤遅れて橋本病や1型糖尿病などの自己免疫疾患が出現することがまれではないことである．顔面の高度の浮腫や紅皮症化することもまれではないが，予後を左右するのは皮膚外臓器病変で，CMV再活性化による心病変，消化器病変や肺病変，HHV-6再活性化によって生じる脳炎や間質性腎炎，免疫不全に伴うニューモシスチス肺炎は直接の死因となる．本疾患は約1割の致死率である[1]．

　DIHSを起こしやすい薬剤を表1に示す．明確な統計データはないが，原因薬剤投与中の患者の0.01～0.1％程度に発症し[1]，10万人中120人程度といわれるSJS/TENとほぼ同頻度に経験される．近年，徐々に増加傾向を示しているが，皮膚科医以外の認知度が高くなったことを反映していると思われる．

表1　DIHSを起こしやすい薬剤

抗けいれん薬
カルバマゼピン，フェニトイン，フェノバルビタール，ゾニサミド，ラモトリギン
アロプリノール
サラゾスルファピリジン
ジアフェニルスルホン
メキシレチン
ミノサイクリン
バンコマイシン

表2　DIHSおよびDRESSの診断基準

	DIHS*	DRESS**
皮疹	遅発性に丘疹・紅斑しばしば紅皮症	急性発疹
経過	内服中止後2週間以上続く	薬剤に起因する 入院が必要
発熱	38℃以上	38℃以上
末梢血異常	白血球増多（11,000/μL以上） 異型リンパ球（5％以上） 好酸球増多（1,500/μL以上）	リンパ球異常高値または低値 好酸球増多 血小板低下
臓器傷害	肝機能障害（ALT 100以上）またはその他の臓器傷害	1つ以上の臓器傷害
リンパ節	リンパ節腫脹※	2個以上のリンパ節腫脹
その他	HHV-6再活性化※	

*すべての項目を満たせば典型DIHS，※を除き5つの項目を満たせば非典型DIHSとする．
**RegiSCARの診断基準による．

[文献1をもとに筆者作成]

DIHSの臨床像と検査所見

　これまで，欧米で用いられているdrug rash with eosinophilia and systemic symptoms（DRESS）との異同が議論されてきた．最近は同一の疾患として扱われ，DIHS/DRESSと記載されることが多い．各診断基準（表2）[1]を満たす例を検討すると，もともと薬害救済制度から生まれたDIHSの診断基準のほうが厳しく，重症例が多い傾向がある．現在のDIHSの診断基準には皮疹の臨床所見を含んでいないが，比較的共通した要素がみられることが多く，本疾患を疑う1つの根拠となりうる．特徴的な経過を示す（図1）．ごく初期は通常の播種状紅斑丘疹型薬疹と区別がつかないが，数日経つと高熱と著明な顔面浮腫・紅斑が出現する．眼瞼周囲は強い浮腫を反映して，紅斑はむしろ目立たず蒼白に見える（図2，逆パンダサイン）．皮疹は体幹優位の毛包から始まる融合傾向のある紅斑であるが，四肢にも及び，下肢では出血を伴う場合がある（図3）．紅皮症化して，剥脱性皮膚炎の状態を呈する場合もある．口腔粘膜は健常なものが多いが，時に紫斑や発赤が目立つ場合がある．頸部，腋窩および鼠径部の表在リンパ節は種々の程度で腫脹し，圧痛を伴うことが

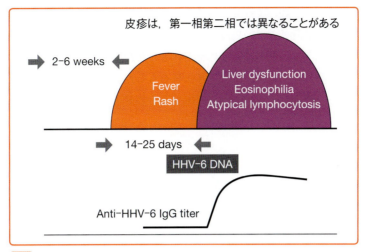

図1 典型的な DIHS の経過
二峰性の経過をたどる．経過中に HHV-6 の再活性化がみられることが多い．

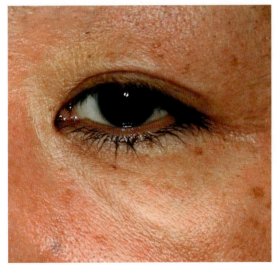

図2 目の周りの皮疹
眼瞼の浮腫のためにこの部位のみは蒼白に見える．

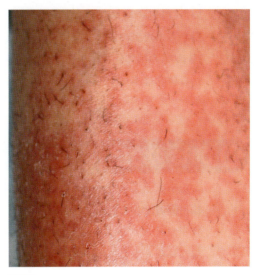

図3 下腿の皮疹
毛包に一致した丘疹で，融合傾向を示す．

多い．末梢血白血球増多，好酸球数増多および異型リンパ球の出現がみられる．異型リンパ球は数10％に及ぶことがある．まれではあるが，白血球減少や無顆粒球症を呈する例があることも注意する必要がある[2]．CRP などの炎症マーカーは炎症の程度に応じて増加する．少し遅れて肝機能障害および腎機能障害がみられる．免疫グロブリンは患者の通常の値よりも低値になることが多い．アトピー性皮膚炎の重症度マーカーである血清 TARC 値，リンパ腫のマーカーでもある血清抗 IL-2 受容体値が著増し，本症診断を疑う1つの根拠となる[3]．経過中，発症およそ3週以降に，HHV-6 を代表とする潜伏ヘルペス属ウイルスの再活性化が起こることがある．抗ウイルス抗体値の上昇か，血球または血清

中のウイルスコピー数によって再活性化の有無を判断する.

皮膚病変の組織所見では，表皮細胞の軽い液状変性と表皮細胞の壊死像，真皮上層血管周囲または毛包上皮周囲のリンパ球を主体とした細胞浸潤を認める．種々の程度で好酸球を混じる．浸潤リンパ球の中には大きな核をもった異型リンパ球を混じることがあり，リンパ節腫脹と末梢異型リンパ球出現の所見と合わせてリンパ腫と誤診されることがあるため，注意を要する.

DIHS の診断

DIHS の診断ガイドラインは 2012 年に厚生労働省難治性疾患薬疹研究班によって策定された(表 2)．このガイドラインでは，薬剤中止後の 15 日以降の皮疹の持続や，経過中の HHV-6 の再活性化など，経過をみなければ診断できない項目がある．HHV-6，またはこれに相当するヘルペスウイルスの再活性化は本疾患診断基準の中の 1 つに加えられているが，本邦の保険診療ではカバーされておらず，再活性化の定義も明記されたものがない．DIHS の超早期では臨床像から他の薬疹の臨床型と区別がつかないが，最初にその特徴から本疾患の可能性を疑い，それに沿った検査を施行していく必要がある．たとえば，HHV-6 の抗体価は発症後 21 日目以降から上昇することが多いことから[4]，その前後で比べなければ本ウイルスの再活性化を捉えることができない．

DIHS の治療

原則的にステロイドの中から高用量の全身投与が行われ，症状や検査所見に合わせて緩徐に漸減することが推奨されている．DIHS の治療ガイドライン[5]には列挙されているが，ステロイドパルス療法，急激・短期間のステロイド減量療法は，CMV や EBV の慢性持続性感染を生じさせる危険性があると警告されている．本邦医中誌検索におけるパルス療法報告例のうち 6 割以上は重篤な合併症を引き起こし，2 割が死亡していることから，少なくとも通常ステロイド投与例と比較して奏効したとは言えないようである．ステロイド減量に際しては，発熱の様子，全身状態の変化，臨床所見，特に白血球分画の変動や CRP の推移をみながら，徐々に行う．白血球の急激な変動(一時的な減少)は HHV-6 などのウイルスの再活性化の指標でもあり，この時期にステロイド減量を行うことは避け，データが落ち着くまで同容量で維持する．5〜10 mg/2 週間くらいの目安で徐々に減量する．

ステロイド治療をしないで全身管理を対称的に行う supportive therapy によって自然軽快する症例も少なくない[6]．しかし，単一施設での長期経過観察では，ステロイド治療症例群が supportive therapy 群より有意に自己免疫疾患などの合併症頻度が少ないとする報告がある[7]．その他の治療としては，免疫グロブリン大量療法(IVIG)，血漿交換療法，

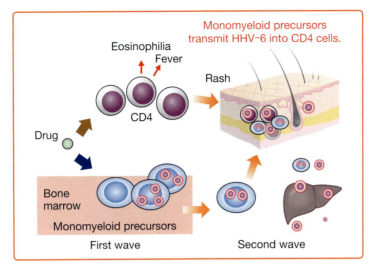

図4 DIHSにおけるHHV-6再活性化のメカニズム
HHV-6のリザーバーとして骨髄に存在する単球骨髄球系の幼若細胞が皮膚へと遊走し，皮膚内に浸潤する薬剤反応性CD4陽性細胞と接触することによって，感染が拡大していく．

［文献12をもとに作成］

短期CyA療法などの報告がある．前二者の評価は一定していないが，最近短期CyA療法の有効性と安全性が注目されつつある[8]．

DIHSのメカニズム

潜伏ヘルペスウイルスの再活性化はなぜ起こるのか，その謎は深く，まだ詳細は不明な点が多い．DIHSの原因となるようなある種の抗けいれん薬を，EBVを感染させた不死化B細胞培養液中に添加すると，ウイルスのreplicationが促進されるらしい[9]．薬剤の受容体を介するシグナルがEBVの転写活性を高めている可能性があり，限られた薬剤のみにDIHSが起こる理由かもしれない．一方，DIHSの病初期で，制御性T細胞数の増加と機能の亢進が起こり，その後は逆に減少，機能低下することが判明している[10]．病初期に潜伏ウイルスが再活性化しやすく，それと同時に皮膚に浸潤する薬剤反応性T細胞の活性化が抑制されることにより，発症までの時期が通常の薬疹と比べて長いことや，皮疹消退後の自己免疫疾患発症の危険性を反映していると考えられている．DIHS皮膚組織中に存在する制御性T細胞にHHV-6が感染している場合があり，この細胞がウイルス特異的免疫反応を抑えている可能性も生まれている[11]．最近注目される免疫チェックポイント阻害薬が，DIHSと同様の自己免疫疾患をもたらすことは興味深い．

HHV-6のリザーバーは骨髄に存在する単球系幼若細胞である．皮膚由来のアラーミンなどがこの細胞を皮膚に動員させ，皮膚浸潤薬剤反応性または制御性$CD4^+$細胞が接触することによって，HHV-6感染を起こすことが想定されている（図4）[12]．実際，HHV-6の

細胞内侵入受容体であるCD134陽性のCD4⁺細胞がDIHS患者末梢血中には優位に多いことが判明しており[13],本症の診断や治療のバイオマーカーとして有用かもしれない.

文　献

1) Husain Z, et al：DRESS syndrome：Part I. Clinical perspectives. J Am Acad Dermatol 68：693, e1-14, 2013
2) Kaneko Y, et al：Agranulocytosis associated with voriconazole-induced hypersensitivity syndrome. J Dermatol 45：e118-119, 2018
3) Nakamura-Nishimura Y, et al：Serum thymus and activation-regulated chemokine (TARC) is associated with the severity of drug reaction with eosinophilia and systemic symptoms/drug-induced hypersensitivity syndrome (DRESS/DIHS). Br J Dermatol (Epub ahead of print)
4) Tohyama M, et al：Association of human herpesvirus 6 reactivation with the flaring and severity of drug-induced hypersensitivity syndrome. Br J Dermatol 157：934-940, 2007
5) 渡邊秀晃：サイトメガロ感染症と皮膚疾患.昭和学士会誌 73：154-162, 2013
6) Uhara H, et al：Clinical course of drug-induced hypersensitivity syndrome treated without systemic corticosteroids. J Eur Acad Dermatol Venereol 27：722-726, 2013
7) Ushigome Y, et al：Short- and long-term outcomes of 34 patients with drug-induced hypersensitivity syndrome in a single institution. J Am Acad Dermatol 68：721-728, 2013
8) Hashizume H, et al：Short course of cyclosporine A as a treatment option for drug-induced hypersensitivity syndrome: case reports and review of the published work. J Dermatol (Epub ahead of print)
9) Picard D, et al：Drug reaction with eosinophilia and systemic symptoms (DRESS)：a multiorgan antiviral T cell response. Sci Transl Med 2：46ra62, 2010
10) Takahashi R, et al：Defective regulatory T cells in patients with severe drug eruptions：timing of the dysfunction is associated with the pathological phenotype and outcome. J Immunol 182：8071-8079, 2009
11) Hashizume H, et al：Reciprocal contribution of Th17 and regulatory T cells in severe drug allergy. J Dermatol Sci 81：131-134, 2016
12) Hashizume H, et al：Skin recruitment of monomyeloid precursors involves human herpesvirus-6 reactivation in drug allergy. Allergy 68：681-689, 2013
13) Miyagawa F, et al：Preferential expression of CD134, an HHV-6 cellular receptor, on CD4T cells in drug-induced hypersensitivity syndrome (DIHS)/drug reaction with eosinophilia and systemic symptoms (DRESS). J Dermatol Sci 83：151-154, 2016

自己炎症性疾患

A. 自己炎症性疾患のメカニズム

ポイント
- 自己炎症は当初，自己抗体や自己反応性T細胞を認めず，自然免疫にかかわる遺伝子異常を背景に，外的病原因子なしに炎症をきたす疾患と定義された．
- 周期性発熱や不明熱を主症状とし，関節症状や発疹，消化器症状を伴い，リウマチ・膠原病領域の重要な鑑別疾患である．
- 外的病原因子ではなく，本来は自己である蛋白や核酸の変性を認識して炎症が惹起されているという機序も想定され，自己炎症の概念はますます広がりをみせている．

自己炎症とは

　自己炎症（autoinflammation）は，1999年にKastnerらによって提唱された，比較的新しい疾患概念である[1]．提唱された当初は，自己抗体や自己反応性T細胞の存在から，獲得免疫の異常を背景とすると想定される自己免疫に対して，自己炎症ではこれらは認めず，自然免疫にかかわる遺伝子の異常を背景として外的病原因子の存在なしに，自発的に（auto）炎症をきたす疾患と定義された．臨床的には周期性発熱や不明熱を主症状とし，関節症状や発疹，腹痛などの消化器症状を伴う疾患が多く，リウマチ・膠原病領域の重要な鑑別疾患である．

　自己炎症という概念が浸透するにつれて，遺伝子異常が同定された狭義の自己炎症性疾患（表1）に加えて，Behçet病やCrohn病のように，病態に好中球の活性化が関与すると想定される疾患や，膠原病類縁疾患として分類されてきたものの自己抗体が同定されない小児の特発性関節炎（juvenile idiopathic arthritis：JIA）などでは，その発症に自己炎症的な機序が想定されるとして，広義の自己炎症性疾患として分類する試みもなされた（表2）[2]．さらに，自己炎症の基盤をなす自然免疫の理解が進む中で，外的病原因子ではなく，自己である蛋白や核酸が変性したものへの処置に障害が生じることで，自己（auto）を認識して炎症が惹起されているという機序も想定され，自己炎症の概念はますます広がりをみせてい

表1 自己炎症症候群（遺伝子異常が同定されている疾患）

疾患名	原因遺伝子
IL-1βが関与する疾患群	
インフラマソーム構成分子の異常	
CAPS（FCAS, MWS, NOMID/CINCA）	NLRP3
インフラマソーム修飾分子の異常	
FMF（familial Mediterranean fever）	MEFV
PAPA（pyogenic arthritis, pyoderma gangrenosum, and acne）	PSTPIP1
Majeed症候群	LPIN2
HIDS（hyper IgD with periodic fever syndrome）	MVK
再発性胞状奇胎	NLRP7
DIRA（deficiency of the interleukin-1 receptor antagonist）	IL1RN
NF-κBが関与する疾患群	
Blau症候群	NOD2
FCAS2	NLRP12
蛋白の立体構造異常が関与する疾患群	
TRAPS（TNF receptor-associated periodic syndrome）	TNFRSF1A

CAPS：cryopyrin-associated periodic syndrome
FCAS：familial cold autoinflammatory syndrome
MWS：Muckle-Wells syndrome
NOMID：neonatal-onset multisystem inflammatory disease
CINCA：chronic neurologic cutaneous and articular syndrome

［Masters SL, et al：Annu Rev Immunol 27：621-668, 2009をもとに筆者作成］

表2 自己炎症症候群（広義）

疾患名
IL-1βが関与する疾患群
CRMO/SAPHO
痛風，偽痛風
アスベストーシス
2型糖尿病
Schnitzler syndrome
NF-κBが関与する疾患群
Crohn病
蛋白の立体構造異常が関与する疾患群
強直性脊椎炎

CRMO：chronic recurrent multifocal osteomyelitis
SAPHO：synovitis acne pustulosis hyperostosis osteitis

ここに挙げた疾患以外に，厚生労働省の難治性疾患克服研究事業の自己炎症性疾患研究班の情報を掲載しているウェブサイト（http://aid.kazusa.or.jp/2013/disease）では，全身型若年性特発性関節炎，周期性発熱・アフタ性口内炎・咽頭炎・リンパ節炎症候群 (PFAPA)，成人発症型Still病，Beçhet病を広義の自己炎症性疾患として挙げている．

［Masters SL, et al：Annu Rev Immunol 27：621-668, 2009をもとに筆者作成］

表3 自己炎症症候群（表1に含まれていない疾患）

疾患名	原因遺伝子
PAAND（pyrin-associated autoinflammation with neutrophilic dermatosis）	MEFV
FKLC/MSPC	NLRP1
NLRC4-MAS	NLRC4
PFIT（periodic fever, immunodeficiency and thrombocytopenia）	WDR1
DITRA（deficiency of IL-36-receptor antagonist）	IL36RN
IL-10欠損症	IL10
CAMPS/PSORS2	CARD14
HA20（Haploinsufficiency of A20）	TNFAIP3A20
Otulipenia/ORAS	OTULIN
LUBAC欠損症	RBECK1, RNF31
AGS（Aicardi-Goutières syndrome）	TREX1, MDA5など
CANDLE*	プロテアソーム関連分子
SAVI（STING-associated vasculopathy with onset in infancy）	STING
振動性蕁麻疹	TNFRSF1A
DADA2（deficiency of ADA2）	CECR 1
APLAID	PLCG2
SIFD	TRNT1

FKLC：familial keratosis lichenoides chronica，MSPC：multiple self-healing palmoplantar carcinoma
MAS：macrophage activating syndrome，CAMPS：CARD14-mediated pustular psoriasis
PSORS2：familial psoriasis，ORAS：OTULIN-related autoinflammatory syndrome
LUBAC：linear ubiquitin assembly complex
CANDLE：chronic atypical neutrophilic dermatosis with lipodystrophy and elevated temperature
　　　　（*本邦では中條西村症候群として知られる）
APLAID：PLCγ2-associated antibody deficiency and immune dysregulation，sideroblastic anemia with B cell immuno-deficiency，periodic fevers and developmental delay

［Manthiram K, et al：Nat Immunol 18：832-842, 2017をもとに筆者作成］

る．加えて，次世代シークエンサーの登場といった昨今のゲノム解析の画期的な転換によって，これまで不明熱としか認識されてこなかった疾患の中から，相次いで原因遺伝子が同定され，新しい疾患が報告されている（表3）[3]．

IL-1βが関与する疾患群

❶ インフラマソーム

　自己炎症という疾患概念が提唱された当初に認識されていた自己炎症性疾患の多くは，IL-1βが病態に関与する疾患群であり，実際にIL-1βを治療ターゲットとした薬剤が臨床応用され，目覚ましい効果を発揮している．
　起炎性サイトカインとして知られるIL-1βは，NF-κB依存的な転写経路を介して生物

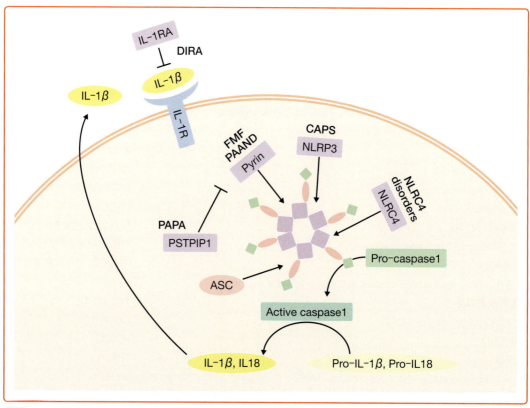

図1 IL-1βの放出ステップ

活性をもたない前駆体として産生される．IL-1β前駆体は，ついでインフラマソーム（inflammasome）と呼ばれる蛋白複合体が形成されて近傍に引き寄せられることで活性化するcaspase-1によって切り出され，生物学的な活性をもつIL-1βとなって放出される．放出されたIL-1βは，さらにIL-1 receptor antagonist（IL-1Ra）と受容体に結合するレベルで競合的に拮抗するという3段階の調整機構で制御されており，そのいずれかのステップに障害が起きれば，炎症が惹起されることになる（図1）．

また，一度放出されたIL-1βは，その受容体に結合するとNF-κBを介してさらなるIL-1β前駆体の産生を導き，炎症反応が増幅される．このため，IL-1βの結合を受容体レベルで阻害するタイプの薬剤であるにもかかわらず，このIL-1βのもつautocrine/paracrineの機構を阻害することから，IL-1βを治療ターゲットとした薬剤は，投与によりIL-1β前駆体の産生も阻害できる点が薬剤の有効性の機序の1つとなっている．

インフラマソームは，パターン認識受容体として作用するセンサー分子，これにpyrin domain（PYD）あるいはcaspase-activating and recruit domain（CARD領域）を介して会合するアダプター分子であるapoptosis-associated speck-like protein contining a CARD（ASC），そしてIL-1βを切り出す酵素であるcaspase-1前駆体より構成される．最初に報告されたセンサー分子がNLRP1であり，代表的な自己炎症症候群であるクリオピリン関連周期熱症候群（cryopyrin-associated periodic syndrome：CAPS）の原因遺伝子であるこ

とから，もっとも解析が進んでいる分子がNLRP3である．インフラマソームを構成する他のセンサー分子としては，細胞内寄生細菌であるサルモネラ菌などの鞭毛構成蛋白であるフラジェリンを認識するNLRC4，核酸受容体であるAIM2が知られる．また，当初はインフラマソームを競合的に阻害することで炎症の調整にかかわると考えられてきたMEFV/pyrinが，センサー分子として直接インフラマソームの構成にかかわる可能性が報告され，このpyrinインフラマソームが家族性地中海熱(familial Mediterranean fever：FMF)や高IgD症候群(hyper IgD with periodic fever syndrome：HIDS)での炎症にかかわると注目されている．

❷ クリオピリン関連周期熱症候群(CAPS)

　NLRP3は細胞内で働くパターン認識受容体の1つであり，インフルエンザなどの核酸のほか，尿酸結晶や変性したアミロイド蛋白，ワクチン摂取時などに免疫賦活化作用を期待してアジュバントとして用いられるAlumなどによって活性化される．CAPSでは，NLRP3分子の中央部に位置し蛋白自己重合化にかかわるnucleotide-binding oligomerization domain(NOD領域)の点変異によってアミノ酸置換が生じることで，リガンド結合時と同じような蛋白立体構造の変化が起こり，インフラマソームが自発的に構成されてIL-1βの産生が起こる．

　CAPSはその臨床症状から，全身の寒冷曝露を契機として発熱や関節痛とともにかゆみを伴わない蕁麻疹様の発疹が出現する軽症の家族性寒冷蕁麻疹(familial cold autoinflammatory syndrome：FCAS)，これに加えて感応性難聴とアミロイドーシスによる腎障害を認める中等症のMuckle-Wells症候群(MWS)，そして発疹の出現にもはや寒冷曝露といった契機を必要とせず，生後1週間以内に皮疹を発症し，無菌性髄膜炎を反映した中枢神経症状と大腿骨遠位部の軟骨の過形成を特徴とする関節症状を伴うneonatal-onset multisystem inflammatory disease(NOMID)/chronic neurologic cutaneous and articular syndrome(CINCA)に分類されてきた．興味深いことに，CAPSで同定された遺伝子異常はgenotype-phenotypeが比較的明確であり，遺伝子異常の種類によってある程度の臨床症状の推定が可能である．事実，同定された変異NLRP3をHEK293細胞へと強制発現させ，NF-κBの転写活性をルシフェラーゼの発光を指標としたレポーターアッセイによって検討すると，臨床症状の重症度を体現する形でリガンド非依存性にNF-κBの転写亢進が確認される[4]．この実験系はNLRP3インフラマソームの活性化がNF-κBの転写経路にも関与していることを示唆しており，IL-1β前駆体やNLRP3の発現そのものもNLRP3の変異によってリガンド非依存性に増強する可能性を示唆する．

　一方，インフラマソームによって活性型へと切り出されたIL-1βがどのように細胞外へと放出されているかに関して，いまだ明確な結論は出ていない．しかし，CAPS患者から同定された変異NLRP3を細胞に移入すると，ネクローシス様の形態を示すプログラム細胞死が誘導されることから[5]，おそらくは細胞死に伴ってIL-1βが細胞外へと放出されているものと推測される．興味深いことに，変異NLRP3によって誘導される細胞死の誘導効率に関しても，CAPSの重症度を反映するように，FCASよりもMWSで，さらに

NOMID/CINCA で同定される変異 NLRP3 がより強く細胞死を誘導する[5].

❸ NLRC4 異常症

当初，CAPS は臨床症状や IL-1β をターゲットとした治療に対する反応性には何ら差異はないにもかかわらず，症例の約半数では NLRP3 の変異を同定されないとされてきた．これに対してわれわれは，*NLRP3* 遺伝子の異常を同定できない症例の一部は体細胞モザイクによって発症しており，通常のシークエンスでは見逃されている可能性を報告した[4].

また，CAPS としての臨床症状を呈する症例の一部で，その後に NLRC4 の変異が同定されている[6]．興味深いことに，NLRC4 異常症では IL-1β に加えて IL-18 が上昇することが報告されている[6]．NLRC4 異常症で確認されるこの現象は，インフラマソームによって活性化される caspase-1 が IL-1β に加えて IL-18 の活性化にかかわることを考えると当然とも考えられる．しかし，それならばなぜ，CAPS では IL-18 はその病態に関与せず，IL-1β の特異的な中和抗体のみで臨床症状を改善できるのかという疑問に対して，われわれは明快な回答をいまだ持ちあわせていない．

❹ DIRA と DITRA

強力な起炎性サイトカインである IL-1β が生物活性を発揮するまでには，前述のように，われわれの体内において何重にも制御機構が働いている．インフラマソームによって活性化された IL-1β は，受容体に結合する際に生物活性をもたない IL-1Ra と競合阻害を受ける．この制御機構が破綻した疾患が，本邦からの報告例はいまだないが，deficiency of the IL-1Ra（DIRA）である．

DIRA の臨床症状として，大腿骨の遠位端の軟骨の異常増殖をきたす点は IL-1β の産生過剰症である CAPS と同じである．一方，皮膚症状は両者で異なり，CAPS ではかゆみを伴わない蕁麻疹様の紅斑がみられるのに対して，DIRA では無菌性膿疱がみられる．この差異は，IL-1Ra の欠損症である DIRA においては，IL-1β の刺激に加えて，表皮細胞が大量に産生すると考えられる IL-1α のシグナルもブロックできないことによると考えられる．

その後，同様に皮膚に無菌性膿疱をきたす疾患として，IL-1 ファミリー分子である IL-36 のシグナルを，IL-36Ra が欠損するために受容体結合レベルで阻害することができない疾患として，家族性膿疱性乾癬（deficiency of the IL-36Ra：DITRA）が報告された．

NF-κB が関与する Blau 症候群

自己炎症によって，皮膚，関節，眼に肉芽腫をきたす疾患が Blau 症候群である．Blau 症候群に認められる NOD2 の変異は，興味深いことに CAPS で認められる NLRP3 の変異とそれぞれの分子の NOD 領域内において同一の位置にある．すなわち，Blau 症候群で高頻度に確認される R334W（334 番目のアミノ酸であるアルギニン（アミノ酸の 1 文字表記

でR)がトリプトファン(W)へと変異)は，CAPSのR260Wに相当する．このように両分子が活性化する分子メカニズムは共通の機序が想定されるが，それぞれの分子のシグナル伝達領域が，NOD2では2つのCARDが連なり，NLRP3ではPYDであることが，両者の臨床症状の違いになっていると考えられる．

　一方，NOD2は広義の自己炎症に含まれるCrohn病においても疾患感受性遺伝子としても知られる．しかし，遺伝子異常が認められる領域が異なり，Blau症候群では前述のように，CAPS同様に分子の自己重合化にかかわる中央部のNOD領域に変異がみられるのに対して，Crohn病ではリガンド認識領域であるleucine-rich repeats(LRR)に変異が入ることでリガンドに対する応答性が失われることが，疾患の発症に関与すると推定されている．しかしながら，なぜ同一のNOD2という分子がBlau症候群のように機能を獲得しても，またCrohn病のように機能を失っても，ともに肉芽腫という共通の表現系を呈するかに関しては，残念ながら明確な回答は得られていない．

　われわれはBlau症候群患者から樹立したiPS細胞を用いた研究から，肉芽腫形成において中心的な役割を担っていると想定される単球系細胞においてはIFN-γの添加によってNOD2の発現が増強し，それに伴い変異NOD2を有する細胞においては，その発現量の増加に呼応する形で，NF-κBの自発的な転写亢進と，それを反映したサイトカイン産生が誘導されることを明らかにした[7]．このことは，Blau症候群の初発症状として知られる発疹が，BCG接種を契機として発症したと報告される症例が散見されることを考えると興味深い．

IFNが関与する中條西村症候群およびAGS

　当初は自己炎症の病態にはIL-1βが中心的な役割を担っていると想定されてきたが，時代が進み，多くの疾患群が報告される中で，IFN異常症としての自己炎症も広く認知されるようになってきた．

　特に，蛋白の分解にかかわるプロテアソームの構成分子の異常が認められる中條西村症候群(海外からはchronic atypical neutrophilic dermatosis with lipodystrophy and elevated temperature(CANDLE)などの病名で報告される)は，自己の蛋白の品質管理ができないことによって炎症をきたす疾患として，そして家族性痘瘡/エリテマトーデスとして知られるAicardi-Goutierès syndrome(AGS)は核酸認識の障害によって自己の核酸の品質管理ができないことで，炎症が引き起こされている疾患として捉えると，疾患をまた違った側面から理解できると思われる(図2)．

　また，中條西村症候群においては病期の進行とともに自己抗体が認められること，AGSの原因遺伝子の1つとして報告されたMDA5は典型的な皮疹を呈するものの筋炎症状を認めず，しばしば急速に進行する間質性肺炎を伴う皮膚筋炎(amyopathic dermatomyositis)で認められるCADM140と呼ばれた自己抗体の対応抗原であること，またここでは詳細は触れていないが，IFN異常症の1つであるSTING-associated vasculopathy with on-

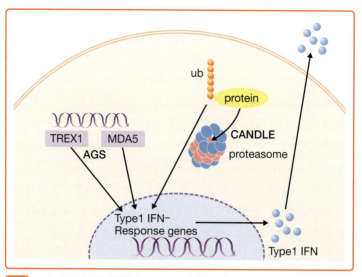

図2 中條西村症候群(CANDLE)およびAGSのメカニズム

set in infancy(SAVI)の最初の報告例[8]として論文に提示された臨床写真が皮膚筋炎の皮疹に非常によく似ていることなど，今後の自己炎症の解析とその理解が膠原病の原因解明へとつながる未来を予感させるといったら，言い過ぎだろうか．

指定難病と疾患情報

　本邦において，成人患者が確認されている疾患であることを認定条件として，CAPS，TNF受容体関連周期性症候群(TNF receptor-associated periodic syndrome：TRAPS)，Blau症候群，FMF，HIDS，中條西村症候群，pyogenic arthritis, pyoderma gangrenosum, and acne(PAPA)，NLRC4異常症，deficiency of ADA2(DADA2)，AGSは指定難病に認定されており，医療補助の対象となっている．また，haploinsufficiency of A20(HA20)は認定に向けて新規申請中である．個々の疾患の詳細や診断基準については紙幅の都合からここでは触れていないので，厚生労働省の指定難病[9]や難病情報センター[10]，あるいは研究班[11]のホームページを参照してほしい．

文　献

1) McDermott MF, et al：Germline mutations in the extracellular domains of the 55 kDa TNF receptor, TNFR1, define a family of dominantly inherited autoinflammatory syndromes. Cell **97**：133-144, 1999
2) Masters SL, et al：Horror autoinflammaticus：the molecular pathophysiology of autoinflammatory disease. Annu Rev Immunol **27**：621-668, 2009
3) Manthiram K, et al：The monogenic autoinflammatory diseases define new pathways in human innate immunity and inflammation. Nat Immunol **18**：832-842, 2017
4) Saito M, et al：Somatic mosaicism of CIAS1 in a patient with chronic infantile neurologic, cutaneous, articular syndrome. Arthritis Rheum **52**：3579-3585, 2005
5) Satoh T, et al：NLRP3 activation induces ASC-dependent programmed necrotic cell death, which leads to neutrophilic inflammation. Cell Death Dis **4**：e644, 2013
6) Kitamura A, et l：An inherited mutation in NLRC4 causes autoinflammation in human and mice. J Exp Med **211**：2385-2396, 2014
7) Takada S, et al：Pluripotent stem cell models of Blau syndrome reveal an IFN-γ-dependent inflammatory response in macrophages. J Allergy Clin Immunol **141**：339-349, 2018
8) Liu Y, et al：Activated STING in a vascular and pulmonary syndrome. N Engl J Med **371**：507-518, 2014
9) 厚生労働省．http://www.mhlw.go.jp/stf/seisakunitsuite/bunya/0000084783.html（2018年5月アクセス）
10) 難病情報センター．http://www.nanbyou.or.jp（2018年5月アクセス）
11) 自己炎症性疾患サイト．http://aid.kazusa.or.jp/2013/disease（2018年5月アクセス）

自己炎症性疾患

B. 自己炎症性疾患の治療

ポイント

- 中等症以上のクリオピリン関連周期熱症候群(CAPS)に対しては，抗IL-1β抗体であるカナキヌマブの使用が第一選択薬として推奨される．
- カナキヌマブは，既存の治療に対して抵抗性を示す一部の家族性地中海熱，TNF受容体関連周期性症候群(TRAPS)，高IgD症候群に対しても適応となっている．
- カナキヌマブは，通常，体重40 kg以下の患者には1回2 mg/kgを，体重40 kgを超える患者には1回150 mgを，8週ごとに皮下投与する．皮疹および炎症症状の寛解が十分にみられない場合には適宜漸増が認められている．
- それ以外の自己炎症性疾患に対しては病態がいまだ解明されていない疾患も多く，発症頻度が少ないこともあり，確立した治療法はなく，個々の治療法の有用性が症例報告レベルで検討されているのにとどまる．

自己炎症性疾患の治療

　まれな遺伝性疾患である自己炎症性疾患に対して，今日行われているエビデンスのある治療は，クリオピリン関連周期熱症候群(cryopyrin-associated periodic syndrome：CAPS)に対して行われている，抗IL-1β製剤であるカナキヌマブのみである．また同薬剤は，ステロイドなどの既存の治療に対して抵抗性を示す一部の家族性地中海熱(familial Mediterranean fever：FMF)，TNF受容体関連周期性症候群(TNF receptor-associated periodic syndoeome：TRAPS)，およびメバロン酸キナーゼ欠損症(高IgD症候群)に対しても適応となっているが，これら疾患においてはすべての症例に推奨されている訳ではない．それ以外の疾患に対しては，原因遺伝子が同定されているものの病態がいまだ解明されていない疾患も多く，発症頻度が少ないこともあり，確立した治療法はなく，個々の治療法の有用性が症例報告レベルで検討されているのにとどまる．

　ここでは，自己炎症性疾患の中でも国内での報告数が比較的多く，平成26～28年度の

厚生労働科学研究費補助金難治性疾患政策研究事業「自己炎症性疾患とその類縁疾患の診断基準，重症度分類，診療ガイドライン確立に関する研究」班（代表者：平家俊男）において，先行して診療ガイドラインの作成が行われた，CAPS，FMF，TRAPS，高 IgD 症候群，Blau 症候群の 5 疾患について，その治療法を概説する[1]．

クリオピリン関連周期熱症候群（CAPS）の治療

CAPS は，インフラマソームを構成する蛋白の 1 つである NLRP3 の恒常活性型変異によって IL-1β の過剰産生がみられる疾患である．IL-1β の作用によって特徴的な臨床症状を説明できることから，前述のとおり，過剰産生される IL-1β をターゲットとした治療が奏効する[2〜4]．CAPS は臨床症状の程度や罹患臓器によって，重症型の neonatal-onset multisystem inflammatory disease（NOMID）/chronic infantile neurological cutaneous and articular syndrome（CINCA），中等症型の Muckle-Wells syndrome（MWS）と分類されることもあるが，これら NOMID/CINCA および MWS に対しては，抗 IL-1β 抗体であるカナキヌマブの使用が第一選択薬として推奨される．

カナキヌマブは通常，体重 40 kg 以下の患者には 1 回 2 mg/kg を，体重 40 kg を超える患者には 1 回 150 mg を，8 週ごとに皮下投与する．皮疹および炎症症状の寛解が十分にみられない場合には適宜漸増が認められており，1 回の最高用量は体重 40 kg 以下の患者では 8 mg/kg，体重 40 kg を超える患者では 600 mg である．また，最高用量まで増量しても 8 週以内に再燃がみられる場合には，投与間隔を 4 週間まで短縮できる．なお，海外では IL-1 を治療ターゲットとした薬剤として，anakinra，rilonacept も有効性が確認されている．

一方，軽症型であり全身の寒冷曝露によって発熱や関節痛を伴って蕁麻疹様の紅斑が出現する familial cold autoinflammatory syndrome（FCAS）に対してカナキヌマブを用いるべきかは，頻回の炎症発作により QOL が低下し，副腎皮質ステロイドもしくは NSAIDs などの対症療法で効果が不十分な場合のみに使用が考慮されるべきとされる．このため，FCAS の発作的な発熱および皮膚症状に対しては，炎症悪化時に限定して副腎皮質ステロイドの内服が用いられる．投与量は成長障害をきたさない範囲で，患者の症状に応じて QOL が保たれることを目標に調整する．

家族性地中海熱（FMF）の治療

自己炎症性疾患に含まれる疾患の中で，本邦における罹患患者数がもっとも多い疾患が FMF である．しかし，日本人の FMF には，発熱期間が数時間以内である，あるいは 4 日以上持続する，38℃ 以上の発熱がみられない，漿膜炎症状が一部に限局する，あるいは激しい腹痛はなく腹膜刺激症状を伴わないなどの非特異的な症状を呈する例が多い．

コルヒチンの持続投与は FMF の発熱発作予防に推奨され，合併症の予防効果も期待できる[5]．成人に対しては，1 日 0.5〜1.5 mg を 1〜2 回に分けて経口内服し，小児では 1 日 0.01〜0.03 mg/kg を 1〜2 回に分けて経口内服（ただし成人上限を超えないこと）する．コルヒチンは投与初期に胃腸症状が出現しやすいため，少量から開始し，発作が抑制できる量にまで徐々に増量するという投与方法が推奨されている．また，胃腸症状がみられる場合には，3〜4 回に分けて投与することで軽減することがある．長期投与では，頻度は低いものの，血液障害や腎障害，肝障害，横紋筋融解，末梢神経障害などが報告されており，定期的な血液検査を施行する．

コルヒチンを患者の最大許容量にまで増量して継続投与しても頻回の発熱発作を認める FMF（典型例）に対しては，抗 IL-1 製剤であるカナキヌマブの使用が認可された．一方，FMF 非典型例に対する抗 IL-1 製剤の使用は現時点では評価不能であり，積極的には推奨されない．

一方，抗 TNF 製剤（エタネルセプト，インフリキシマブ）の使用は，発熱発作の抑制に一定の有効性は期待されるものの，その効果は抗 IL-1 製剤に比較して劣る[6]．ただし，抗 IL-1 製剤が導入できない場合，または効果不十分の場合にその使用を否定するものではない．また，副腎皮質ステロイドの全身投与は，他の治療で抑制できない FMF の症状を緩和する目的での短期的な使用にとどめる．

TNF 受容体関連周期性症候群（TRAPS）の治療

FMF とは異なり，TRAPS の発熱発作に対しては，副腎皮質ステロイドの全身投与が奏効する．ただし，頻回発作もしくは慢性炎症を伴う症例で，副腎皮質ステロイド投与では十分に炎症が抑制できない症例に対しては，カナキヌマブの投与を検討すべきである．

報告当初は，遺伝子異常の結果として TNF 受容体の構造異常によって，細胞膜上に発現した TNF 受容体の切り出しが起こらず，結果として炎症のカスケードが周り続けることで炎症が持続するというメカニズムが想定され[7]，これを中和する目的でエタネルセプトの有用性が主張された．しかし，今日ではこの機序では必ずしも TRAPS の病態のすべては説明できないとされている．このため，エタネルセプトの投与は，頻回発作もしくは慢性炎症を伴う症例で，副腎皮質ステロイド投与では十分に炎症が抑制できない症例に限定して用いられる．

高 IgD 症候群の治療

高 IgD 症候群においても，慢性炎症や成長障害，臓器障害を認める症例では，抗 IL-1 製剤であるカナキヌマブによる治療が推奨される．一方，発熱発作のみで間欠期には炎症を認めない症例に対しては，発熱発作時には副腎皮質ステロイドの投与で経過観察する．

高IgD症候群は，この疾患名からIgDの上昇が疾患にかかわる印象を受けるものの，これは炎症の反映としての上昇に過ぎず，すべての症例でIgD上昇が確認されるわけではない．原因遺伝子であるMVK（メバロン酸キナーゼ）はコレステロール生合成経路にかかわる酵素の1つであり，この活性が低下して上流のメバロン酸が蓄積することが発熱発作に関与している可能性が想定され，メバロン酸合成を抑制するスタチンが高IgD症候群の治療薬として試されてきた．しかし，スタチンが有効であるとする報告は軽症例に限定されており，その効果も発熱発作頻度の減少傾向を認めたという程度の限定的なものに過ぎない[8]．また近年では，高IgD症候群はメバロン酸の下流の代謝産物であるゲラニルゲラニルピロリン酸が欠乏することが炎症にかかわるという機序が提唱されており[9]，スタチンの使用はゲラニルゲラニルピロリン酸を欠乏させることで，むしろ病態の悪化を招く可能性がある．特に慢性炎症持続例では腎アミロイドーシスなどの臓器障害のリスクがあることから，他の治療法を選択すべきであり，今日では高IgD症候群の治療薬としてのスタチンの使用は推奨されない．

Blau症候群の治療

　組織学的には肉芽腫を表現系とするBlau症候群は，自己炎症性疾患に分類される他の疾患に比して発熱などの急性期炎症所見が乏しく，このため本疾患が十分に認知されていなかった時代に積極的な治療介入がなされなかった症例の中には，関節拘縮や失明に至ってしまった症例が散見される．

　Blau症候群の初期治療としては，眼症状や関節症状の進行を抑えるためにメトトレキサート（MTX）内服が考慮されるべきである．MTXは，成人に対しては6〜8 mg/週で開始し，副作用に注意しながら最大16 mg/週まで増量する．一方，小児は成人よりもMTXに対する耐用性が高いとされ，4〜10 mg/m^2/週で開始し，副作用に注意しながら増量する（ただし，成人上限16 mg/週を超えない）．MTXは継続性にすぐれた薬剤であり，関節リウマチをはじめとした膠原病や膠原病類縁疾患においては長期連用時の副腎皮質ステロイド内服量を減らして，その副作用発現を軽減させることに成功している．ただし，MTXの効果は関節リウマチでも患者により効果の差が存在することから，漫然と投与せず，関節超音波などにより治療効果を評価したうえで，有効例を選んで使用することが望ましい．

　一方，発熱などの全身症状や眼症状の急激な進行を抑えるためには，副腎皮質ステロイドの全身投与が有効である．

　Blau症候群の関節症状は，その病初期においては関節滑膜を主に侵す関節リウマチとは異なり，腱鞘滑膜を主な病変とする．炎症が持続することで腱鞘滑膜の断裂から腱鞘の脱臼が起こり，ボタンホール様の変形をきたすが，これを放置すると関節の拘縮に至る．抗TNF療法は炎症の抑制には有用であるが[10]，脱臼した腱鞘や，その結果として生じる関節拘縮には無効であると予想される．このため，関節超音波などにより関節症状が確認

された症例には，これら変形をきたす前に治療介入に入ることが望ましい．また，先行する関節症状の治療に対して抗TNF製剤が使用された症例においては，眼症状の出現を抑制する可能性があることも銘記すべきかもしれない．

文　献

1) 日本小児リウマチ学会（編）：自己炎症性疾患診療ガイドライン2017，診断と治療社，東京，2017
2) Lachmann HJ, et al：Use of canakinumab in the cryopyrin-associated periodic syndrome. N Engl J Med **360**：2416-2425, 2009
3) Hawkins PN, et al：Interleukin-1-receptor antagonist in the Muckle-Wells syndrome. N Engl J Med **348**：2583-2584, 2003
4) Hoffman HM, et al：Prevention of cold-associated acute inflammation in familial cold autoinflammatory syndrome by interleukin-1 receptor antagonist. Lancet **364**：1779-1785, 2004
5) Zemer D, et al：Colchicine in the prevention and treatment of the amyloidosis of familial Mediterranean fever. N Engl J Med **314**：1001-1005, 1986
6) Eroglu FK, et al：Treatment of colchicine-resistant Familial Mediterranean fever in children and adolescents. Rheumatol Int **35**：1733-1737, 2015
7) McDermott MF, et al：Germline mutations in the extracellular domains of the 55 kDa TNF receptor, TNFR1, define a family of dominantly inherited autoinflammatory syndromes. Cell **97**：133-144, 1999
8) van der Hilst JC, et al：Long-term follow-up, clinical features, and quality of life in a series of 103 patients with hyperimmunoglobulinemia D syndrome. Medicine（Baltimore）**87**：301-310, 2008
9) Akula MK, et al：Control of the innate immune response by the mevalonate pathway. Nat Immunol **17**：922-929, 2016
10) Ikeda K, et al：Ultrasonographic assessment reveals detailed distribution of synovial inflammation in Blau syndrome. Arthritis Res Ther **16**：R89, 2014

円形脱毛症

A. 円形脱毛症のメカニズム

ポイント
- 円形脱毛症は成長期毛包の免疫寛容（immune privilege）が破綻している．
- 円形脱毛症では成長期毛包の自己抗原（tyrosinase や tyrosinase related protein，トリコヒアリン）に対する自己免疫反応が生じている．
- 急性期病変部では IFN-γ や IL-15 の発現が亢進している．
- 急性期病変部では毛包周囲に著明な炎症細胞浸潤がみられる．
- NKG2D$^+$ CD8$^+$ T 細胞が病態に深くかかわっている．

成長期毛包の免疫寛容（immune privilege）の破綻

❶ Hair follicle immune privilege

　成長期毛包は免疫寛容な環境にあり，hair follicle immune privilege（HF-IP）といわれる[1]．このように免疫寛容な状態にある組織は成長期毛包以外に，胎盤や角膜，中枢神経などが知られている．いずれの臓器も過度な炎症によるダメージを回避するために持ち備えている環境であると理解される．生命予後に対する毛髪の重要性は人間では理解されにくいが，自然界の動物にとって，体毛は天敵，害虫や寒さから身を守るためにきわめて重要なものであり，非生理的な脱毛症状は致死的になる恐れがある．HF-IP は複数の構成要素で成り立っており（表1），その中で MHC クラス I 発現の抑制が代表的である．本来，MHC クラス I は基本的にすべての有核細胞に発現しているが，成長期毛包の毛母細胞や近位外毛根鞘では発現がほとんどない．これによって細胞傷害性 T 細胞（CTL，Tc1 細胞）による免疫反応を回避している．

❷ HF-IP の破綻

　一方，円形脱毛症病変部では同部位の MHC クラス I 発現が亢進している．何らかの誘因によって Th1 細胞や Tc1 細胞からの IFN-γ 産生が円形脱毛症病変部で亢進することで

表1 HF-IP の構成要素

- ✓ MHC クラス I 発現の無/低発現
- ✓ 免疫細胞(CD4⁺ T 細胞, CD8⁺ T 細胞, CD1a⁺ 細胞)の疎な分布
- ✓ 抗原提示細胞の機能不全
- ✓ 免疫抑制性因子の発現(TGF-β1, IL-10, and α-MSH)
- ✓ Fas Ligand の発現

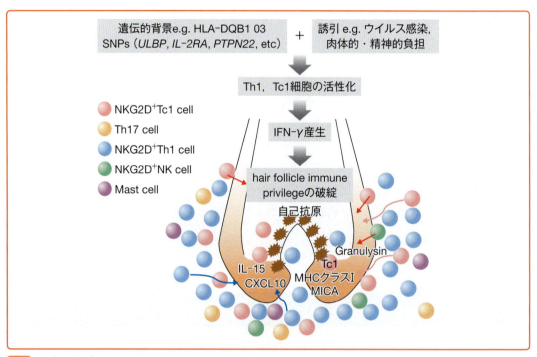

図1 円形脱毛症の発症

　近位外毛根鞘や毛母細胞の MHC クラス I 発現を誘導し，毛包の免疫寛容を破綻させ，自己抗原が MHC クラス I 陽性細胞によって CTL に提示されることで円形脱毛症の発症につながる[2,3]（図1）．また，毛包周囲に多数存在する樹状細胞の MHC クラス II 発現も亢進する．さらには後述する major histocompatibility complex class I chain-related A（MICA）も IFN-γ によって発現が高まる．

円形脱毛症の自己抗原

　円形脱毛症は細胞性免疫を主体とした自己免疫疾患と考えられる．HF-IP が破綻することで自己抗原が細胞傷害性 T 細胞に認識されやすくなるが，その有力な自己抗原として，チロシナーゼ，tyrosinase related protein 1/2（TRP-1/2），トリコヒアリンなどが推

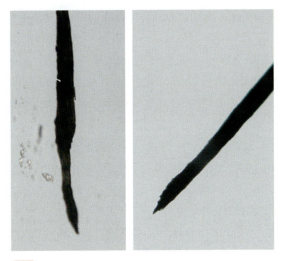

図2 Dystrophic anagen hair

定されている[4]．メラニン合成において，チロシナーゼはチロシンからドーパ，ドーパからドーパキノン，ジヒドロキシインドールからインドール-5,6-キノンへと合成される過程で必要な酵素であり，TRP-1/2 はドーパクロムからジヒドロキシインドール-2-カルボン酸（DHICA），DHICA からインドール-5,6-キノン-2-カルボン酸になるときに必要な酵素である．これらメラニン合成が起きる毛周期は成長期であり，円形脱毛症は成長期毛脱毛を起こす疾患の1つである．臨床的にも，急性期には黒い終毛が脱毛し，その毛根は dystrophic anagen hair を呈する（図2）．白髪混じりの場合は白髪ばかりが残存する．また，円形脱毛症から回復した部位が一過性に白髪になることを経験する．

円形脱毛症患者の末梢血単核球とチロシナーゼや TRP-2，トリコヒアリン顆粒をELISPOT 法において共培養すると，他の蛋白との共培養群や無添加群と比較して IFN-γ 産生細胞数が有意に多く観察される．一方，トリコヒアリンは内毛根鞘に発現するが，HF-IP 領域を越えて毛組織の中央付近に至る内毛根鞘まで発現している[5]．このトリコヒアリンが自己抗原として認識されるための過程は不明である．

サイトカイン発現

❶ IFN-γ の発現

円形脱毛症の病態において IFN-γ がもっとも中心的なサイトカインと考えられている．円形脱毛症患者での IFN-γ の血清中の濃度，病変部に浸潤するリンパ球における発現，病変部皮膚での mRNA 発現の上昇などが報告されている[5]．一方で，末梢血リンパ球中の IFN-γ mRNA レベルの低下も報告されている．その他，IL-1β や IL-2 の病変部皮膚

でのmRNA発現の亢進，IL-17，IL-21，IL-22，IL-6，TNF-αの血清濃度の亢進などが報告されている[5]．IFN-γのソースは円形脱毛症の病変部に浸潤するTh1，Tc1細胞であると考えられる．未治療の円形脱毛症病変部皮膚におけるサイトカインのmRNA発現の検討では，健常者と比較して有意にIFN-γ，IL-1β，IL-2が高発現している[5]．円形脱毛症モデルマウスであるC3H/HeJに2×10^4 IU/mL IFN-γをまず3日間連日，以後週1回静脈投与したところ，36日目に脱毛斑が出現し，組織学的には毛包周囲にCD4$^+$，CD8$^+$細胞が著明に浸潤していた．また，免疫染色ではMHCクラスI，Th1ケモカインであるIP-10/CXCL10が毛母細胞や外毛根鞘で高発現していた[6]．

　円形脱毛症の発症メカニズムにおけるIFN-γの働きを考えてみると，1つはTh1ケモカインであるCXCL10/IP-10発現の亢進[7]，2つ目はMHCクラスI発現の亢進などによるHF-IPの破綻[1]，そして3つ目として毛包のアポトーシスを直接誘導することとなる[8]．どれが先ということは難しいが，お互いに関与しながらIFN-γがTh1，Tc1細胞から産生され，毛包上皮に発現しているIFNGR1とIFNGR2で構成されるIFN-γ受容体に結合すると，受容体細胞内ドメインに結合しているJAK1，JAK2がそれ自身と受容体をリン酸化し，転写因子であるSTAT1はSH2ドメインを介して受容体のリン酸化チロシン残基質と結合することでSTATのチロシン残基がJAKキナーゼによってリン酸化され，SHドメインを介したホモ2量体となり，転写活性因子が形成される．STAT2やSTAT3とのヘテロ2量体のこともある．活性化した2量体のSTATはインポーチンを介して核内へ移行し，DNA上のプロモーター領域（GASモチーフ）に結合し，その後，CXCL10/IP-10発現が毛母細胞や近位外毛根鞘に誘導される．それに伴い，CXCR3$^+$ Th1細胞やTc1細胞が毛包周囲に集簇する．同時にMHCクラスI発現が誘導されることでHF-IPが破綻し，自己抗原が浸潤してきた自己反応性細胞傷害性T細胞に露呈される．IFN-γはさらに毛包上皮からのIL-15産生を促し，IL-15はCTLからのIFN-γ産生を刺激するループができている[9]（図3）．

❷ 培養リンパ球移入による円形脱毛症誘導マウス

　C3H/HeJマウスはヒトの円形脱毛症と類似した脱毛症を自然発症するマウスである．しかし，その頻度は低く，実験動物として利用するには効率が悪いため，各種の誘導法が考案され，2014年，新たに効果的な方法が報告された[10]．円形脱毛症を発症したC3H/HeJマウス（メス）の鼠径，頸部，腋窩リンパ節から全リンパ球を採取し，30 U/mL IL-2，25 ng/mL IL-7，50 ng/mL IL-15，Mouse T-Activator CD3/CD28 Dynabeadsで6日間刺激培養し，当初の採取リンパ球数の8〜10倍まで増殖させたのち，8週齢のC3H/HeJマウス（メス）に皮内注射することで円形脱毛症を誘導する方法である．IL-7やIL-15は円形脱毛症病変部で高発現しているサイトカインであり，従来の脱毛病変部を健常なC3H/HeJマウスに移植して誘導する方法と比較して容易であり，高い確率で円形脱毛症を誘導可能である．

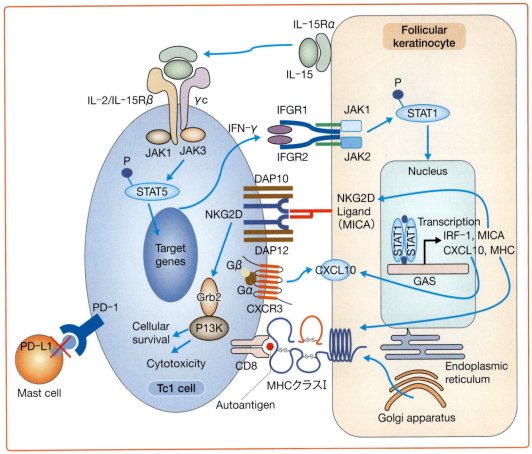

図3 円形脱毛症発症プロセスにおけるIFN-γのはたらき

毛包周囲への細胞浸潤

❶ 脱毛病変部へのTh1, Tc1細胞の浸潤

　正常な成長期毛包周囲は免疫寛容な環境であり，周囲にはリンパ球はほとんど分布していない．一方で円形脱毛症の急性期病変部では毛包周囲に著明な炎症細胞浸潤（swarm of bees）がみられる．浸潤する細胞はリンパ球が主体であり，その構成はCD4：CD8が約4：1である．慢性期には浸潤するリンパ球数は減少し，休止期毛に類似した状態でとどまるが，CD8$^+$T細胞は持続的に浸潤している[7]（図4）．

　この細胞集簇ではIFN-γR1/2を発現している毛包表皮細胞にIFN-γが結合すると，JAK1/2-STAT1経路が活性化し，STAT1のリン酸化，核内移動によりCXCL10/IP-10産生につながる．そして，CXCL10をリガンドとするCXCR3$^+$Th1，CXCR3$^+$Tc1細胞が毛包周囲に走化性をもって集簇する[7]．末梢血単核球（PBMCs）のフローサイトメトリーによるわれわれの検討では，急性期において慢性期や健常群と比較して有意に

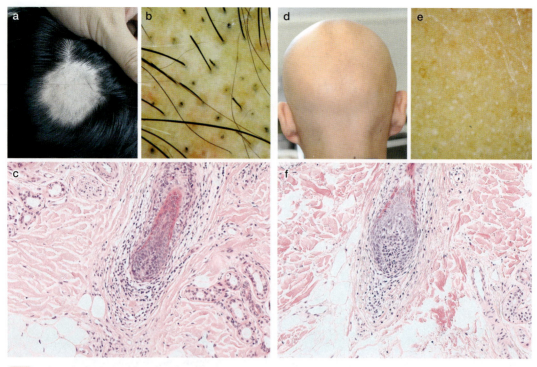

図4 脱毛病変部への炎症細胞浸潤

　CXCR3⁺CD4⁺ Th1細胞，CXCR3⁺CD8⁺ Tc1細胞が多くみられた．しかし，CCR4⁺CD8⁺ Tc2細胞は他と比較して少なく，各群間で変化はなかった．PBMCsにおけるCXCR3，CCR4のMean Intensityが，急性期では慢性期やコントロール群と比較して有意に高かった．

　病変部組織の浸潤細胞の免疫組織科学的検討では，急性期の脱毛病変ではTh1細胞が慢性期やコントロールと比較して有意に多く浸潤していた．一方でTc1細胞は急性期のみならず慢性期でも継続的に浸潤がみられ，脱毛症状の遷延化に関与していることがうかがわれた．急性期病変部皮膚の浸潤細胞を取り出しフローサイトメトリーで検討したところ，その多くがTh1，Tc1細胞であり，同患者のPBMCsで比較的多く観察されたTh2細胞は，組織に浸潤する細胞のフローサイトメトリー検討ではほとんどみられなかった．

　以上の結果から，患者PBMCsよりCD4⁺細胞を採取し，CXCL10/IP-10に対する細胞走化性をEZ-TAXIScanを用いて直接検討したところ，急性期患者から取り出したCD4⁺細胞は慢性期やコントロール群と比較して有意にvelocity（高濃度の方向に向かって走化する速度）が高く，その機序としてF-actin重合や細胞内カルシウム濃度が亢進していた[7]．

❷ 脱毛病変部へのTh1，Tc1細胞以外の細胞の浸潤

　円形脱毛症の病変部には，Th1やTc1細胞以外にNK細胞や好酸球，肥満細胞が浸潤している．NK細胞はNKG2D陽性細胞が浸潤しており，病変部毛包に強く発現しているMICAをリガンドとして結合し，細胞障害性因子を放出することで，毛包組織を障害する[1]．

近年ではTh17細胞についても検討されている．IL-17産生細胞が毛包周囲に観察され，特に多発性，全頭性，急性型（acute diffuse and total alopecia）の順に多く観察された[11]．しかし，Th17細胞の機能的な意味合いについては明らかではない．

肥満細胞は，ギムザ染色による検討では成長期VI期毛包周囲の結合組織に比較的多く存在する[12]．しかし，毛乳頭内ではギムザ陽性細胞はないが，電子顕微鏡においてその存在を認めている．われわれの検討においても，ギムザ陽性細胞数，トルイジンブルー染色陽性細胞数とc-kit陽性細胞の間には差があり，stem cell factor（SCF）によって未熟な肥満細胞が成熟すると考えられる[13]．一方，円形脱毛症病変部では脱顆粒した肥満細胞が多数観察される[14]．さらに，病変部毛包周囲ではCD8$^+$T細胞とMHCクラスI$^+$肥満細胞が近接し，CD8$^+$T細胞を活性化させている可能性がある．肥満細胞がCD8$^+$T細胞を活性化させることはすでに報告されている[15]．健常群と比較して有意にトリプターゼ陽性肥満細胞がCD8$^+$T細胞と近接している．また，OX40L$^+$肥満細胞数が円形脱毛症病変部で増加しており，OX40$^+$CD8$^+$T細胞を増殖活性化させている可能性が高い．一方で，IL-10やPD-L1$^+$肥満細胞数は健常部位と比較して病変部では有意に低下しており，自己免疫反応をより助長させていると考えられる．

NKG2D 陽性 T 細胞

NK細胞はKIR-2DL，KIR-3DLを介して，MHCクラスIから抑制性シグナルを受け取る．すなわち，MHCクラスI発現が減弱，もしくはない組織に対しては抑制性シグナルのない状態で傷害することが可能である．しかし，成長期毛包はMICA発現も低減しているため，MICAをリガンドとするNKG2Dを発現したNK細胞やCD8$^+$T細胞が活性化されることはない[16]．一方，円形脱毛症病変部では近位外毛根鞘や毛母細胞がMICAを高発現しており，NK細胞やCD8$^+$T細胞上のMICAの受容体であるNKG2Dと結合し活性化する．円形脱毛症病変部にみられる毛包周囲に浸潤している細胞にはNKG2D$^+$細胞が多数みられ，また近年のgenome-wide association study（GWAS）による検討でも，NKG2D活性化リガンドの遺伝子である*MICA*，*ULBP3*，*ULBP3*で有意差を認めた[16]．MICAは1型糖尿病や関節リウマチ，潰瘍性大腸炎，全身性エリテマトーデスなど，他の自己免疫疾患でも関連性が指摘されている．

イスラエルのGilharらは，健常者頭皮を採取しSCIDマウスに移植したのち，IL-2と抗CD56抗体によってNKG2D$^+$CD56$^+$細胞を増殖させた7×10^6個のPBMCsを皮膚に移入すると，3〜5週後に移植片において脱毛がみられ，組織学的に円形脱毛症と同様にHLA-A/B/C，MICA発現の亢進，CD8$^+$NKG2D$^+$細胞の浸潤が観察されたことを報告した[17]．

NKG2D$^+$細胞の重要性を裏付けるように，Xingらは円形脱毛症モデルマウスであるC3H/HeJマウスにおいて，円形脱毛症を発症したC3H/HeJマウスから採取したリンパ節細胞を未発症マウスの皮膚に移入することで円形脱毛症を誘導させることができるが，

NKG2D陽性細胞を取り除くと誘導できないことを示した[9]．

ヒトの円形脱毛症病変部の毛包周囲には，NKG2D$^+$CD8$^+$T細胞，NKG2D$^+$CD56$^+$細胞が著明に浸潤しており，そのリガンドであるMICA発現が病変部毛包で亢進している．このMICA発現はIFN-γによって促進されることが考えられる（図3）．また，末梢血単核球においてもNKG2D陽性細胞が有意に増加している．さらに，円形脱毛症では抑制性シグナルであるKIR-2D2/2D3発現がNK細胞上で有意に低下し，NKG2D以外のNK細胞活性化シグナルであるNKG2Cも末梢血中において有意にNK細胞上で発現が亢進している[18]．

このようにNKG2D$^+$細胞は円形脱毛症の発症に大きく関与しているエフェクター細胞と考えられいる．NKG2Dは他の自己免疫疾患においても注目されており，すでにNKG2Dをターゲットにした臨床試験も海外で試みられている．円形脱毛症の新たな治療ターゲットとして有力な候補の1つと考えられる．

円形脱毛症という名称は「円形」という形態にこだわっているが，実際にはさまざまな脱毛症状がある．近年，円形脱毛症の病態が明らかになる中で「自己免疫性脱毛症」と名称変更する動きもある．さらに病態の核心にせまることで，より副作用の少ない効果的な治療選択が増えることに期待したい．

文献

1) Ito T, et al：Collapse and restoration of MHC class-I-dependent immune privilege: exploiting the human hair follicle as a model. Am J Pathol **164**：623-634, 2004
2) Paus R, et al：A 'hairy' privilege. Trends Immunol **26**：32-40, 2005
3) Ito T：Recent advances in the pathogenesis of autoimmune hair loss disease alopecia areata. Clin Dev Immunol **2013**：348546, 2013
4) Wang EH, et al：Identification of Autoantigen Epitopes in Alopecia Areata. J Invest Dermatol **136**：1617-1626, 2016
5) Ito T, et al：The role of cytokines and chemokines in the T-cell-mediated autoimmune process in alopecia areata. Exp Dermatol **23**：787-791, 2014
6) Gilhar A, et al：Alopecia areata induced in C3H/HeJ mice by interferon-gamma：evidence for loss of immune privilege. J Invest Dermatol **124**：288-289, 2005
7) Ito T, et al：CXCL10 produced from hair follicles induces Th1 and Tc1 cell infiltration in the acute phase of alopecia areata followed by sustained Tc1 accumulation in the chronic phase. J Dermatol Sci **69**：140-147, 2013
8) Ito T, et al：Interferon-gamma is a potent inducer of catagen-like changes in cultured human anagen hair follicles. Br J Dermatol **152**：623-631, 2005
9) Xing L, et al：Alopecia areata is driven by cytotoxic T lymphocytes and is reversed by JAK inhibition. Nat Med **20**：1043-1049, 2014
10) Wang EHC, et al：Transfer of Alopecia Areata to C3H/HeJ Mice Using Cultured Lymph Node-Derived Cells. J Invest Dermatol **135**：2530-2532, 2015
11) Tojo G, et al：Comparison of interleukin-17- producing cells in different clinical types of alopecia areata. Dermatology **227**：78-82, 2013

12) Christoph T, et al : The human hair follicle immune system: cellular composition and immune privilege. Br J Dermatol **142** : 862-873, 2000
13) Ito N, et al : Human hair follicles display a functional equivalent of the hypothalamic-pituitary-adrenal axis and synthesize cortisol. FASEB J **19** : 1332-1334, 2005
14) Bertolini M, et al : Abnormal interactions between perifollicular mast cells and CD8+T-cells may contribute to the pathogenesis of alopecia areata. PLoS One **9** : e94260, 2014
15) Stelekati E, et al : Mast cell-mediated antigen presentation regulates CD8+ T cell effector functions. Immunity **31** : 665-676, 2009
16) Petukhova L, et al : Genome-wide association study in alopecia areata implicates both innate and adaptive immunity. Nature **466** : 113-117, 2010
17) Gilhar A, et al : A new humanized mouse model for alopecia areata. J Investig Dermatol Symp Proc **16** : S37-38, 2013
18) Ito T, et al : Maintenance of hair follicle immune privilege is linked to prevention of NK cell attack. J Invest Dermatol **128** : 1196-1206, 2008

円形脱毛症

B. 円形脱毛症の新規治療薬

ポイント
- JAK阻害薬が新たな治療として注目される一方，その適応および安全性の検証はこれからである．
- 抗体医薬を含めた新しい免疫修飾薬の治療効果に関しては，それぞれ相反する報告もある．
- アロ臍帯血幹細胞と共培養した末梢単核球を体内に戻すという治療提案，多血小板血漿療法が有効だったというダブルブラインド試験の報告がある．
- 局所免疫療法の新たな治療展開や既存の免疫抑制薬の再検証が今後の課題である．

概要

　円形脱毛症は毛を標的とする自己免疫疾患で，国内に200万人以上の患者がいると想定され，小児の約50％，成人の約30％が全頭脱毛に進行するといわれている．

　日本皮膚科学会円形脱毛症診療ガイドライン2017年版[1]で推奨度がもっとも高い積極的治療は，ステロイドの外用および局所注射と，薬品を繰り返し塗布して患部に「かぶれ」を起こして毛を生えさせる局所免疫療法である．いずれも効果がみられる確率は5，6割までにとどまり，重症例では奏効率はさらに下がる．ステロイドの内服が効果を上げることもあるが，全身性の副作用に加え，本疾患の主訴である「外見」への副作用の可能性も無視できない．長期の内服は必ずしも推奨されない．

　Janus kinase（JAK）は，各種サイトカイン受容体の細胞内ドメインに直接結合して細胞内シグナル伝達を担う，非受容体チロシンキナーゼである．近年，円形脱毛症で効果を上げることがにわかに注目を集めている．本邦での治療適応はまだなく，動向が期待される．

　現在の標準治療を解説し，次にJAK阻害薬その他の新規治療薬（**表1**）について述べる．

表1 円形脱毛症の新規治療

分類	治療薬	作用	効果	リスク	文献
JAK阻害薬	ルキソリチニブ	JAK1, 2阻害, IFN-γ抑制	重症型3例で奏効	4割で骨髄抑制	3
	トファシチニブ	JAK1, 3阻害, IFN-γ抑制	重症型90例中6割で奏効	易感染	4〜7
	JAK阻害外用薬	局所JAK阻害, IFN-γ抑制	10例中3例で発毛		8, 9
免疫抑制薬	メトトレキサート	葉酸代謝拮抗	小児重症型13例中5例で奏効	骨髄抑制, 易感染	2, 10
	アザチオプリン	プリン代謝拮抗	重症型14例中6例で奏効	骨髄抑制, 易感染	
	シクロスポリン	カルシニューリン阻害	重症型8例中2例で奏効, 3例が副作用で脱落	腎障害, 易感染	
	タクロリムス	カルシニューリン阻害	1例で発毛	腎障害, 易感染	
免疫修飾薬	ウステキヌマブ	IL-23, IL-12のブロック	重症型3例で発毛	軽度易感染	2, 14, 15
	インフリキシマブ, アダリムマブ	TNFのブロック	発毛の報告 投与中の円形脱毛症の発症	軽度易感染	
	アダパセプト	CTLA4作動	15例中3例で発毛	軽度易感染	
	アプレミラスト	PDE4阻害	動物実験で予防効果, 治療効果はなし		
その他	リンパ球再教育療法	TGF-β産生促進	9例中2例で奏効		13〜15
	多血小板血漿療法	細胞増殖, 毛の成長促進	ブラインド試験, 15例中6割で奏効		
	シンバスタチン・エゼチミブ合剤	リンパ球制御	19例中14例で発毛	横紋筋融解症	

JAK：Janus kinase, IFN：interferon, IL：interleukin, CTLA4：cytotoxic T-lymphocyte-associated protein 4, PDE4：phosphodiesterase 4, TNF：tumor necrosis factor, TGF：Transforming growth factor

［文献2をもとに筆者作成］

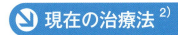

現在の治療法[2)]

❶ ステロイド

a) ステロイド外用薬

すべての病期でまず試みてよい治療である．小児例を対象にダブルブラインド試験で有効性が示されている．局所免疫療法が無効の重症例でも効果がみられる場合がある．

b) ステロイド局所注射

トリアムシノロンアセトニドの局所注射はストロングクラスのステロイド外用（吉草酸ベタメタゾン）よりも効果が高いことがオープン試験[3]で示されている．6ヵ月以内に効果がみられ，有効率は重症度にもよるが50～95％，おおむね6割前後である．濃度について，2.5 mg/mLから10 mg/mLまで効果に差はないという報告もある[4]．

c) ステロイドパルス療法

過去10年で数多くのオープン試験または後ろ向き研究が行われ，特に多発型，初発例，発症早期の有効性が示されている．一方，全頭型，汎発型では推奨されていない．小児例に対する適応には意見が分かれる．

d) ステロイド内服療法

有効性は古くからオープン試験で示されているものの，中止後の再発が多く，また各種の副作用も問題となるため，治療予後を改善するのかどうかの評価は定まっていない．症状が固定した症例への投与や，減量中の再投与は推奨されない．

❷ ステロイド以外の現在の治療

a) 局所免疫療法

スクアレン酸ジブチルエステル（SADBE）やジフェニルシクロプロペノン（DPCP）などのハプテン反復塗布により接触皮膚炎を起こさせることで局所に発毛を促す治療法である．1977年に第一報が報告されて以降，ハーフサイド試験や無治療群との比較など，良質の試験で有効性が示されてきた．メタアナリシス[5]で有効率は50～60％程度で，全頭型，汎発型では17.4％とされている．再発率は62％，再発までの期間の中央値は2年半である．平均観察期間31ヵ月の試験で38％の患者が再発なく経過している．一方，重症例ほど奏効率が落ちる．

局所免疫療法の局所ではTh1細胞，Th17細胞が減少しているという報告があり，結果として治療効果を反映していると考えられる．

b) 光線療法

単発型で308 nmエキシマランプが有効であったとの報告，また，ナローバンドUVB療法が多発型，全頭型の2割に有効であったという報告がある．効果やエビデンスの点でステロイド局所注射や局所免疫療法に譲ることや，発毛の回復によって照射が困難となった後や中止後の再発が問題となることから，一般に治療の第一選択とはならない．その他，1,550 nmエルビウムグラスフラクショナルレーザーの施行が効果を認めたとの報告もある．

JAK 阻害薬

❶ 動物実験[6]

マウスの系統である C3H/HeJ は数％に脱毛を自然発症する．脱毛部位の毛包にリンパ球浸潤がみられることから，本疾患のモデル動物として知られている．健常な C3H/HeJ マウスに，脱毛を自然発症した C3H/HeJ マウスの $CD8^+$ $NKG2D^+$ リンパ球を移植すると，100％発症する．逆に，$CD8^+$ $NKG2D^+$ リンパ球を除去したリンパ球を移植しても発症しない．以上から，$CD8^+$ $NKG2D^+$ リンパ球がこのモデル動物での発症の必要十分条件であることが示されている．

$CD8^+$ $NKG2D^+$ リンパ球は大量のインターフェロン（IFN）-γ を産生する．IFN-γ は，$CD8^+$ 細胞傷害性 T リンパ球を遊走させるケモカインである CXCL9，CXCL10 を誘導する．モデル動物に抗 IFN-γ 抗体を投与すると，$CD8^+$ 細胞傷害性 T リンパ球の毛包周囲への遊走が減少し，発症が抑えられる．

IFN-γ の作用は IFN-γ 受容体から主に JAK1，JAK2 を介して転写因子の STAT1 により発動する．モデル動物に JAK1，2 阻害薬のルキソリチニブを全身投与すると，発症を抑えるだけではなく，発症後の治療にも有効であった．さらに，ルキソリチニブの外用によっても脱毛を治療できた．

❷ 臨床効果

a）ルキソリチニブ

JAK1，2 阻害薬のルキソリチニブは慢性骨髄増殖性疾患である骨髄線維症と真性多血症で適応が承認されている．ルキソリチニブを投与した円形脱毛症の3症例すべてで，発毛がほぼ完全に回復した[6]．また，別の適応症の治療にたまたま合併していた円形脱毛症がよくなったという報告や，その他の1例報告も相次いだ．

一方で課題も大きい．ルキソリチニブでは骨髄抑制による血小板減少症や貧血の発症が約4割に上る．また投与中止後に再発した例も多い．したがって，投与により発毛が見込めたとしても継続は困難で，また予後を改善するとはいえない．

b）トファシチニブ

トファシチニブは主に JAK1，3 を阻害する JAK 阻害薬で，関節リウマチに適応がある．骨髄抑制の頻度は1％以下でルキソリチニブに比べてずっと低い．発症後2〜10年以内の全頭型および汎発型の円形脱毛症90例を対象としたオープン試験[7]で，10 mg/日，4〜18ヵ月の投与により，58％で重症度スコア50％以上の改善（SALT50）を認めた．29％で上気道感染症の有害事象を認めたものの，重篤な副作用はなかった．13例を対象とした別のオープン試験[8]，部分型を含む韓国人32例を対象とした試験[9]，未成年13例を対象とした試験[10]でも，ほぼ同等またはそれ以上の成績だった．

2％トファシチニブ軟膏1日2回外用により10例中3例で発毛を認めたという報告[11]があり，奏効率は内服以下，プロピオン酸クロベタゾール密封療法と同等と結論づけている．

これとは別に，2％ファシチニブクリームまたは1〜2％ルキソリチニブクリーム1日2回外用により小児6例中4例で発毛を認めたという報告[12]もある．

免疫抑制薬[2]

免疫抑制薬のメトトレキサートを小児例で用いた報告，ステロイドパルス療法と併用した報告があるが，必ずしも強く推奨されていない．

アザチオプリンは重症型14例中6例で奏効したとの報告がある．

シクロスポリンは有効性を示すケースシリーズが限られたこと，腎障害などの副作用が問題になることから，2017年版ガイドラインではC2（現時点では推奨できない）とされている[1]．一方でステロイドとの併用で重症例に効果を示した報告もあり，投与法を含めた再評価の余地がある．

タクロリムスは関節リウマチに対して内服中であった患者に，たまたま合併していた円形脱毛症に発毛がみられた1例報告がある[13]．

免疫修飾薬[2]

❶ 抗IL-23p40抗体

p40はインターロイキン（IL）-12とIL-23が共有するサブユニットで，抗IL-23抗体のウステキヌマブは乾癬の治療適応が承認されている．円形脱毛症の病変部ではp40の発現が亢進している．重症例の円形脱毛症3例でウステキヌマブの投与中に発毛がみられたという報告がある[14]．

❷ 抗TNF抗体

抗tumor necrosis factor（TNF）抗体のインフリキシマブやアダリムマブは関節リウマチ，乾癬，炎症性腸疾患などに治療適応がある．円形脱毛症に対しても効果があったという症例報告，逆に他疾患のTNF療法中に円形脱毛症を発症したという報告がある．

❸ CTLA4-Ig

Cytotoxic T-lymphocyte-associated protein 4（CTLA4）はリンパ球のCD28分子に結合し，活性化を抑制する副シグナル分子である．CTLA4キメラ分子であるアバタセプトは関節リウマチに適応がある．オープン試験[15]において円形脱毛症15例中3例で発毛がみられた．

④ PDE4阻害薬

ホスホジエステラーゼ（PDE）4阻害薬であるアプレミラストはTNF産生の抑制を介した薬効で，関節症性乾癬および尋常性乾癬に対する適応が承認されている．ヒトの頭皮を移植したヒト化マウスでの評価で，アプレミラストは発症を抑制する効果がみられた一方，治療効果はなかった．

その他の治療提案[2]

❶ 臍帯血幹細胞共培養によるリンパ球再教育療法

アロ臍帯血幹細胞との共培養によるリンパ球の機能的再分化を円形脱毛症の患者に適用したところ，治療効果を認めたという報告がある．

患者から分離した末梢単核球をアロ臍帯血幹細胞と2〜3時間ほど共培養すると，円形脱毛症のエフェクターと考えられている$CD8^+$ $NKG2D^+$細胞で，抑制性の膜受容体であるB and T lymphocyte attenuator（BTLA）やprogrammed death-1 receptor（PD-1）の発現が亢進した．この細胞を患者に戻すと，末梢血中および毛包周囲でTGFβ産生細胞が増加し，9例の円形脱毛症（平均20歳）のうち，全頭型1例，多発型1例で完治したと報告している[16]．

❷ 多血小板血漿療法

多血小板血漿（platelet-rich plasma：PRP）の局所注射は，さまざまな慢性炎症性疾患の治療や再生治療の補助療法として注目を集めている．多血小板血漿の局所注射は円形脱毛症45例を対象としたダブルブラインドのハーフサイド試験で，プラセボ群およびステロイド局所注射に比べても効果が高かったという驚くべき結果が得られた[17]．

❸ スタチン

スタチンには免疫修飾作用があり，脂質代謝異常治療薬のシンバスタチン・エゼチミブの合剤が19例中14例で治療効果ありとの興味深い試験結果が報告された[18]．

今後の課題

❶ 局所免疫療法の標準化と保険収載

局所免疫療法は日本皮膚科学会円形脱毛症診療ガイドライン2017年版[1]でもっとも推奨度の高い治療でありながら，ハプテンが医薬品として認可されていないこと，診療行為が保険収載されていないことから，実施施設がきわめて限られ，患者も施術者も不利益を

被っているのが現状である．治療セットの医薬品としての認可と治療法の保険収載とが焦眉の急務である一方で，作用機序を踏まえ，より安全で理にかなった新規治療法への展開が今後の使命である．

❷ JAK阻害薬の検証

　2017年国際毛髪研究会（WCHR）では，JAK阻害薬の適応について現時点ではまだ慎重な声が多かった．リスクを下げる手段として局所投与も試されているものの，全身投与に比べ効果は落ちる．効果は明らかであり期待は高い一方で，病状に応じた治療適応や安全性の評価はこれからという印象を受けた．JAK阻害薬はさまざまな薬物が現在も開発中である．既存および今後登場するJAK阻害薬の本疾患における効果と安全性について，わが国でも丁寧な検証が必要だろう．

❸ 既存の免疫抑制薬の見直し

　JAK阻害薬の登場はかえって既存の免疫抑制薬の可能性に光を当てることとなった．各種の免疫抑制薬はJAK阻害薬に比べてリスクに対する理解が比較的進んでいる．全身投与の再評価や，剤形変更による局所投与法の改善が，現在の治療での無効例に対して効果を上げるかどうか，今後の試みに期待が高まる．

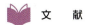
文　献

1) 坪井良治ほか：日本皮膚科学会円形脱毛症診療ガイドライン2017年版．日皮会誌 **127**：2741-2762, 2017
2) Dainichi T：Alopecia areata：What's new in epidemiology, pathogenesis, diagnosis, and therapeutic options？J Dermatol Sci **86**：3-12, 2017
3) Kuldeep C, et al：Randomized comparison of topical betamethasone valerate foam, intralesional triamcinolone acetonide and tacrolimus ointment in management of localized alopecia areata．Int J Trichology **3**：20-24, 2011
4) Chu TW, et al：Benefit of different concentrations of intralesional triamcinolone acetonide in alopecia areata：An intrasubject pilot study．J Am Acad Dermatol **73**：338-340, 2015
5) Alkhalifah A, et al：Alopecia areata update: part II．Treatment．J Am Acad Dermatol **62**：191-202, quiz 3-4, 2010
6) Xing L, et al：Alopecia areata is driven by cytotoxic T lymphocytes and is reversed by JAK inhibition. Nat Med **20**：1043-1049, 2014
7) Liu LY, et al：Tofacitinib for the treatment of severe alopecia areata and variants：A study of 90 patients. J Am Acad Dermatol **76**：22-28, 2017
8) Ibrahim O, et al：Treatment of Alopecia Areata With Tofacitinib. JAMA Dermatol **153**：600-602, 2017
9) Park HS, et al：Oral tofacitinib monotherapy in Korean patients with refractory moderate-to-severe alopecia areata：A case series. J Am Acad Dermatol **77**：978-980, 2017
10) Craiglow BG, et al：Tofacitinib for the treatment of alopecia areata and variants in adolescents. J Am Acad Dermatol **76**：29-32, 2017
11) Liu LY, et al：Tofacitinib 2％ ointment, a topical janus kinase inhibitor, for the treatment of alopecia areata：a pilot study of 10 patients. J Am Acad Dermatol **78**：403-404, 2018
12) Bayart CB, et al：Topical Janus kinase inhibitors for the treatment of pediatric alopecia areata. J Am Acad Dermatol **77**：167-170, 2017
13) Kanameishi S, et al：Successful hair regrowth in an acute diffuse form of alopecia areata during oral tacrolimus treatment in a patient with rheumatoid arthritis. J Eur Acad Dermatol Venereol **31**：e137-e138, 2017
14) Guttman-Yassky E, , et al：Extensive alopecia areata is reversed by IL-12/IL-23p40 cytokine antagonism．J Allergy Clin Immunol **137**：301-304, 2016
15) Mackay-Wiggan J, et al：Subcutaneous abatacept in the treatment of moderate to severe alopecia areata．J Invest Dermatol **135**：S41, 2015
16) Li Y, et al：Hair regrowth in alopecia areata patients following Stem Cell Educator therapy．BMC Med **13**：8, 2015.
17) Trink A, et al：A randomized, double-blind, placebo- and active-controlled, half-head study to evaluate the effects of platelet-rich plasma on alopecia areata．Br J Dermatol **169**：690-694, 2013
18) Lattouf C, et al：Treatment of alopecia areata with simvastatin/ezetimibe．J Am Acad Dermatol **2**：359-361, 2015

尋常性白斑

A. 尋常性白斑のメカニズム

ポイント
- 尋常性白斑は,「遺伝的因子」と「環境因子」によって発症する.
- 遺伝的因子により,「自己免疫疾患への親和性」や「細胞ストレス感受性」が決まる.
- CD8陽性細胞障害性T細胞がメラノサイトの破壊にかかわる.
- 環境因子により,「外因性」,「内因性」の細胞ストレスが生み出される.
- 外因性細胞ストレスの原因として,「物理的刺激」,「化学物質」が考えられる.
- 内因性細胞ストレスの原因として,「紫外線による酸化ストレス」が考えられる.

尋常性白斑は多因性である

　尋常性白斑は人口のおよそ1％に発生し,白斑を生じる疾患の中ではもっとも頻度の高いものである.発症メカニズムは依然不明の点が多いが,近年の基礎研究などの成果により徐々にその理解が進んでいる.

　尋常性白斑の発症は多因性であると考えられている.これまでにさまざまな仮説が提唱されており,① 自己免疫仮説,② 細胞ストレス仮説,③ 神経原性仮説がその代表的なものであろう.遺伝的,環境的要因が積み重なり,それが一定の閾値を超えたところでメラノサイトの破壊が生じると考えられている.本稿ではまず,遺伝的要因に関する最近の知見の解説から始める.

尋常性白斑の遺伝的要因

　尋常性白斑はしばしば家族内発症がみられ,その発症に遺伝的要因が関与していることが示唆されている.25〜50％の患者に家族歴があり,患者の6％でその同胞にも発症がみられると報告されている[1].一卵性双生児間では,一方が発症した場合に他方も発症す

る確率は23％とのことである．これらの知見から，一定の遺伝的要因が関与するものの，非遺伝的要因も発症に重要であることがわかる．

ゲノムワイド関連解析（genome-wide association study：GWAS）により，尋常性白斑の発症と関連する36の遺伝子座が同定されている[2]．そのうち9割は，*FOXP3*，*CTLA4*，*IL2RA*，*IL10*，*IL1RN*といった免疫の制御や抑制にかかわる遺伝子であり，残り1割はメラノサイトに関連した遺伝子である．このことからも，尋常性白斑の発症に，「免疫学的要因」と「メラノサイト側の要因」の2つが重要であることが示唆される．

尋常性白斑の発症と関連するHLA型があることも知られる．これまでに，A2，A30，B13，CW6，DQ7，DQW3，DR1，DR4，DR7との関連が報告されている．また，HLAミスマッチの（allogeneic）血液幹細胞移植を受けた群（2,747人）と受けてない対照群（8,241人）を比較した研究では，移植を受けた群が尋常性白斑を発症するオッズ比が3.13であったことが報告された[3]．これらの知見からHLA型，すなわちT細胞による免疫応答が発症に深くかかわることが理解される．

メラノサイトを破壊する細胞障害性T細胞

尋常性白斑において，メラノサイトの破壊を最終的に実行するのは，$CD8^+$の細胞障害性T細胞（cytotoxic T cell：CTL）であると考えられている．臨床検体を用いた検討から，白斑部の周辺には多くのCTLが浸潤しており，それらがメラノサイト上の抗原を認識すること，また実際にメラノサイト破壊能をもつことが証明された[4]．このことから，尋常性白斑の発症にはメラノサイトをターゲットとするCTLの存在が必要かつ十分条件であると考えられている．

CTLが病変部へ浸潤する際に必要なシグナルも同定されている（図1）．病変部の遺伝子発現解析から，白斑部ではまずinterferon（IFN）-γの発現が上昇しており，これがケラチノサイトに作用し，ケモカインであるCXCL9，CXCL10，CXCL11が産生される．その結果，これらのケモカインの受容体であるCXCR3を発現するCTLが皮膚に浸潤し，メラノサイトを攻撃，破壊する．マウスを用いた検討で，ケラチノサイト内のIFN-γのシグナル伝達をブロックするだけで，CTLの皮膚浸潤が起こらず白斑が生じないことも示された[5]．この結果は，ケラチノサイトがIFN-γの主たるターゲットであり，かつサイトカインの主たる産生源であることを示唆している．ただし，ここで記したサイトカイン，ケモカインのシグナルカスケードは決して尋常性白斑に特異的なものではなく，普通の湿疹反応などでも広く認められるものであることに留意する必要がある．

尋常性白斑と「自己免疫仮説」

なぜ，このような自己のメラノサイトを攻撃するCTLが現われるのであろうか．その

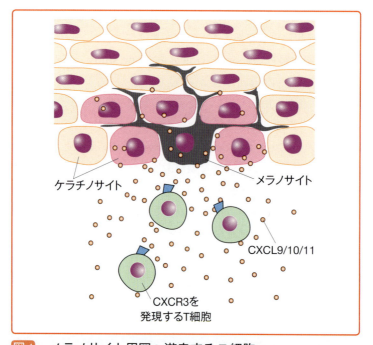

図1 メラノサイト周囲へ遊走するT細胞
IFN-γ刺激を受けたケラチノサイトからCXCL9/10/11が産生され，CXCR3陽性のT細胞が遊走する．

理由の1つとして，自己免疫の発生を抑える「たが」が緩んでいることが考えられる．前述のように，GWASで見つかった疾患関連遺伝子の多くは免疫抑制にかかわるものであった．実際，尋常性白斑はしばしば他の自己免疫疾患，たとえば橋本病，Basedow病，1型糖尿病，円形脱毛症，悪性貧血などを合併することが知られる．2,624人の尋常性白斑患者を対象とした調査では，患者のおよそ20％が自己免疫性甲状腺疾患の合併，あるいは既往をもつこと（健常者コントロール群では2％）が報告されている[1]．このように，もともと自己免疫疾患に感受性のある遺伝的素因が尋常性白斑発症のベースにあると考えられる．

また，GWASで*FOXP3*や*BACH2*，*IL2RA*などの遺伝子に多型が見つかっていることから，制御性T細胞（regulatory T cell：Treg）が尋常性白斑の発症に関与しているとの仮説もある．実際，Tregを欠損するIPEX症候群（immunodysregulation, polyendocrinopathy, enteropathy, X-linked syndrome）の患者では，尋常性白斑を合併する率が高い[6]．しかしながら，尋常性白斑患者において，Tregの数，皮膚遊走能，免疫制御能などに異常があるとの報告はなく，Tregの異常が白斑の発症に関与するとする直接の証拠はいまだない．

組織常在性メモリーT細胞と尋常性白斑

近年のトピックの1つとなっているのは，組織常在性メモリーT細胞（resident memory T cell：T_{RM}）の病態への関与である．T細胞の免疫記憶を担う「メモリーT細胞」は，一般的には血液中を循環していると考えられているが，一方で皮膚などの末梢組織中に長期間滞在するメモリーT細胞の一群があることが見つかり，T_{RM}と名付けられた[7]．皮膚のT_{RM}はヘルペスウイルスの感染部位，あるいは尋常性乾癬や菌状息肉症，そして尋常性白斑の病変部にも見つかっている[8]．白斑部のT_{RM}は，炎症性サイトカインにさらされた際に活性化して細胞障害能を発揮することが確認されており，白斑が長期間持続する一因と考えられている．

T_{RM}の存在を念頭に置くことは，臨床の場で尋常性白斑患者を診察するうえでも重要である．たとえば，ステロイド外用や光線療法などの治療に反応して色素再生がみられた患者でも，治療中断後1年以内におよそ40％が白斑を再発することが知られている．これも病変部に残存するT_{RM}の存在で説明がつくのかもしれない．また，皮膚に浸潤したCD8$^+$ T細胞（CTL）がT_{RM}となる場合には，表皮内にとどまっている（表皮がT_{RM}のニッチとなっている）ことが明らかとなっている[7]．このことを考慮するならば，尋常性白斑をたとえば吸引水疱蓋移植などで外科的に治療する際には，「白斑部の表皮をしっかりと取り除くこと」が移植後の再発を防ぐうえで重要ということになる．一方でマウスのメラノーマモデルを用いた検討では，CTLによりメラノーマ細胞が除去された後に生じる白斑部にもT_{RM}が存在することが報告され[9]，ここでのT_{RM}はメラノーマの再発を防ぐのに役立っていると想像されている．このように，メラノサイト応答性のCTLが皮膚浸潤後にT_{RM}として表皮内にとどまるというメカニズムには，生体にとって正の側面もあるといえる．

尋常性白斑と「毛包内の色素幹細胞」

尋常性白斑が治療に応答し色素が再生してくる際には，再生が毛包周囲から始まるのはよく知られた臨床的事実である（図2）．このことは毛包間表皮のメラノサイトがCTLに破壊されて白斑が生じていても，毛包内のメラノサイトは破壊されているとは限らないということを示している．白斑部に生えている毛も白くなっている場合には毛包内のメラノサイトも消失しており，原則としてこのような部位は治療に応答して再色素化することはない．

毛包のバルジ領域と呼ばれる部分には，メラニンの産生を行っていない休止状態の色素幹細胞が存在することが実験的に証明されている[10]．それではなぜ，この色素幹細胞だけが生き残ることが多いのだろうか？これは色素幹細胞の特性というよりは，毛包がいわゆる「免疫特権臓器」であることがその理由として考えられる．免疫特権臓器とは全身の免疫系から隔絶されており，免疫応答や炎症反応が起こりにくい臓器のことである．毛包

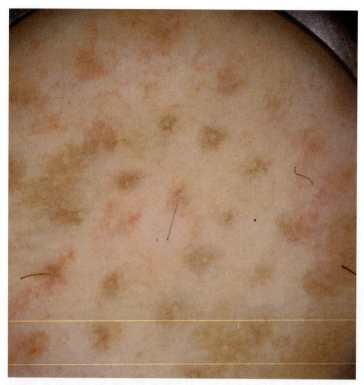

図2 毛包から始まる再色素化
色素再生部のダーモスコピー像.

のほかには，脳，角膜，精巣，子宮内の胎児などが免疫特権の状態にあることが知られる．すなわち，毛包のメラノサイトが残っている白斑は，免疫学的機序により生じた白斑であると類推することができる．逆に，免疫学的機序によらない白斑，たとえばメラノサイトの遊走障害で生じるまだら症の白斑部では，毛も同時に白くなる．

尋常性白斑と「細胞ストレス仮説」

　ここまでに記したように，大部分の尋常性白斑において自己免疫的機序が病態の中心であろうことはおそらく間違いない．それではなぜ，メラノサイトがターゲットになるのかという疑問が生じる．たとえば悪性黒色腫の場合は，メラノサイト内に遺伝子変異が蓄積され，その結果，neoantigenと呼ばれる異常な蛋白質が産生されるようになる．CTLはそれを「異物」として捉え，メラノーマ細胞を攻撃すると考えられている[11]．しかし現在のところ，尋常性白斑の発症がそのようなメラノサイト内の異常蛋白の産生によることを示した報告はない．

　そこで有力な仮説となっているのが，「細胞ストレス仮説」である．尋常性白斑を生じる患者のメラノサイトはストレスに弱い，あるいは強いストレスにさらされており，その結

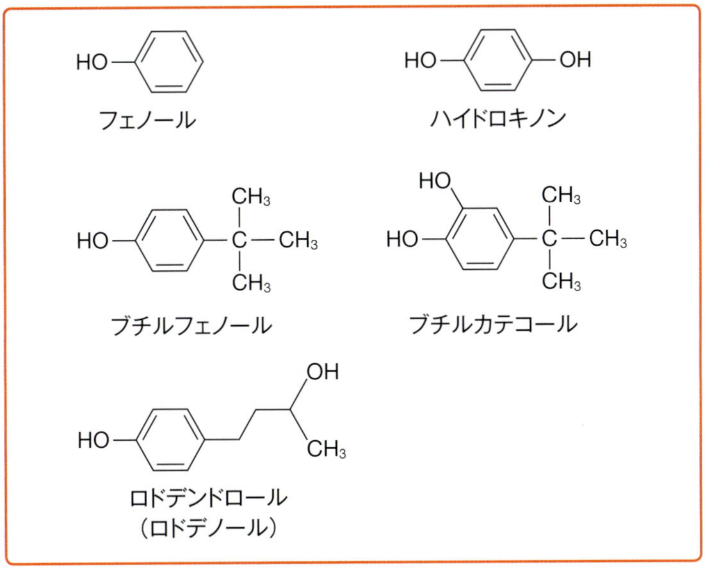

図3 フェノール類の構造式

果，それに耐えられなくなったメラノサイトが壊れてしまうという仮説である．細胞が壊れる際には，damage-associated molecular patterns（DAMPs）などの危険を伝える蛋白が放出され，周囲の自然免疫系細胞を活性化し，それが繰り返されるうちにメラノサイトに対する獲得免疫の成立に至る．化学物質を用いた白斑モデルの研究で，NLR family, pyrin domain containing 3（NLRP3）という DAMPs のレセプターを欠損したマウスでは，白斑の誘導が抑制されることが示されている[12]．NALP3はインフラマソームの形成，および interleukin-1β の産生に必須の蛋白であり，これらのシグナルが白斑の初期には働いていると考えられている．

メラノサイトにかかる「ストレス」

細胞にかかる「ストレス」にはいくつかの種類があるが，まず「外因性ストレス」と「内因性ストレス」に分けて考えると理解しやすい．

外因性ストレスの代表的なものが機械的刺激である．汎発型尋常性白斑の患者の多くでは，Köebner現象を認める．これを認める患者は，機械的刺激によってメラノサイトの破壊が誘導されやすい状態にあるといえる．ただし，メラノサイトとケラチノサイトのどちらに機能異常があるのかは，厳密には不明である．刺激感受性の高まったメラノサイトに対する機械的刺激の直接的効果や，メラノサイト周囲のケラチノサイトが機械的刺激によりサイトカインを過剰産生してしまうなど，いくつかの仮説が考えられ，今後の検討課題といえる．

化学物質も頻度の高い外因性ストレスである．有名なのがフェノール類の化合物（図3）

で，ハイドロキノン，ブチルフェノール，ブチルカテコールなどへの曝露により白斑を生じることが知られる．特に2013年に化粧品に混合されたロドデノールにより，国内で約1万8千人の白斑患者の発生をみたのは記憶に新しい[13]．これらのフェノール系化合物はメラニン合成時に働く酵素であるチロシナーゼの基質となるため，内因性のチロシンと拮抗することによりメラニンの減少をきたすと考えられている．また，これら化合物の代謝産物がメラノサイトに細胞毒性を示す機序も想定されている．

一方，代表的な内因性ストレスとしては，細胞内の「酸化ストレス」が想定されている．皮膚に酸化ストレスを生じる主因は紫外線と考えられているが，メラニンを多く含むメラノサイトは紫外線エネルギーを吸収しやすく，酸化ストレスにさらされやすい細胞であると考えられる．実際，尋常性白斑患者の皮膚で，酸化還元バランスの異常や抗酸化物質の減少が認められることが報告されている[14]．酸化ストレスの蓄積により，細胞内に細胞毒性をもつ活性酸素が増加し，最終的にはメラノサイトの破壊に至る．また前述のように，GWASではいくつかのメラノサイト関連遺伝子が疾患関連遺伝子として同定されている．このように，さまざまな要因による「メラノサイトの脆弱性」が尋常性白斑発症の最初のトリガーとなっていると考えられる．

尋常性白斑と「神経原生仮説」

メラノサイトと皮膚の末梢神経終末とが近接して存在することは古くから知られている．神経終末からメラノサイトの維持に必要な物質，あるいは細胞毒性のある物質の分泌があり，その異常が尋常性白斑の原因であるとする仮説が神経原生仮説である．組織学的検討で，白斑部では真皮の神経が変性しているという報告や，白斑部では神経成長因子や神経ペプチドの産生に異常があるとの研究結果がある[15]．神経原生仮説の最大の根拠は，分節型の尋常性白斑がデルマトーム（神経分節）に一致して生じることにある．しかし，その分布は厳密にはデルマトームからずれていることも多く，むしろBlaschko線に沿うように分布することもある[16]．この場合，白斑の原因はケラチノサイトの機能異常にあると考えられ，神経原生仮説についてはさらなる検証が必要である．

ここまで述べてきたように，尋常性白斑は遺伝的，環境的，さらには確率的な因子がさまざまに影響して発症すると考えられる．これらのメカニズムは徐々に明らかにされてきており，新たな治療戦略へとつながり始めている．

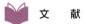
文　献

1) Alkhateeb A, et al：Epidemiology of vitiligo and associated autoimmune diseases in Caucasian probands and their families. Pigment Cell Res **16**：208-214, 2003
2) Czajkowski R, et al：Current aspects of vitiligo genetics. Postepy Dermatol Alergol **31**：247-255, 2014
3) Bae JM, et al：Subsequent vitiligo after hematopoietic stem cell transplantation：A nationwide population-based cohort study from Korea. J Am Acad Dermatol **76**：459-463, 2017
4) van den Boorn JG, et al：Autoimmune destruction of skin melanocytes by perilesional T cells from vitiligo patients. J Invest Dermatol **129**：2220-2232, 2009
5) Richmond JM, et al：Keratinocyte-derived chemokines orchestrate T-cell positioning in the epidermis during vitiligo and may serve as biomarkers of disease. J Invest Dermatol **137**：350-358, 2017
6) Moraes-Vasconcelos D, et al：Primary immune deficiency disorders presenting as autoimmune diseases：IPEX and APECED. J Clin Immunol **28 Suppl 1**：S11-19, 2008
7) Ariotti S, et al：Skin-resident memory CD8+ T cells trigger a state of tissue-wide pathogen alert. Science **346**：101-105, 2014
8) Cheuk S, et al：CD49a expression defines tissue-resident CD8+ T cells poised for cytotoxic function in human skin. Immunity **46**：287-300, 2017
9) Malik BT, et al：Resident memory T cells in skin mediate durable immunity to melanoma. Sci Immunol **2**：pii, eaam6346, 2017
10) Nishimura EK, et al：Dominant role of the niche in melanocyte stem-cell fate determination. Nature **416**：854-860, 2002
11) Leisegang M, et al：Targeting human melanoma neoantigens by T cell receptor gene therapy. J Clin Invest **126**：854-858, 2016
12) van den Boorn JG, et al：Inflammasome-dependent induction of adaptive NK cell memory. Immunity **44**：406-1421, 2016
13) Sasaki M, et al：Rhododendrol, a depigmentation-inducing phenolic compound, exerts melanocyte cytotoxicity via a tyrosinase-dependent mechanism. Pigment Cell Melanoma Res **27**：754-763, 2014
14) Morrone A, et al：Catecholamines and vitiligo. Pigment Cell Melanoma Res **5**：65-69, 1992
15) Al'Abadie MS, et al：Neuropeptide and neuronal marker studies in vitiligo. Br J Dermatol **131**：160-165, 1994
16) Khaitan BK, et al：A descriptive study to characterize segmental vitiligo. Indian J Dermato Venereol Leprol **78**：715-721, 2012

尋常性白斑

B. 尋常性白斑の新規治療薬

ポイント
- 尋常性白斑の病態解明が深まるにつれ，より特異的で効果の高い治療薬が開発されてきている．
- 臨床研究により，α-MSH誘導体，JAK阻害薬をはじめとした新規治療薬の有効性が示唆されている．
- 再生医療に関する研究も盛んに行われており，今後の動向が注目される．

α-MSH誘導体

α-色素細胞刺激ホルモン（α-melanocyte stimulating hormone：α-MSH）は，紫外線照射により表皮角化細胞から産生されるペプチドホルモンの1つで，色素細胞の増殖，分化およびメラニン産生において中心的な役割を果たしている．Afamelanotideは，13アミノ酸からなるα-MSHの誘導体であり，色素細胞の細胞膜上に発現するメラノコルチン1受容体（melanocortin 1 receptor：MC1R）に選択的に結合して，α-MSHと同様の作用を示す（図1）．

近年，afamelanotideは，骨髄性プロトポルフィリン症および尋常性白斑の治療薬として，開発が積極的に進められている．尋常性白斑については第Ⅱ相試験が終了しており，ナローバンドUVB照射＋afamelanotide徐放性インプラント製剤（SCENESSE®）の併用群（28例）と，ナローバンドUVB照射単独群（27例）との治療効果が比較検討された[1]．罹患面積が体表の15～50％，フォトスキンタイプがⅢ～Ⅵの汎発型白斑患者において，afamelanotide併用群では，ナローバンドUVB単独群よりも早期に色素再生が始まり，Vitiligo Area Scoring Index（VASI）スコアも有意に改善した[1]．特に顔面，上肢の病変に有効で，スキンタイプがⅣ～Ⅵの患者は治療に対する反応性が良好であったとされる[1]．紅斑，色素沈着，瘙痒，嘔気などを除いて重篤な副反応はみられず，今後さらなる臨床試験を経て早期承認されることが望まれる．

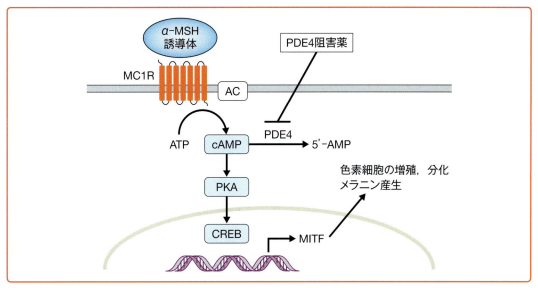

図1 色素細胞におけるMC1Rを介した細胞内シグナル伝達機構
α-MSH：α-melanocyte stimulating hormone, MC1R：melanocortin 1 receptor,
AC：adenylate cyclase, ATP：adenosine triphosphate, cAMP：cyclic adenosine monophosphate,
PDE：phosphodiesterase, PKA：protein kinase A, CREB：cAMP response element binding protein,
MITF：microphthalmia-associated transcription factor

JAK阻害薬

Janus kinase（JAK）阻害薬は新機軸の免疫抑制薬として登場し，本邦では関節リウマチや骨髄線維症の治療薬として承認されている．皮膚科領域においては，尋常性乾癬，アトピー性皮膚炎，円形脱毛症および尋常性白斑などへの応用が期待されている．

❶ トファシチニブ

トファシチニブ（ゼルヤンツ®）は主にJAK1とJAK3を阻害し，INF-γ，IL-12，IL-22などのサイトカインを幅広く抑制する．トファシチニブの経口投与により，既存の治療法に抵抗性であった汎発型白斑が5ヵ月間でほぼ回復したとの症例報告がなされ[2]，今後さらなる症例の蓄積が望まれる．

❷ ルキソリチニブ

ルキソリチニブ（ジャカビ®）は，JAK1とJAK2の選択的阻害薬である．低分子化合物であるため，経口薬のほか，外用薬としても開発されている．円形脱毛症と尋常性白斑を合併した患者にルキソリチニブを経口投与したところ，脱毛症と白斑のどちらにも有効であったと報告されている[3]．ただし，早期に色素再生の効果がみられ始めたものの，色素斑は内服終了後12週間で脱失したことから，何らかの維持療法が必要であると考えられる．一方，ルキソリチニブ1.5％クリームの第Ⅱ相試験によれば，11例の非分節型白斑を

治療し，20週間の外用で全身のVASIスコアが平均で23％改善した[4]．さらに，このうち4例では，顔面病変のVASIスコアが平均で76％と著明に改善したとされる[4]．ルキソリチニブの外用薬は尋常性白斑に対する新規治療薬として有望視されており，症例数を増やした次なる臨床試験が進行中である．

プロスタグランジン誘導体

プロスタグランジンは免疫反応の調整，メラニン産生の亢進および色素細胞の増殖，分化にかかわることが知られ，尋常性白斑に対する治療薬の候補として研究が進められている．

❶ プロスタグランジンE2誘導体

尋常性白斑に対して，プロスタグランジンE2誘導体の0.25 mg/gゲル製剤を6ヵ月間外用したところ，56例中40例に色素再生がみられ，良好な治療効果が得られたとの報告がある[5]．

❷ プロスタグランジンF2α誘導体

プロスタグランジンF2αの誘導体は，主に緑内障の点眼治療薬として用いられている．ラタノプロスト（キサラタン®）およびビマトプロスト（ルミガン®）は，点眼による副反応の1つに眼瞼皮膚の色素沈着をきたすことが知られている．これを尋常性白斑の治療に応用する試みがなされ，ラタノプロストおよびビマトプロストは，単剤またはナローバンドUVB療法との併用において，一定の有効性が報告されてきている[6,7]．

抗ヒスタミン薬

ヒスタミン刺激によってメラニン産生が亢進することから，尋常性白斑に対して1％ヒスタミン水溶液を局所投与する臨床研究が行われた．23例を治療したところ，1日2回，5週間の外用によってメラニンの測定値が38％上昇し，白斑の病変面積も60％以上減少したと報告されている[8]．抗ヒスタミン薬の外用は安価で簡便な治療法であるため，さらなる臨床試験によって安全性と有効性が確認されることが望まれる．

TNF-α阻害薬

尋常性白斑に対して，TNF-α阻害薬を用いた治療の報告が散見される．エタネルセプトの臨床試験では，4例の尋常性白斑患者を4ヵ月間治療し，全例で白斑の増悪はなかっ

たものの，色素再生はみられなかった[9]．また，インフリキシマブ，エタネルセプトおよびアダリムマブをそれぞれ2例ずつ，合計6例の汎発型尋常性白斑患者に投与した結果においても，6ヵ月間5例で白斑の拡大はなかったが，いずれの症例も色素再生が起こらなかった[10]．TNF-α阻害薬は，色素再生はならずとも，尋常性白斑の進行を食い止める働きがあることが示唆されている．

HMG-CoA 還元酵素阻害薬

HMG-CoA 還元酵素阻害薬（スタチン）は，高コレステロール血症治療薬として広く用いられている．近年，スタチン系薬剤に免疫調整作用，抗酸化作用があることが明らかになり，自己免疫性疾患への臨床応用が期待されている．第Ⅱ相試験として，全15例の尋常性白斑患者を対象とした無作為化プラセボ対照二重盲検比較試験が行われたが，シンバスタチン（リポバス®）を6ヵ月間経口投与した治療群において，有効性は確認されなかった[11]．

PDE4 阻害薬

ホスホジエステラーゼ4（PDE4）はcAMPを5'-AMPに分解して不活性化する酵素であり，アプレミラスト（オテズラ®）は，PDE4を選択的に阻害する薬剤である．本邦では，2017年に尋常性乾癬，関節症性乾癬の治療薬として承認された．アプレミラストは細胞内cAMP濃度を上昇させることで転写因子に作用し，TNF-α，INF-γ，IL-12，IL-17，IL-23 などの炎症性サイトカインを抑制しつつ，抗炎症性サイトカインであるIL-10の産生を促進することで効果を発揮する．色素細胞において，cAMPはMC1Rを介した細胞内シグナル伝達経路を構成する重要な分子の1つであり（図1），色素細胞の増殖，分化およびメラニン産生を促進するよう働く．尋常性白斑に対して，アプレミラストは色素細胞を標的とした自己免疫性の炎症を抑制し，なおかつ色素細胞の細胞内シグナル伝達を活性化することで有効性を示すと予測される．アプレミラストが著効した尋常性白斑の1例が報告されたばかりであり[12]，現在進行中である第Ⅱ相試験の結果に期待したい．

再生医療

本邦で自家培養表皮移植による尋常性白斑治療の臨床研究が開始され，注目を集めている．また，間葉系幹細胞（mesenchymal stem cells），胚性幹細胞（ES細胞：embryonic stem cells）および人工多能性幹細胞（iPS細胞：induced pluripotent stem cells）などを色素細胞に分化誘導し，尋常性白斑の治療に応用しようとする研究も盛んに行われている[13]．

その他

❶ Wnt シグナル伝達経路作動薬

　Wnt シグナル伝達経路は色素細胞の分化，遊走に関与するが，尋常性白斑の病変部ではこの経路が抑制されている．そのため，Wnt シグナル伝達経路作動薬は色素再生の治療に応用できる可能性が指摘されている[14]．

❷ IL-17 阻害薬

　尋常性白斑患者の血清中で IL-17 が有意に上昇し，病変部組織で Th17 細胞が増加するなど，IL-17 は尋常性白斑の病態に関与することが示唆されている[15]．現時点では IL-17 阻害薬を用いて尋常性白斑を治療したという報告はないが，今後新たな治療標的となりうる．

文　献

1) Lim HW, et al：Afamelanotide and narrowband UV-B phototherapy for the treatment of vitiligo：a randomized multicenter trial. JAMA Dermatol **151**：42-50, 2015
2) Craiglow BG, et al：Tofacitinib citrate for the treatment of vitiligo：a pathogenesis-directed therapy. JAMA Dermatol **151**：1110-1112, 2015
3) Harris JE, et al：Rapid skin repigmentation on oral ruxolitinib in a patient with coexistent vitiligo and alopecia areata. J Am Acad Dermatol **74**：370-371, 2016
4) Rothstein B, et al：Treatment of vitiligo with the topical Janus kinase inhibitor ruxolitinib. J Am Acad Dermatol **76**：1054-1060, e1, 2017
5) Kapoor R, et al：Evaluation of safety and efficacy of topical prostaglandin E2 in treatment of vitiligo. Br J Dermatol **160**：861-863, 2009
6) Korobko IV, et al：A pilot comparative study of topical latanoprost and tacrolimus in combination with narrow-band ultraviolet B phototherapy and microneedling for the treatment of nonsegmental vitiligo. Dermatologic Therapy **29**：437-441, 2016
7) Grimes PE：Bimatoprost 0.03 ％ solution for the treatment of nonfacial vitiligo. J Drugs Dermatol **15**：703-710, 2016
8) Liu J, et al：Topical histamine stimulates repigmentation of nonsegmental vitiligo by a reseptor-dependent mechanism. Skin Pharmacol Physiol **30**：139-145, 2017
9) Rigopoulos D, et al：Etanercept in the Treatment of Vitiligo. Dermatology **215**：84-85, 2007
10) Alghamdi KM, et al：Treatment of generalized vitiligo with anti-TNF-α agents. J Drugs Dermatol **11**：534-539, 2012
11) Vanderweil SG, et al：A double-blind, placebo-controlled, phase-II clinical trial to evaluate oral simvastatin as a treatment for vitiligo. J Am Acad Dermatol **76**：150-151, e3, 2017
12) Huff SB, et al: Repigmentation of Tenacious Vitiligo on Apremilast. Case Rep Dermatol Med **2017**：2386234, 2017

13) Birlea SA, et al：Trends in regenerative medicine：repigmentation in vitiligo through melanocyte stem cell mobilization. Med Res Rev **37**：907-935, 2017
14) Regazzetti C, et al：Transcriptional analysis of vitiligo skin reveals the alteration of WNT pathway：a promising target for repigmenting vitiligo patients. J Invest Dermatol **135**：3105-3114, 2015
15) Singh RK, et al：The Role of IL-17 in Vitiligo：A Review. Autoimmunity reviews **15**：397-404, 2016

発汗と皮膚疾患

ポイント
- 汗は皮膚において，体温調節や感染防御など，皮膚の恒常性の維持に寄与している．
- 一般に汗をかいたほうが皮膚状態には良く，かゆみを伴う場合は放置せずにシャワーで洗い，衣類を着替える．
- アトピー性皮膚炎患者は汗管の閉塞などを一因として，発汗低下を伴っていることが多い．
- 減汗性コリン性蕁麻疹ではアセチルコリン受容体 M3 の発現量低下を起点として，発汗低下と膨疹の形成が生じている可能性があり，治療はステロイドパルス療法が代表的である．

皮膚における発汗の役割

　汗は全身に分布するエクリン汗腺からつくられる低張の体液であり，体温調節や感染防御など，皮膚の恒常性の維持に寄与している[1]．汗に含まれる抗菌ペプチドや免疫グロブリン（IgA）は皮膚の常在菌のバランスを整えるなど，自然免疫にかかわり，乳酸や尿素といった汗由来の天然保湿因子は皮表の保湿・バリア機能維持にも貢献している．さらに，汗にはシステインプロテアーゼ阻害作用やセリンプロテアーゼ阻害作用あり，前者はパパインなどのシステインプロテアーゼ活性を有するアレルゲンの失活に，後者は角層の恒常性維持に貢献している[2]．人体における発汗機能を有する能動汗腺の数は日本人で平均 230 万個とされ，汗腺の分布は約 130〜600 個/cm^2 である．汗腺の分布密度は，前額，足底，手掌で多く，軀幹，臀部，大腿部では少ないことが知られているが，人種や環境要因で大きく異なる．

表1 続発性多汗症の原因

全身性多汗症の原因	局所性多汗症の原因
薬剤性	他部位の無汗から起こる代償性発汗
感染症	末梢神経障害
悪性腫瘍	脊椎損傷
甲状腺機能亢進症	Frey症候群
低血糖症状	不安障害
Parkinson病	腫瘍

［文献3をもとに筆者作成］

発汗異常と皮膚疾患

　発汗異常には，発汗の過剰(多汗)と減少(乏汗(低汗)や無汗)がある．一般的に発汗の過剰な状態による障害は自覚しやすいため，従来「発汗異常＝多汗症」考えられることが多かったが，減汗(乏汗や無汗)によるうつ熱，皮膚の乾燥に苦しむ患者も少なくなく，時に患者の生活の質を大きく低下させている．

　多汗症は全身の発汗が増加する全身性多汗症と，体の一部に限局して発汗量が増加する局所性多汗症に分類され，温熱や精神的負荷の有無にかかわらず，大量の発汗によって日常生活に支障をきたす状態である．全身性多汗症は特発性と続発性にさらに分類され，続発性の要因としては，感染症，薬剤性，甲状腺機能亢進症などの内分泌異常，大脳皮質の障害などが挙げられる(表1)．局所性多汗症にも特発性と続発性があり，頭部・顔面，手掌，足底，腋窩に生じることが多く，精神的要素が多くの患者にみられるものの，汗腺の個数，形態，機能については差がみられることはないとされる[3]．

　無汗症や乏汗症は，通常であれば発汗するような状態で汗が出ない状態を指す．無汗症は生まれつき汗腺がないなどの先天性無汗症と，内分泌疾患や薬剤などによるものや，時に誘因不明で生じる後天性無汗症に大別され，乏汗症は全身もしくは体の一部で発汗が著しく減少している状態であり，精神性の発汗は保たれるものの，温熱性の発汗が障害されていることが多い．原因として交感神経や汗腺に異常がある場合と，交感神経や汗腺に異常がない場合があるため，発汗部と無汗部での皮膚組織生検を比較することによって，汗腺の形態や炎症細胞浸潤の有無などを評価することも診断の助けとなることがある(表2)[4]．

アトピー性皮膚炎における発汗低下と汗アレルギー

　アトピー性皮膚炎(atopic dermatitis：AD)では，汗のたまりやすい部位に湿疹が生じやすいことなどから，すべての年齢層で汗が悪化因子として認識されている．また，AD患者は健常者と比べて発汗が低下しているとの報告があり，発汗量のみならず，発汗が生じるまでの時間も長いことが知られている．発汗の低下は病変部のみならず非病変部でもみ

表2 無汗症の原因

先天性無汗症の種類	続発性無汗症の原因	
遺伝性無汗性外胚葉形成不全症 Fabry病 先天性無痛無汗症	交感神経障害	汗腺の萎縮
	脳幹の障害 多発神経炎	Sjögren症候群 強皮症
	汗管・汗孔の閉塞	内分泌異常
	アトピー性皮膚炎 魚鱗癬	甲状腺機能低下症 視床下部の障害
		薬剤性
		アトロピン スコポラミン

［文献4をもとに筆者作成］

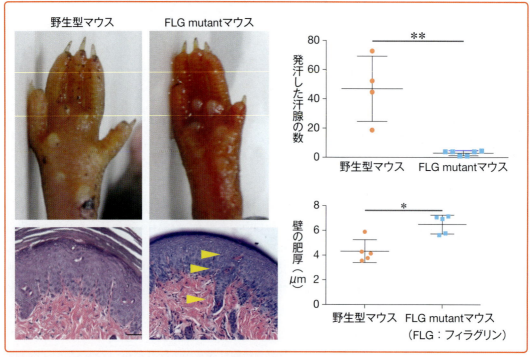

図1 フィラグリン変異マウスにおける発汗の低下
フィラグリン変異マウスでは野生型マウスと比較してアセチルコリン誘発による発汗が低下している．発汗低下の原因として，表皮内汗管の閉塞と壁肥厚などが確認される．

［文献7をもとに筆者作成］

られることから，単に皮膚炎の結果生じているものではないことも示唆されている[5,6]．筆者らはフィラグリン変異マウスを用いた解析において，アセチルコリンに対する発汗応答の低下を認め，それが表皮内汗管の閉塞と壁肥厚に起因することを報告している．この結果はフィラグリン蛋白が表皮内汗管の分化や機能制御に関与していることを示唆しており，約30％でフィラグリン遺伝子異常が報告されているヒトADにおける発汗低下の一因である可能性があると考えている（図1）[7]．このような仮説も含めて，AD患者では汗

が時間をかけてゆっくりと排出されることによって相対的に熱がこもり，皮膚の乾燥を助長し，感染に対する防御能が低下することによって皮膚炎の悪化につながっている．

一方で，「汗をかくとかゆい」と訴える患者も少なくない．汗にはさまざまな抗原が混入して即時型アレルギーを起こし，かゆみにつながることがある．これは汗アレルギーと呼ばれ，ヒト皮膚の常在真菌の一種であるマラセチア属 *M. globosa* が産生する蛋白質MGL_1304によって肥満細胞の脱顆粒が生じ，アレルギー反応が引き起こされることが近年報告された[8]．しかし，本来は汗には含まれない外来抗原がたまたま混入し，それによって引き起こされる炎症反応をみている可能性もあるため，汗アレルギーの有無については専門医のもとで精査が実施されることが望ましい．以上を踏まえたアトピー性皮膚炎における汗対策としては，明らかな汗アレルギーのある患者を除いては，汗は必要十分な量をかいたほうが良く，かいた後は早めにシャワー浴などで洗い流して拭き取るといったスキンケアを実践することが，皮膚炎の再燃予防や皮膚の乾燥を防ぐことにつながると考えている．

減汗性コリン性蕁麻疹の病態形成における汗の役割

コリン性蕁麻疹は運動や入浴，精神的緊張によって誘発される，小紅斑を伴う膨疹を特徴とする物理性蕁麻疹である．近年，発汗障害を伴った減汗性コリン性蕁麻疹の症例報告やその機序に関する考察が増えている．減汗性コリン性蕁麻疹の治療は，抗ヒスタミン薬の投与や少量のステロイド内服では困難であることが多く，ステロイドパルス療法を行って初めて症状の軽減が得られたとする症例報告も多い．減汗性コリン性蕁麻疹の発症メカニズムについては未解明な点が多いものの，健常者では交感神経終末から放出されたアセチルコリンがアセチルコリン受容体M3に結合し，発汗が促進されるのに対し，減汗性コリン性蕁麻疹の低汗部では，汗腺でのアセチルコリン受容体M3発現が減少しているために発汗が減少する．局所で過剰となったアセチルコリンが周囲の肥満細胞のアセチルコリン受容体M3に結合して膨疹が生じる．一方，無汗部では汗腺においても肥満細胞においてもアセチルコリン受容体M3の発現がみられないため，交感神経終末から放出されたアセチルコリンは汗腺にもマスト細胞にも結合できず，発汗も膨疹出現も生じないと考えられている（図2）[9〜11]．この仮説は，ステロイドパルス療法後のコリン性蕁麻疹の出現が，治療前に無汗部や乏汗部であった部位の発汗回復に一致して認められるという最近の報告とも合致しているように思われる[12]．しかし，すべてのコリン性蕁麻疹患者が減汗症状を伴うわけではないことなどから，病態形成の解明はさらなる研究の発展が待たれる．

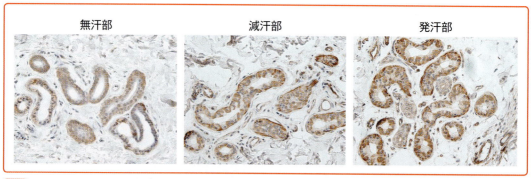

図2 減汗性コリン性蕁麻疹におけるアセチルコリン M3 受容体の発現評価
無汗部・減汗部では，発汗部と比べアセチルコリン M3 受容体の発現が低下している．無汗部と減汗部の発現低下はステロイドパルス療法後に改善を認めた．

文　献

1) Murota H, et al：Characterization of socioeconomic status of Japanese patients with atopic dermatitis showing poor medical adherence and reasons for drug discontinuation. J Dermatol Sci **79**：279-287, 2015
2) 室田浩之：汗とアトピー性皮膚炎．Visual Dermatol **17**：29-31，2018
3) 藤本智子ほか：原発性局所多汗症診療ガイドライン 2015 年改訂版．日皮会誌 **125**：1379-1400，2015
4) 中村元信：特発性全身性無汗症とコリン性蕁麻疹．日皮会誌 **124**：1283-1286，2014
5) 塩原哲夫：発汗異常とアレルギー．Derma．**220**：61-65，2014
6) 塩原哲夫：汗とバリアから見たパズルの解き方．日皮会誌 **128**：177-182，2018
7) Rerknimitr P, et al：Decreased Filaggrin Level May Lead to Sweat Duct Obstruction in Filaggrin Mutant Mice. J Invest Dermatol **137**：248-251, 2017
8) Hiragun T, et al：Fungal protein MGL_1304 in sweat is an allergen for atopic dermatitis patients. J Allergy Clin Immunol **132**：608-615, 2013
9) Sawada Y, et al：Cholinergic urticaria：Studies on the muscarinic cholinergic receptor M3 in anhidrotic and hypohidrotic skin. J Invest Dermatol **130**：2683-2686, 2010
10) 澤田雄宇ほか：減汗性コリン性蕁麻疹の新知見．J Environ Dermatol Cutan Allergol **5**：85-90，2011
11) Bito T, et al：Pathogenesis of cholinergic urticaria in relation to sweating. Allergol Int **61**：539-544, 2012
12) 栗山幸子ほか：特発性後天性全身性無汗症／減汗性コリン性蕁麻疹7例における減汗状態およびステロイドパルス療法による発汗回復の部位別検討．日皮会誌 **126**：1263-1271，2016

移植片対宿主病（GVHD）

ポイント
- 急性 GVHD の皮膚症状は播種状紅斑丘疹型〜多形紅斑型，時に中毒性表皮壊死症類似の症状まであり，薬疹との鑑別が困難である．
- 慢性 GVHD の皮膚症状は扁平苔癬様皮疹から強皮症やモルフェア様の皮膚硬化に進展し，口腔から食道にかけての粘膜症状もきたす．
- GVHD には現在まで特異的な治療法はなく，ステロイドを始めとした非特異的免疫抑制療法が行われている．

　移植片対宿主病（graft versus host disease：GVHD）は，造血幹細胞移植後，ドナー移植免疫担当細胞（リンパ球）が HLA などを標的としてレシピエント臓器を傷害する，いわば人工的な自己免疫性疾患である．重症の急性 GVHD は移植患者の 10 ％前後に移植後 1 ヵ月以内で発症し，皮膚においては播種状紅斑丘疹型〜多形紅斑型，時に中毒性表皮壊死症類似の症状まであり，薬疹との鑑別が困難である（図 1）．病理学的所見も苔癬反応であり，Langerhans 細胞の減少がみられる．急性 GVHD では，皮膚（皮疹），腸（下痢），肝（黄疸）それぞれの障害が 3 徴であり，多臓器障害へ進展し，急速進行性で致死的である．また，GVHD が残存腫瘍細胞も攻撃する GVL（graft versus leukemia）効果をもたらす面もある．

　沈静化後に，あるいは急性 GVHD を発症しなかった症例でも，慢性 GVHD を発症することがある．慢性 GVHD は HLA 適合同胞間骨髄移植でも，HLA 適合非血縁者間骨髄移植でも，40 ％以上と高頻度に，移植後 100 日前後に発症する．皮膚，肺，肝，消化管，腎が侵される．皮膚症状はかゆみを伴う扁平苔癬様皮疹から，強皮症やモルフェア様の皮膚硬化に進展し，口腔から食道にかけての粘膜症状もきたして，患者の QOL を著しく障害する（図 2）．病理組織像は，苔癬反応に強皮症様の膠原線維の膨化・均一化を伴ってくる．慢性 GVHD の病態は，膠原病と同様，さまざまな免疫機構がかかわっている．初期には自然免疫，その後 CD4/8 T 細胞や B 細胞が制御されずに慢性的に活性化し，組織修復の過程で皮膚や肝臓が線維化に陥る[1]．

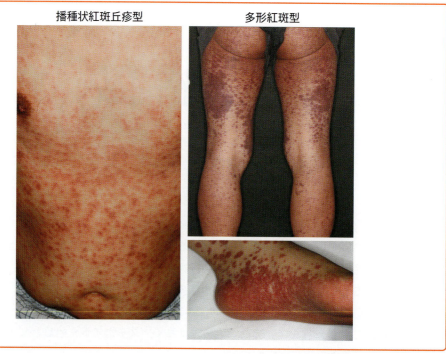

図1 急性 GVHD

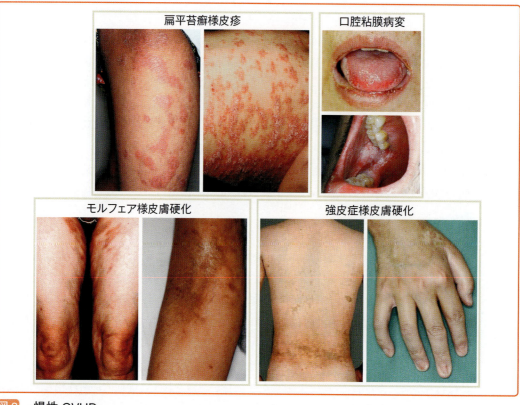

図2 慢性 GVHD

急性・慢性GVHDとも，ステロイド全身投与やシクロスポリン，タクロリムスといった免疫抑制薬を用いるが，難治である．自然免疫を標的とした治療や，IL-1β，IFN-αといったサイトカインを標的としたJAK阻害薬が次の治療選択肢として挙がっている[2,3]．特異的予防法・治療法開発が早急に望まれている．

 文　献

1) Cooke KR, et al：The biology of chronic graft-versus-host disease：A task force report from the National Institutes of Health Consensus Development Project on criteria for clinical trials in chronic graft-versus-host disease. Biol Blood Marrow Transplant **23**：211-234, 2017
2) Spoerl S, et al：Activity of therapeutic JAK 1/2 blockade in graft-versus-host disease. Blood **123**：3832-3842, 2014
3) Okiyama N, et al：Reversal of CD8 T-cell-mediated mucocutaneous graft-versus-host-like disease by the JAK inhibitor tofacitinib. J Invest Dermatol **134**：992-1000, 2014

金属アレルギー

> **ポイント**
> - 通常，金属が一次刺激性接触皮膚炎を起こすことはまれであり，だからこそさまざまな装飾品や医療材料として使われる．しかし，金属が角層を通過し表皮内に侵入した場合，針状ナノ粒子であれば刺激になる可能性がある．
> - 一方，金属によるアレルギー性接触皮膚炎は高頻度にみられる．また，金属を含む食物を摂食し，その金属が汗中に排泄することにより，さまざまな皮膚疾患が発症する．
> - 金属が原因・増悪因子になる疾患には，接触皮膚炎以外に，汗疱状湿疹，掌蹠膿疱症，痒疹，扁平苔癬，自家感作性皮膚炎，アトピー性皮膚炎，円形脱毛症などがある．
> - ニッケル，コバルト，クロムは3大金属と呼ばれ，特にこうした疾患の原因あるいは増悪因子となる．

金属による皮膚の炎症反応

　金属と皮膚とのかかわりは非常に深い．一部の金属は生体にとって重要なものであり，その欠乏は皮膚病変を誘発することもある．たとえば亜鉛(Zn)欠乏は，腸性肢端皮膚炎を惹き起こす[1]．一方では，金属は炎症・アレルギーの原因となり，その存在が特異的および非特異的な反応を導く．

❶ 金属による皮膚への直接刺激

　通常，金属が一次刺激性接触皮膚炎を起こすことはまれであり，だからこそさまざまな装飾品や医療材料として使われている．しかし，金属が角層を通過し，表皮角化細胞と接した場合，金属の形状によっては角化細胞が反応する．角化細胞が金属に効率的にさらされる条件は，金属が小さい粒子状になっている場合であり，すなわちナノ粒子のときである．酸化亜鉛や酸化チタン(TiO2)はナノ粒子としてサンスクリーン剤やその他の日用品

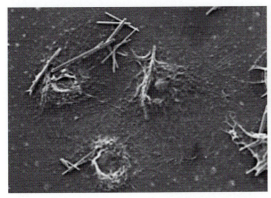 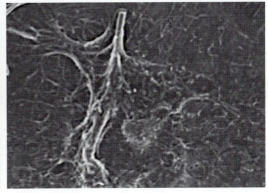

図1 酸化チタン針状ナノ粒子の角化細胞内への取り込み
走査電顕写真．左：弱拡大，右：強拡大．
[写真：Hiroike M, et al：J Dermatol **40**：357-362, 2013 より許諾を得て使用]

に使われている．これらは生物学的に不活性なものと信じられており，事実，これらによる一次刺激性皮膚傷害は通常みることはない．その1つの理由は球状粒子として使われていることによると考えられる．

❷ 酸化チタンの針状体による反応

　酸化チタンの球状体と針状体について，培養した表皮角化細胞にどのような影響を及ぼすか検討したので，その結果を記しておきたい[2]．針状体として3種類，長さ1.68 μm で径130 nm のもの，長さ2.86 μm で径210 nm のもの，長さ5.15 μm で270 nm のものを選び，球状体としては1種類，径270 nm のものを選んだ．正常表皮角化細胞の培養系にこれらの酸化チタンをさまざまな濃度で添加し，角化細胞の反応を検討した．これら4種類ともに濃度が30 μg/mL 以下では，生存率が85％以上であった．しかし，走査電顕で観察すると，針状体の酸化チタンは角化細胞の形態異常を起こし，角化細胞内に針状体が取り込まれていた（図1）．さらに，角化細胞のサイトカイン産生をmRNA 表出と培養液内サイトカイン濃度で検討した．針状体3種類は角化細胞のIL-1α，IL-1β，IL-6，TNF-α，IL-8 の炎症性サイトカイン産生を濃度依存的に増強させた．特に長さ5.15 μm，径270 nm では強いサイトカイン産生誘導作用があった．一方，球状体の誘導作用は非常に弱かった．

　これらの結果は，酸化チタンなど日常的に用いられているナノ粒子としての金属は，その形状と濃度によって，表皮角化細胞に対して炎症性サイトカインの産生を促すことを示している．通常用いられている球状体では，こうした作用はないことも示唆している．

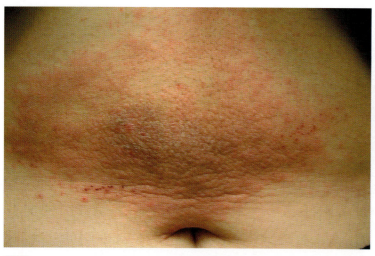
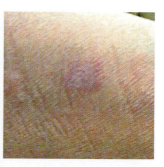

図2 ベルトのバックル(Ni)による接触皮膚炎とNiのパッチテスト

金属による皮膚のアレルギー反応

❶ 金属アレルギーによる皮膚反応

　金属アレルギーは局所性の反応，すなわち接触皮膚炎として出現することが多い(図2, 3)．その他のアレルギー発現様式として，金属を経口摂取，すなわち金属を含む食物を摂食することにより，さまざまな皮膚疾患が発症すると考えられている[3]．そのような病変は，全身型金属アレルギーとして出現する場合も，あるいは既存の疾患を増悪させる場合もある(表1)．

　接触皮膚炎の場合は，原因としての金属と発現疾患としての接触皮膚炎の因果関係が明瞭である．しかし，全身性金属アレルギーや増悪因子としての金属アレルギーの役割は，必ずしも明確ではない[3]．これらの多くは経験的な要素によって得られた知見であり，エビデンスレベルは高くはないであろう．

❷ パッチテストの意義

　金属アレルギーは金属のパッチテスト陽性結果によって裏付けられる．接触皮膚炎の場合は，再現検査としてのパッチテストの信頼性は高い．しかし，全身性金属アレルギーによって出現している自家感作性皮膚炎(図4)，痒疹などのすべてが，金属パッチテストで陽性になる訳ではない．パッチテストが陰性であっても，摂取による負荷試験が陽性のこともある．

　薬疹の診断で用いられる drug-induced lymphocyte stimulation test(DLST，海外では lymphocyte transformation test という)を金属アレルギーの診断に用いることもある．これは金属に対するT細胞反応を利用した試験であるが，困難なことも多い[4]．反応が軽度

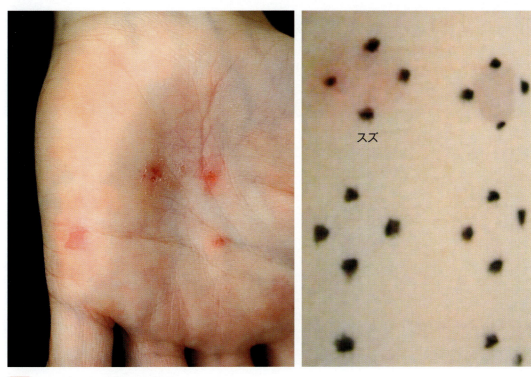

図3 スズによる接触皮膚炎
日常的に左手でコインを扱う仕事．10円硬貨に含まれるスズによる接触．

表1 金属アレルギーによる皮膚疾患

1. 局所性金属アレルギー
接触皮膚炎
2. 全身型金属アレルギー
汗疱状湿疹／手湿疹
掌蹠膿疱症
痒疹
扁平苔癬
貨幣状湿疹／自家感作性皮膚炎
3. 金属アレルギーにより増悪する疾患
アトピー性皮膚炎（特に内因性）
円形脱毛症

の場合は陰性になることが多く，また金属の種類によっては培養液への溶解が困難なことも多い．こうした事情から，問題があるとはとはいえ，金属のパッチテストは有用な方法となっている．

実施上，金属の場合，通常の貼布後48時間反応だけでは判定が不完全である．5〜7日後に明確に陽性を呈する場合もあり，1週間近くかけての判定が必要となる．

金属パッチテストが陽性を示す頻度が高い疾患には，接触皮膚炎，アトピー性皮膚炎，

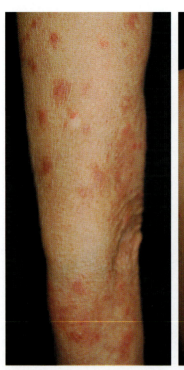
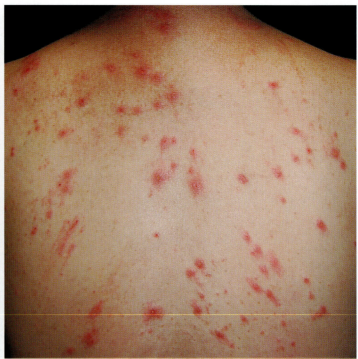

図4 自家感作性皮膚炎
整形外科で人工関節置換術（金属材料）

掌蹠膿疱症，扁平苔癬，慢性口唇炎，肉芽腫性口唇炎などがあり，患者の年齢も 10 〜 80 歳代まで幅広く分布している．また，整形外科，歯科，循環器内科で金属医療装着物を用いるための金属アレルギー事前検査目的で，金属パッチテストをすることも多く，こうした症状発現がない患者でも，実際に陽性になることは少なからずある．

陽性になりやすい金属としては，ニッケル（Ni），コバルト（Co），クロム（Cr），パラジウム（Pd），イリジウム（Ir），亜鉛（Zn），マンガン（Mn），スズ（Sn），白金（Pt），水銀（Hg）などがある．原因となる金属種は疾患ごとに傾向があり，アトピー性皮膚炎ではNi，Co，Cr，接触皮膚炎では装飾品や職業で扱う材料に応じてさまざまであり，肉芽腫性口唇炎ではPdやMnなどがある．

局所性および全身性金属アレルギーの代表的な原因金属として，Ni，Co，Crがあり，3大金属と呼ばれている．特にNiは頻度からいっても，食物の含有量からいっても，代表的な金属となっている．

女性はNiやCoの感作率が高い．これはこれら金属を含む装飾品を身につけるためではないかと推察されている[5]．

❸ 金属の摂取と排泄

3大金属であるNi，Co，Crは，ピーナッツ，ヘーゼルナッツ，アーモンド，チョコレート，コーヒー，ココア，オートミール，玄米，日本蕎麦，豆製品，ヒマワリの種，貝，甘

草，香辛料など，ナッツ類，豆類，穀物に多く含まれている[6,7]．海外のデータではあるが，Ni濃度はナッツでは2.348 ± 1.716 mg/kgであり，水では0.002 ± 0.002 mg/Lと報告されている[5]．Niを含む食物では最高1〜10 mg/kg（新鮮な水中）のNi濃度である[6]．カナリア諸島では0.093 mg/dayのNiを摂食しているとみなされ[8]，この程度の量であれば十分問題ない量だという[3]．血清中のNiの量はNi高含有の食物の摂食と相関する[7]．食物の種類を考慮すれば，血清中のNiの濃度は減らせるという[6]．

金属は皮膚，粘膜，消化管，気道など，あらゆるところから吸収され，汗，乳汁，涙，尿そして糞便中に排泄される．汗は排泄するルートとして重要な存在である．

❹ 内因性アトピー性皮膚炎（AD）と金属アレルギー

a）外因性と内因性AD

従来から金属アレルギーとアトピー性皮膚炎（AD）の関連は，しばしば報告されてきた．ADは外因性（extrinsic）と内因性（intrinsic）に分けることができる[9,10]．外因性ADは，われわれが日常診療でみることが多い，IgEが高値のタイプである．これに対し，内因性ADはIgEが正常域かそれに近いタイプである．内因性であってもnon-allergicではなく，ある種のアレルギー反応であると考えられる．その意味において「内から生じた」という表現は適切ではないことは注意を要する．

b）内因性ADバリア機能と免疫異常

外因性ADの基本的なメカニズムは，皮膚バリアが破綻した結果，蛋白質抗原であるアレルゲンが皮膚から通過しやすくなり，そのためにアレルギー反応が起こるというものである．内因性ADは皮膚バリア機能が外因性ADほど障害されていない[11]．内因性ADではフィラグリンの遺伝子変異率が9.1％と，外因性より低い[12]．

内因性ADは皮膚バリア機能障害がはなはだしくなく，蛋白質抗原が発症に絡む外因性ADとは異なる．蛋白質抗原はTh2を誘導しやすいが，内因性ADの抗原は蛋白質抗原以外のものであって，Th1も誘導しやすい抗原かもしれない．その意味において，金属やハプテンが抗原の候補として挙がる．

c）内因性ADと金属アレルギー

ADでは，パッチテストが健常者に比べ高率に陽性になることが知られる．その第一は金属であり，19.3％のAD患者に陽性が認められる．1965年にShanonは，ADとしかいえない皮膚症状を有した患者がクロムアレルギーであったことを報告し，pseudo-atopic dermatitisという呼び名を与えている[13]．またAD患者において，金属制限食と身につける金属を除去することにより症状が改善した例も報告されている．

内因性AD患者は，外因性ADよりいずれの金属に関してもパッチテスト陽性率は高いが，特にNiとCoにおいて，内因性ADのほうが有意差をもって陽性率が高い[10]．

d）汗中の金属排泄

汗成分が金属を含有していること，経口摂取した金属が汗に漏出することが想定されており，手掌や頸部，腋窩，膝窩など，多汗部位におけるADの皮疹の形成に汗もしくは金属の関与が予想される．内因性AD患者の汗中のNi濃度の平均は333.8（ng/g）であっ

たのに対し，外因性 AD 患者では 89.4（ng/g）であり，有意差を認めた[10]．AD の皮疹の増悪にも金属アレルギーの関与が考えられ，金属に皮膚が曝露する経路としては自己汗を通してである可能性を想起させる．

われわれは高カカオ濃度チョコレートを用いた摂食負荷試験を行った[14]．通常の摂食を続けながら，235 μg の Ni（日本人の通常 1 日摂食量に相当）を含むチョコレートを連続 4 日間摂食させ，負荷前後で血中の Ni 濃度を測定した．チョコレート負荷後の血中 Ni 濃度は，内因性 AD，外因性 AD，健常者の順序で高かった．しかし，そもそも負荷前においても，血清 Ni 濃度（mean ± SD，ng/mL）は，内因性 AD が 3.48 ± 1.27，外因性 AD が 2.13 ± 2.39，健常者が 0.40 ± 0.93 であった[14]．通常の食事を摂っている状態で，内因性 AD は健常者より約 8.7 倍の血清 Ni 濃度であることが判明した．すなわち，内因性 AD 患者では金属の摂取量が多いだけでなく，そもそも金属の吸収がよいことを推察させる．

全身性金属アレルギーの対処

汗中に排泄される金属の量を減らすための方法は，現時点では金属を高含有する食物の摂食を避けることが実際的である．ナッツ類，豆類，穀物と，それらを原材料とする加工食品を控えることになる．コーヒーを 1 日 1 L 飲んでいる患者や，板チョコを毎日 1 枚食べている患者には注意を促す必要がある．しかし，実際にはそれ以上の厳密な摂食制限を加えないと金属の摂食制限としては十分ではないであろう．

前述したように，内因性 AD 患者では金属の吸収がそもそも良いのかもしれない．その意味では，食事指導がどれだけの効果を示すのか疑問ももたれる．現時点では金属高含有食物に対して過度な摂食行動をしているのであれば，そのような食習慣は改めるという指導が適当であろう．

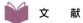 文　献

1) Kawamura T, et al：Severe dermatitis with loss of epidermal Langerhans cells in human and mouse zinc deficiency. J Clin Invest **122**：722-732, 2012
2) Hiroike M, et al：Acicular, but not globular, titanium dioxide nanoparticles stimulate keratinocytes to produce pro-inflammatory cytokines. J Dermatol **40**：357-362, 2013
3) Pizzutelli S：Systemic nickel hypersensitivity and diet：myth or reality? Eur Ann Allergy Clin Immunol **43**：5-18, 2011
4) Sugita K, et al：Blocking of CTLA-4 on lymphocytes improves the sensitivity of lymphocyte transformation tests in a patient with nickel allergy. Eur J Dermatol **22**：268-269, 2012
5) Martin SF, et al：Mechanisms of chemical-induced innate immunity in allergic contact dermatitis. Allergy **66**：1152-1163, 2011
6) Veien NK, et al：Nickel in Danish food. Acta Derm Venereol **66**：502-509, 1986
7) Christensen JM, et al：Nickel concentrations in serum and urine of patients with nickel eczema. Toxicol Lett **108**：185-189, 1999
8) González-Weller D, et al：A total diet study of nickel intake in a Spanish population（Canary Islands）. Int J Food Sci Nutr **63**：902-912, 2012
9) Tokura Y：Extrinsic and intrinsic types of atopic dermatitis. J Dermatol Sci **58**：1-7, 2010
10) Yamaguchi H, et al：High frequencies of positive nickel/cobalt patch tests and high sweat nickel concentration in patients with intrinsic atopic dermatitis. J Dermatol Sci **72**：240-245, 2013
11) Mori T, et al：Comparison of skin barrier function and sensory nerve electric current perception threshold between IgE-high extrinsic and IgE-normal intrinsic types of atopic dermatitis. Br J Dermatol **162**：83-90, 2010
12) Kabashima-Kubo R, et al：A group of atopic dermatitis without IgE elevation or barrier impairment shows a high Th1 frequency：possible immunological state of the intrinsic type. J Dermatol Sci **67**：37-43, 2012
13) Shanon J：Pseudo-atopic dermatitis. An example of pseudo-nomenclature. Dermatologica **131**：176-190, 1965
14) Yamaguchi H, et al：Intrinsic atopic dermatitis shows high serum nickel concentration. Allergol Int **64**：282-284, 2015

16 光アレルギー

ポイント
- 光アレルギー機序で発症する疾患には，① 光接触皮膚炎，② 薬剤性光線過敏症，③ 慢性光線性皮膚炎（CAD），それに一部の日光蕁麻疹がある．
- 光接触皮膚炎，薬剤性光線過敏症は抗原となる外来性光感受性物質が明らかであり，その他の疾患は明確でない．
- 光接触皮膚炎は抗原が皮膚に触れ，紫外線照射を受けて発症し，薬剤性光線過敏症は抗原が薬剤という形で全身投与され，紫外線が当たって発症する．
- 光接触皮膚炎の原因には，ケトプロフェン，スプロフェン，ベンゾフェノンなどがある．薬剤性光線過敏症の原因には，ヒドロキシクロロチアニド，ニューキノロンをはじめとして，多くの薬剤がある．これらは多くの場合，光ハプテンとして作用する．
- CAD は外因性光抗原を原因としない自己免疫性光線過敏症と呼ぶべき疾患で，時に HIV 陽性者，HTLV-1 陽性患者に発症する．

光アレルギー性疾患と光抗原

❶ 光アレルギー性疾患

　光線過敏症の原因は多種多様である（表1）．光アレルギー機序で生じる疾患には，外因性光感受性物質による皮膚病変（光接触皮膚炎，薬剤性光線過敏症），慢性光線性皮膚炎，一部の日光蕁麻疹が相当する．薬剤性光線過敏症，光接触皮膚炎は抗原となる光感受性物質が明らかであり，その他の疾患は明確でない[1,2]．

❷ 光ハプテンとプロハプテン

　光感受性物質には光毒性と光アレルギー性がある．光毒性は reactive oxygen species（ROS）による傷害によって生じ，光アレルギー性は T 細胞によって媒介される免疫反応

表1 光線過敏症の原因別分類

1. 外因性物質によるもの
   光接触皮膚炎，薬剤性光線過敏症
2. 内因性物質によるもの
   骨髄性プロトポルフィリン症，
   晩発性皮膚ポルフィリン症，ペラグラ，Hartnup病
3. DNA修復機構の異常
   色素性乾皮症，Cockayne症候群，など
4. EBウイルス関連（T/NK活性化）
   種痘様水疱症（種痘様水疱症様皮疹）
5. Ⅰ型アレルギーまたはヒスタミン誘発性
   日光蕁麻疹
6. メラニン色素減少による閾値低下
   白皮症，フェニルケトン尿症
7. 自己免疫性
   慢性光線性皮膚炎（HIV陽性者，ATL患者）
8. 日光により増悪ないし誘発される疾患
   エリテマトーデス
9. その他
   多形日光疹（小丘疹性日光疹）

下線は光アレルギー機序の病態を含む疾患．

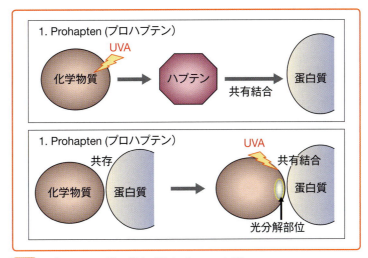

図1 光アレルギー性に関する2つの説

である．しかし，両者は関連しており，光毒性は光アレルギー反応の初期段階に位置するともいえる．光アレルギー性物質は多かれ少なかれ光毒性を併せ持つ．

通常の抗原とは異なり，光アレルギー性物質が抗原となるには紫外線照射が必要となる．光アレルギーが起こるためには光感受性物質と蛋白質が紫外線照射で共有結合することが必要であり，2つの説がある[3]．1つはプロハプテンであり，もう1つは光ハプテンである（図1）．プロハプテン説は，光アレルギー性物質は紫外線照射により化学構造の変化が起き，通常のハプテンのごとくなり，蛋白質との共有結合能力を獲得するという単純明

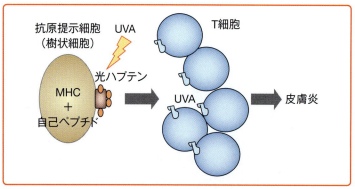

図2 光ハプテンは樹状細胞上のMHC/自己ペプチドに提示されてT細胞を刺激

快な説である．一方，光ハプテン説は，光アレルギー物質と蛋白質が非共有結合で共存する状態で紫外線が照射されると，その化学構造の一部が光分解され，その分解と同時に近傍の蛋白質と共有結合するという考えである．したがって，あらかじめ紫外線を照射した物質が蛋白質と結合すればプロハプテン，一方，その物質と蛋白との共存下で紫外線を照射し，両者が共有結合すれば光ハプテンということになる．

多くの光アレルギー性物質は光ハプテンとしての性格をもっている．光貼布試験（photopatch test）では，まず物質を皮膚に塗っておいて，表皮中蛋白質と共存させ，そこに紫外線を照射する（光ハプテン試験）．あらかじめ当該物質溶液に紫外線を当てておいて，それを普通の貼布試験（パッチテスト）する方法（プロハプテン試験）は行わない．われわれは通常光貼布試験を行い，無意識に光ハプテンが多いことを認めていることになる．

抗原提示細胞とT細胞との反応において，光ハプテンは樹状細胞上のMHC/自己ペプチドに提示されてT細胞を刺激すると考えられる[4,5]（図2）．

光接触皮膚炎

❶ 臨床症状

接触皮膚炎を起こすために光を必要とするタイプの皮膚炎があり，これを光接触皮膚炎と呼ぶ．通常の接触皮膚炎に一次刺激性（毒性機序）とアレルギー性（免疫学的機序）があるように，光接触皮膚炎にも光毒性接触皮膚炎，光アレルギー性接触皮膚炎の2つのタイプがある．光毒性とは，物質に紫外線が当たり，それによってROSが発生し組織・細胞傷害をもたらすものである．細胞の構成成分別には，DNAへの損傷あるいは結合，脂質過酸化反応，蛋白質への結合あるいは変性を起こす．したがって，炎症は起こるが，特異的免疫反応が起こったわけではなく，感作も必要としない．一方，光アレルギー性接触皮膚炎は光抗原特異的な免疫反応機序によって起こったものであり，感作を必要とし，T細胞

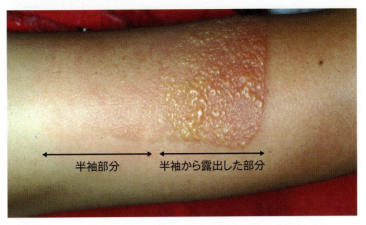

図3　ケトプロフェン テープ剤による光接触皮膚炎

が媒介するものである．

　一般に光線過敏症は，顔面，項部，上胸部V領域，手背などの露光部位に限局して皮疹がみられる．しかし，光接触皮膚炎の場合，原因物質が塗布された部位にのみ症状が起こるため，こうした露光部位全般に皮疹がみられることは少ない．むしろ，これらの一部にのみ皮疹が生ずる．たとえば，上腕にケトプロフェンテープを貼った場合には袖から露出した部分にのみ，皮膚炎が認められる（図3）．皮疹の性状は紅斑が主体であるが，水疱を形成することもある．ケトプロフェン湿布剤による光接触皮膚炎は，同剤が貼られてからたとえ数週間以上経ても，貼布部位に紫外線が当たると強い皮膚炎が生ずる．症状がはなはだしい場合は光接触皮膚炎症候群に移行することがあり，元の塗布・貼布部位を越えて湿疹性病変が拡大，散布する．

❷ 原因物質（表2）

　過去報告になった原因物質については総説論文に詳しい[6]．現在，光接触皮膚炎のほとんどは光アレルギー性機序で発症する．歴史的にまず有名になった原因物質はハロゲン化サリチルアニリド，たとえばテトラクロロサリチルアニリド（TCSA）であり，ソープ剤，シャンプーに含まれて過去に使用された．香料であるムスクアムブレットも，一時期は主要な原因となった．日光から保護する目的で使用されるサンスクリーン剤は，皮肉なことに光接触皮膚炎の原因になり，現在でも時としてこうした患者をみかけ，ベンゾフェノンが代表的である．治療用の非ステロイド外用薬では，特に湿布薬として使われるケトプロフェンや塗布薬としてのスプロフェンによるものが多い．

　ケトプロフェン（NSAIDs外用），スプロフェン（NSAIDs外用），ベンゾフェノン（サンスクリーン，ヘアスプレー）は，光交差反応性があり，さらにチアプロフェン酸（内服薬），フェノフィブラート（内服薬）にも光交差反応を示す．これらのうち，いずれかで光線過敏症を示す場合は，他のものも使用を避けなければならない．

表2 アレルギー性光接触皮膚炎の原因物質

非ステロイド消炎薬（NSAIDs）
<u>Ketoprofen　ケトプロフェン（貼布）</u>
Dexketoprofen
Piketoprofen
<u>Suprofen　スプロフェン（貼布）</u>
Diclofenac　ジクロフェナク
Benzydamine
サンスクリーン
Dibenzoylmethanes，たとえば PARSOL® 1789 （Octocrylene　オクトクリレン）
<u>Benzophenone　ベンゾフェノン</u>（benzophenone-3=oxybenzone）
Para-amino-benzoic acid（PABA）and related compounds
Digalloyl trioleate
Cinnamates（cinoxate）
殺菌剤（歴史的）
Halogenate salicylanilides，たとえば tetrachlorosalicylanilide（TCSA）
Chlorhexidine
Dichlorophene
Sulfanilamide
香料（歴史的）
Musk ambrette　ムスクアムブレット
6-methylcoumarin
染毛剤
Paraphenylenediamine（PPD）
内服薬（参考）
<u>Tiaprofenic acid　チアプロフェン酸</u>（NSAIDs）
<u>Fenofibrate　フェノフィブラート</u>（抗脂質薬）

下線：光交叉反応性を示す群．

❸ 免疫学的機序

　光アレルギー性接触皮膚炎は免疫学的機序の根幹部分において普通の接触皮膚炎と同じであり，T細胞が媒介する過敏症である[3]（図2）．皮膚に感作物質が接触し，紫外線A（UVA）が照射されると，表皮角化細胞も樹状細胞も，その細胞膜上の蛋白質が光アレルギー性物質と共有結合する[7]．光抗原を担った樹状細胞は，所属リンパ節に移動しT細胞を感作する[8]．通常の接触皮膚炎と同様に，$CD4^+$ T細胞も $CD8^+$ T細胞も皮膚炎の惹起にかかわっていると考えられる[8]．

　マウスのテトラクロロサリチルアニリド（TCSA）に対するアレルギー性接触皮膚炎は，特定の主要組織適合抗原複合体（MHC）遺伝子ハプロタイプをもったマウスが高反応性を示す．したがって，本疾患の発症には個々人のHLAが関与していると考えられる[9]．

❹ 検査

　光貼布試験を行う．これは通常の貼布試験の操作に続いて紫外線照射を加えたものであ

る．被検物質の密封貼布を 24 時間(または 48 時間)行い，普通の貼布試験の判定を行ったのち，同部に紫外線を照射する．光アレルギー性接触皮膚炎の作用波長は UVA であることがほとんどであり，通常は UVA を 0.5〜3 J/cm^2 照射する．24 時間後(または 48 時間後)に判定する．貼布解除時点での反応が陰性で，紫外線照射後に陽性になった場合，光貼布試験陽性と判定する．対照として通常の貼布試験も併行して実施する．

薬剤性光線過敏症

❶ 臨床症状

　内服薬剤と紫外線照射によって起こる光線過敏症である．一方では薬疹という分類の観点からも捉えることができ，光線過敏型薬疹とも呼ぶ．両者は同義語である．

　年齢分布では 60〜70 歳代の高齢者に多い．通常，薬剤内服中に戸外で日光に曝露されたというエピソードがあって発症する．皮疹の分布に特徴があり，顔面，口唇，特に下口唇，耳介，項部，上胸部 V 領域，手背などの露光部位に限局して皮疹がみられる(図 4)．

　光毒性反応は日焼け(サンバーン)様発疹をとり，光アレルギー性の場合は，浮腫性紅斑，水疱，扁平苔癬様皮疹など，さまざまである(図 4，右上)．色素沈着と色素脱失が混在する病変は白斑黒皮症と称される(図 4，右下)．原因である薬剤内服を中止することが遅れ，長期に光線過敏性皮膚炎を患った患者に多い．すでに完成してしまっている状態では難治である．

❷ 原因薬剤

　過去に報告のあった原因物質については総説論文に詳しい[6]．薬剤の使用に流行り廃りがあり，その頻度のランキングは数年単位で大きく変化することがある．たとえば，1980 年代後半に報告のあった薬剤は報告例数の多いものから順に，以下のとおりである．スパルフロキサシン，ピロキシカム，フレロキサシン，アフロクアロン，グリセオフルビン，エノキサシン，ロメフロキサシン，テガフール・テガフールウラシル，アンピロキシカム，チリソロール，メキタジン，メチクラン，フルタミド，クロルプロマジン，フロセミド，クロレラ，ドキシサイクリン，カルバマゼピン，チアプロフェン，ジルチアゼム，サラゾスルファピリジン，ヒドロクロロチアジド，ダカルバジン，イソニアジド，ピリドキシン，プロメタジン，ジブカイン(すでに販売中止となっているものも含む)．

　当時，アフロクアロンによる光線過敏症が多くみられたが，使用の低下に伴い頻度は減少した．古典的ではあるが，ピロキシカム，降圧利尿薬も頻度的に重要であり，5-FU，クロルプロマジン，トルブタミドなどともあわせ，現在でも原因となりうる光線過敏性薬剤である．グリセオフルビンは最近使用されなくなり，同薬による光線過敏症はほとんどみない．チリソロール，メチクランは一時話題になった．ニューキノロン系抗菌薬のかなりのものは原因になる頻度が高い．

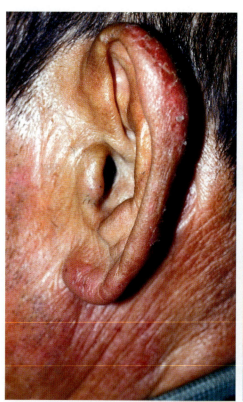
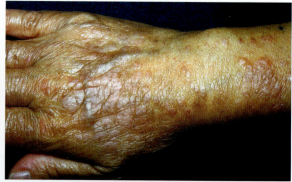
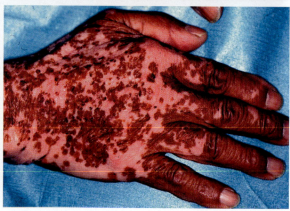

図4 薬剤性光線過敏症の臨床像
左：紅斑と鱗屑，右上：扁平苔癬，右下：白斑黒皮症．

最近では，ヒドロキシクロロチアジドがARBとの合剤で降圧薬として使われることが多く，同薬の光線過敏症がもっともみられる．

❸ 発生機序

薬剤による光線過敏症は一般の光感受性物質と同様に，光毒性反応と光アレルギー性反応に分けられる．光毒性反応は感作期間を必要としないため，薬剤内服後，初回日光曝露でも皮疹が生じる．光アレルギー性反応は感作が必要である．従来，光毒性機序が誇張されてきたが，これは光毒性を検知する方法が多くあるのに対し，光アレルギーを調べることが困難であったことによる．臨床的には光アレルギー機序で起こっていることが多い．

作用波長は特にUVAが重要であるが，スルファニルアミド，ラニチジン，ビカルタミドなど，ごく一部の薬剤ではUVBが作用波長のことがある．ニューキノロンの作用波長も他の光線過敏性薬剤と同様にUVAであることが多く，UVBでは長波長部のみ作用波長にかかわっている．しかし，スパルフロキサシンの光毒性皮膚炎において，UVAとUVBの共同作用により，顕著な紅斑を誘発することが判明している．一般に光毒性反応においては，作用波長はその薬剤の吸収波長に一致するが，光アレルギー反応では，作用波長は吸収波長より長波長域となる．

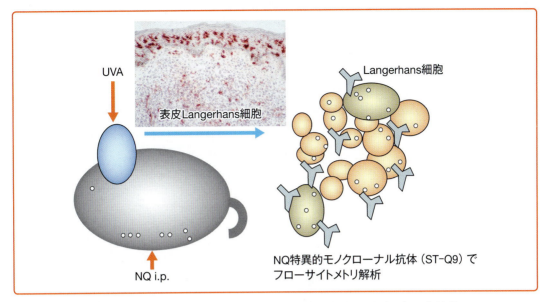

図5 全身投与されたニューキノロン（NQ）による表皮樹状細胞（LC）の光修飾

　スルファニルアミドなどではプロハプテンであることが示唆されているが，光アレルギー性物質のかなりの部分は光ハプテンである．ニューキノロン[4,5,10～12]やアフロクアロン[13]は光ハプテンであることが確認されている．光ハプテン能の検討は光アレルギー性物質の性格を検討するうえでもっとも重要である．

　マウスモデルを用いた検討によれば，全身投与された薬剤は表皮に到達し，UVAを照射すると薬剤光産物が表皮細胞上に形成される（図5）．すなわち，薬剤は真皮側から表皮に拡散し，角化細胞と樹状細胞に達し，UVA照射によりこれらの細胞は光抗原を担うことになる（図6）．

❹ 代表的薬剤の特徴

　ニューキノロンは6位にフッ素があるため，海外では一般的にフルオロキノロンと呼ばれている．光毒性と光アレルギー性を併せ持つ薬剤である．光毒性は8位のフッ素が貢献すると考えられ，これを有するものは光毒性が強い．光アレルギー性は光ハプテンであることによるが，7位のピペラジン環が光分解を受け，蛋白と共有結合するために生じる可能性がある．臨床的には，ほとんどの場合で光アレルギー反応である．しかし，スパルフロキサシンは特殊性があり，光毒性が非常に強い．同剤による光線過敏症の頻度が高いのは，この光毒性の強さによる．フレロキサシンは光ハプテンとプロハプテンの両方の性格をもっている．各ニューキノロン間では光交叉反応を起こすことが，臨床でも動物実験でも知られている．したがって，あるニューキノロンで光線過敏症を起こした場合，他のニューキノロンの使用も避けるべきである．また，あるニューキノロンを内服して光線過敏症を生じたとき，感作，惹起が別々の薬剤で引き起こされた可能性がある．

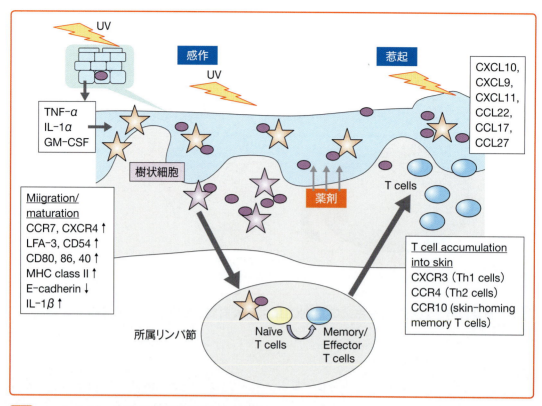

図6 アレルギー性薬剤性光線過敏症の機序

　ピロキシカム，アンピロキシカムによる光線過敏症患者では，チメロサール，チオサリチル酸で接触皮膚炎を経験したことがある患者がおり，これら2剤あるいはどちらかに貼布試験で陽性になることが多い．

　テトラサイクリン系薬剤の中では，デメチルクロルテトラサイクリンとドキシサイクリンは特に強い光線過敏性物質であり，本邦ではおそらく使用頻度が高いため，ドキシサイクリンの報告が多い．テトラサイクリンとオキシテトラサイクリンの光毒性はこれら二者より弱い．ミノサイクリンは光毒性がさらに弱いか，あるいは検知できないため，光線過敏性皮膚炎はまず起こさない．

　ヒドロクロロチアジドによる光線過敏症は1980年代まではよくみかけたが，近年は少なくなっていた．しかし，最近また非常に増加している．これはARBとの配合剤が降圧薬として頻用されているためである．

❺ 検査

　内服照射試験は薬剤を内服した後に紫外線の照射を行う．薬剤内服後，皮膚での濃度が最高値に達するまでの時間についてのデータはほとんどの薬剤でない．したがって，薬剤内服後，血中濃度が最高になる時間を参考に，内服から照射までのタイミングを決める．通常，朝に内服して午後に照射する．照射はUVAとUVB，それぞれの人工光源を用いて

行うが，前述のようにUVAが作用波長であることがほとんどであり，UVA照射で誘発されることが多い．通常，UVAを0.5〜2 J/cm^{2}照射する．

光貼布試験は，薬剤を皮膚に貼布してその部位に紫外線を照射する方法である．貼布試験と同様の要領で，皮膚にワセリンに混合した被験物質を密封塗布する．24〜48時間貼布後に剥がし，通常の接触皮膚炎を起こしていないことを確認する．判定後，貼布部位に紫外線を照射する．作用波長はUVAであることが圧倒的に多いため，UVAを照射し，24時間後，48時間後に判定する．剥がしたときの判定が陰性で，光を照射することによって増強した場合，光貼布試験陽性となる．

慢性光線性皮膚炎（CAD）

慢性光線性皮膚炎（chronic actinic dermatitis：CAD）は，外因性光抗原を原因としない自己免疫性光線過敏症と呼ぶべき疾患である．トリガーとして，光接触皮膚炎や薬剤性光線過敏症であったものが，光抗原が除去されても存続してしまうことがある．こうした光抗原なくして光線過敏が起こるようになる機序は，いまだ明瞭ではない．紫外線が表皮細胞の表面に何らかの物質を誘導し，それを自己反応性T細胞が認識して皮膚炎を起こす可能性が考えられている．

重要な臨床的観察として，CADがHIV陽性患者に多く報告されていることがある．CADの病変組織にはCD8$^+$ T細胞が浸潤し，苔癬型組織反応を形成していることが多い．一般にCD4$^+$細胞の中には，Th2やregulatory T（Treg）細胞といったCD8$^+$傷害性T細胞の機能を抑制する細胞がある．HIV陽性者ではCD4$^+$ T細胞の数が減少し，これが結果的にCD8$^+$細胞傷害性T細胞を活性化させてしまい，CADを誘導してしまうのかもしれない．成人T細胞性白血病（ATL）の原因ウイルスであるHTLV-1に伴ったCADも報告されており，この場合でもCD4$^+$ T細胞の機能障害を下地として，CD8$^+$細胞傷害性T細胞を活性化させてしまい，CADを生じたと考えられる[14,15]．

抗CCR4抗体であるモガムリズマブが光線過敏症を誘導することが知られている．その機序として，Treg細胞の減少により，CD8$^+$細胞傷害性T細胞が活性化されることが考えられる[16,17]．

文　献

1) 戸倉新樹：光アレルギーの基礎と臨床．日皮会誌 111：1-12, 2001
2) Tokura Y：Photocontact dermatitis：from basic photobiology to clinical relevance. J Environ Dermatol 12：71-77, 2005
3) Tokura Y：Immune responses to photohaptens：implications for the mechanisms of photosensitivity to exogenous agents. J Dermatol Sci 23 Suppl 1：S6-9, 2000
4) Ohshima A, et al：Formation of antigenic quinolone photoadducts on Langerhans cells initiates photoallergy to systemically administered quinolone in mice. J Invest Dermatol 114：569-575, 2000
5) Tokura Y, et al：Quinolone-photoconjugated MHC class II- bearing peptides with lysine are antigenic for T cells mediating murine quinolone photoallergy. J Invest Dermatol 117：1206-1211, 2001
6) Onoue S, et al：Chemical photoallergy：photobiochemical mechanisms, classification, and risk assessments. J Dermatol Sci 85：4-11, 2017
7) Nishijima T, et al：Photohapten TCSA painting plus UVA irradiation of murine skin augments the expression of MHC class II molecules and CD86 on Langerhans cells. J Dermatol Sci 19：202-207, 1999
8) Imai S, et al：Establishment of murine model of allergic photocontact dermatitis to ketoprofen and characterization of pathogenic T cells. J Dermatol Sci 41：127-136, 2006
9) Tokura Y, et al：Genetic control of contact photosensitivity to tetrachlorosalicylanilide. I. Preferential activation of suppressor T cells in low responder H-2k mice. J Invest Dermatol 94：471-476, 1990
10) Tokura Y：Quinolone photoallergy：photosensitivity dermatitis induced by systemic administration of photohaptenic drugs. J Dermatol Sci 18：1-10, 1998
11) Tokura Y, et al：Cross-reactivity in murine fluoroquinolone photoallergy：exclusive usage of TCR V・13 by immune T cells that recognize fluoroquinolone-photomodified cells. J Immunol 160：3719-3728, 1998
12) Tokura Y, et al：Sparfloxacin phototoxicity：potential photoaugmentation by ultrabiolet A and B sources. Arch Dermatol Res 288：45-50, 1996
13) Tokura Y, et al：Photohaptenic properties of fluoroquinolones. Photochem Photobiol 64：838-844, 1996
14) Sugita K, et al：Chronic actinic dermatitis associated with adult T-cell leukemia. J Am Acad Dermatol 52：38-40, 2005
15) Tokura Y, et al：Human T-lymphotropic virus 1(HTLV-1)-associated lichenoid dermatitis induced by CD8+ T cells in HTLV-1 carrier, HTLV-1-associated myelopathy/tropical spastic paraparesis and adult T-cellleukemia/lymphoma. J Dermatol 42：967-974, 2015
16) Tatsuno K, et al：Emergence of photosensitivity with decreased Treg cells in a patient with mycosis fungoides treated with anti-CC chemokine receptor 4 antibody mogamulizumab. Acta Derm Venereol 96：420-421, 2016
17) Masuda Y, et al：Mogamulizumab-induced photosensitivity in patients with mycosis fungoides and other T-cell neoplasms. J Eur Acad Dermatol Venereol 2018 (Epub ahead of print)

HIV-1, HTLV-1 と伝播様式

ポイント

- HIV-1, HTLV-1 はウイルス学的シナプスと呼ばれる細胞間接触を介して効率的にウイルスを標的 CD4$^+$ T 細胞へと伝播し，感染させる．
- HIV-1, HTLV-1 に感染した樹状細胞は自らがウイルス産生細胞となり，ウイルス学的シナプスを介して標的 CD4$^+$ T 細胞へウイルスを伝播し，感染させる（cis-infection）．
- 樹状細胞は自らが感染することなく，細胞表面に HIV-1, HTLV-1 を蓄積でき，ウイルス学的シナプスを介して標的 CD4$^+$ T 細胞へウイルスを伝播し，感染させる（trans-infection）．
- HIV-1, HTLV-1 感染成立の初期段階において，粘膜に存在する樹状細胞は両ウイルスの reservoir あるいは transmitter として重要な役割を担う．

HIV-1 伝播様式

❶ T 細胞間伝播

　ヒト免疫不全ウイルス 1 型（human immunodeficiency virus type 1：HIV-1）は，後天性免疫不全症候群（acquired immune deficiency syndrome：AIDS）を引き起こすレトロウイルスである．HIV-1 の主な感染経路は性感染，血液感染による水平感染と，産道感染，母乳感染，胎盤感染による垂直感染である．HIV-1 の標的細胞は主に CD4$^+$ T 細胞であり，次なる標的 CD4$^+$ T 細胞へウイルスを効率的に伝播するため，細胞間接触，いわゆるウイルス学的シナプスを形成する．HIV-1 感染 CD4$^+$ T 細胞と標的非感染 CD4$^+$ T 細胞とは，感染細胞側が発現する intercellular adhesion molecule 1（ICAM-1）と，標的細胞側が発現する lymphocyte function-associated antigen 1（LFA-1）との結合によりウイルス学的シナプスを形成する（図 1A）[1]．そのシナプス間隙内において，産生された HIV-1 は CD4/CXCR4 あるいは CD4/CCR5 に結合し，標的細胞に侵入する．

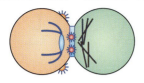
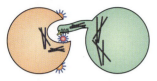
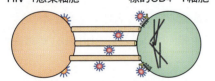
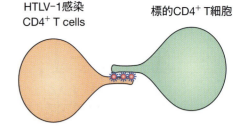
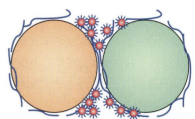

図1 HIV-1，HTLV-1における各種T細胞間ウイルス伝播様式
A) HIV-1，HTLV-1ともにウイルス感染CD4⁺T細胞はウイルス学的シナプスを形成して，標的CD4⁺T細胞へ伝播する．
B) HIV-1によるfilopodial bridges．C) HIV-1によるnanotube/tunneling nanotubes．
D) HTLV-1によるcellular conduits．E) HTLV-1によるバイオフィルム様細胞外ウイルス集合体．

一方，典型的なウイルス学的シナプス形成とは別に，標的非感染細胞がHIV-1感染上皮細胞側へ細胞膜突起を伸ばして，その接触部位でウイルス伝播が行われる様式もある（filopodial bridges）（図1B）[2]．また，マクロファージにおけるHIV-1伝播では，感染，非感染細胞が互いに細胞膜突起を延長させ，細長い架橋を構築し，その架橋の中をウイルスが橋渡しされるという様式も報告されている（nanotubes, tunneling nanotubes）（図1C）[3,4]．

❷ DC-T細胞間伝播

HIV-1の主な感染経路は性感染である．したがって，粘膜に存在するLangerhans細胞や樹状細胞は，HIV-1感染成立の最初の標的細胞であり，その後のウイルス伝播に重要な役割を担っている（図2）．

未熟樹状細胞はT細胞と同様に，CD4/CXCR4あるいはCD4/CCR5を介して自らが感

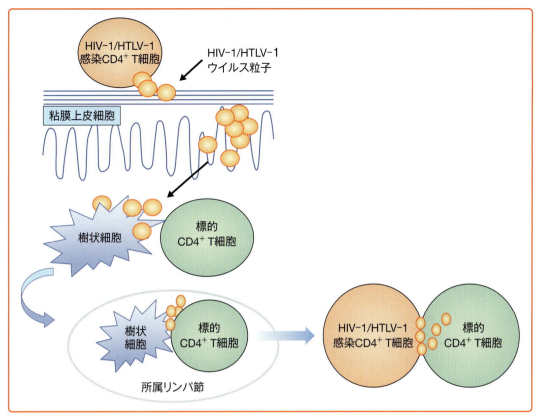

図2　樹状細胞を介したHIV-1/HTLV-1初期感染成立の機序
HIV-1/HTLV-1感染T細胞は粘膜上皮に接着し，ウイルスを伝播する．伝播されたウイルス粒子は粘膜下の樹状細胞に捕捉される．ウイルスを捕捉した樹状細胞は次の標的細胞と細胞間接触を介してウイルスを伝播する．

染する[5]．その後，所属リンパ節あるいは粘膜周囲に存在する自己CD4$^+$ T細胞へウイルスを伝播させる（cis-infection）[5]．この際，C型レクチンであるDC-SIGNはHIV-1の結合レセプターとして，さらにはDC-T細胞間のウイルス学的シナプス形成においても重要な分子となる[6,7]．

対照的に，成熟樹状細胞はDC-SIGNの発現が未熟樹状細胞よりも低下しており，HIV-1に対する感染効率は低い．しかし，成熟樹状細胞はHIV-1を細胞膜表面に効率的にとどめることができる[8]．そして，標的となる非感染CD4$^+$ T細胞とウイルス学的シナプス形成を形成し，ウイルスを伝播させることができる（trans-infection）．実際にHIV-1感染未熟樹状細胞よりも，非感染成熟樹状細胞のほうが効率的にウイルスをT細胞へ伝播すると考えられている．

一方，Langerhans細胞はC型レクチンであるランゲリンを介してHIV-1を捕捉することができるが，内在性のウイルス制限因子であるTRIM5α[9]を介して感染から防御されている．

HTLV-1 伝播様式

❶ T 細胞間伝播

　ヒト T 細胞白血病ウイルス 1 型（human T-cell leukemia virus type 1：HTLV-1）の感染経路は主に母子感染（垂直感染）と性感染（水平感染）であり，特に母子感染は HTLV-1 キャリアの母親の母乳中に含まれる HTLV-1 感染細胞によって生じる．一方，性感染による経路は男性から女性への感染が圧倒的に多く，精液中に含まれる HTLV-1 感染細胞による．

　HTLV-1 感染 T 細胞から標的 T 細胞へのウイルス伝播は，HIV-1 と同様にウイルス学的シナプスを介して効率的に行われる[10]．感染 T 細胞の ICAM-1 と標的 T 細胞の LFA-1 との結合により形成されたシナプス間隙内にウイルス粒子を放出し，標的細胞を感染させる（図 1A）[10]．また，感染 T 細胞と標的 T 細胞とが互いに膜突起を延長させ，この膜同士の接触を介してウイルスを伝播させることもできる（cellular conduits）（図 1D）[11]．一方，HTLV-1 感染 T 細胞はバイオフィルム類似の細胞外基質を細胞膜表面に発現させ，ウイルス集合体を結合させている（図 1E）[12]．標的 T 細胞と接触すると，感染 T 細胞はウイルス集合体を即座に伝播させ，標的 T 細胞を感染させる[12]．いったんウイルスが伝播されると，標的細胞側に発現されたヘパラン硫酸プロテオグリカンと neuropilin-1 にウイルス粒子が結合し，glucose transporter type 1（GLUT-1）を介して細胞質内へとウイルスが侵入する[13,14]．

❷ DC-T 細胞間伝播

　HTLV-1 の感染経路が母子感染と性感染であることから，HIV-1 と同様に，樹状細胞が HTLV-1 感染，伝播において重要な標的細胞であると推測される（図 2）．実際，*in vitro* において樹状細胞は高濃度に濃縮されたウイルス粒子そのものに曝露されると感染する[15]．また，樹状細胞も T 細胞と同様に，ヘパラン硫酸プロテオグリカン，neuropilin-1，GLUT-1 を発現している．そして感染した樹状細胞は，次の標的細胞である自己 CD4$^+$ T 細胞とウイルス学的シナプスを介して HTLV-1 を伝播，感染させることができる（cis-infection）[15]．しかし，HTLV-1 感染患者において，実験室レベルでの高濃度なウイルス血症は認められないため，生体内において，こうした cell free な感染経路が存在するかはいまだ不明である．

　一方，HTLV-1 感染 T 細胞はウイルス学的シナプスを介してウイルスを樹状細胞へ伝播させ，樹状細胞は標的 CD4$^+$ T 細胞へとウイルスを再伝播させる[16,17]．はたして樹状細胞にこうした reservoir/transmitter としての役割があるのか，実際の生体内における証明は難しく，今後の検討課題である．しかし，HTLV-1 もまた，宿主の粘膜免疫機構を巧みに利用することで，感染を成立させていると考えられる[17,18]．

文　献

1) Jolly C, et al：Adhesion molecule interactions facilitate human immunodeficiency virus type 1-induced virological synapse formation between T cells. J Virol **81**：13916-13921, 2007
2) Sherer NM, et al：Retroviruses can establish filopodial bridges for efficient cell-to-cell transmission. Nat Cell Biol **9**：310-315, 2007
3) Sowinski S, et al：Membrane nanotubes physically connect T cells over long distances presenting a novel route for HIV-1 transmission. Nat Cell Biol **10**：211-219, 2008
4) Eugenin EA, et al：Tunneling nanotubes(TNT)are induced by HIV-infection of macrophages：a potential mechanism for intercellular HIV trafficking. Cell Immunol **254**：142-148, 2009
5) Piguet V, et al：The interaction of HIV with dendritic cells：outcomes and pathways. Trends Immunol **28**：503-510, 2007
6) Geijtenbeek TB, et al：DC-SIGN, a dendritic cell-specific HIV-1-binding protein that enhances trans-infection of T cells. Cell **100**：587-597, 2000
7) Arrighi JF, et al：DC-SIGN-mediated infectious synapse formation enhances X4 HIV-1 transmission from dendritic cells to T cells. J Exp Med **200**：1279-1288, 2004
8) Izquierdo-Useros N, et al：Dynamic imaging of cell-free and cell-associated viral capture in mature dendritic cells. Traffic **12**：1702-1713, 2011
9) Ribeiro CM, et al：Receptor usage dictates HIV-1 restriction by human TRIM5α in dendritic cell subsets. Nature **540**：448-452, 2016
10) Igakura T, et al：Spread of HTLV-I between lymphocytes by virus-induced polarization of the cytoskeleton. Science **299**：1713-1716, 2003
11) Van Prooyen N, et al：Human T-cell leukemia virus type 1 p8 protein increases cellular conduits and virus transmission. Proc Natl Acad Sci U S A **107**：20738-20743, 2010
12) Pais-Correia AM, et al：Biofilm-like extracellular viral assemblies mediate HTLV-1 cell-to-cell transmission at virological synapses. Nat Med **16**：83-89, 2010
13) Lambert S, et al：HTLV-1 uses HSPG and neuropilin-1 for entry by molecular mimicry of VEGF165. Blood **113**：5176-5185, 2009
14) Manel N, et al：The ubiquitous glucose transporter GLUT-1 is a receptor for HTLV. Cell **115**：449-459, 2013
15) Jones KS, et al：Cell-free HTLV-1 infects dendritic cells leading to transmission and transformation of CD4(+)T cells. Nat Med **14**：429-436, 2008
16) Alais S, et al：Viral Source-Independent High Susceptibility of Dendritic Cells to Human T-Cel Leukemia Virus Type 1 Infection Compared to That of T Lymphocytes. J Virol **89**：10580-10590, 2015
17) Shimauchi T, et al：Dendritic cells promote the spread of human T-cell leukemia virus type-1 via bidirectional interactions with CD4$^+$ T-cells. J Invest Dermatol(in press)
18) Shimauchi T, et al：DC-T cell virological synapses and the skin：novel perspectives in dermatology. Exp Dermatol **24**：1-4, 2015

IgG4関連皮膚疾患

> **ポイント**
> - IgG4関連疾患は自己免疫性膵炎とMikulicz病に端を発し，その他，全身種々の臓器病変が報告され提唱された疾患概念である．
> - 皮膚でもIgG4陽性の形質細胞が浸潤あるいはIgG4が沈着する疾患があり，IgG4関連皮膚疾患と呼ぶ．
> - IgG4関連皮膚疾患は多彩で，① 皮膚形質細胞増多症，② 偽リンパ腫／木村病，③ Mikulicz病，④ 乾癬様皮疹，⑤ 非特異的紅斑丘疹，⑥ 高γグロブリン血症性紫斑／蕁麻疹様血管炎，⑦ 虚血指趾に分けられる．その他，脱毛症なども報告されている．
> - ①〜③はIgG4$^+$形質細胞が病変部に多数浸潤することにより形成される「原発疹」であり，④〜⑦はIgG4$^+$形質細胞あるいはIgG4が間接的に病変を導く「続発疹」である．

IgG4関連疾患の歴史的流れ

　IgG4関連疾患は自己免疫性膵炎とMikulicz病に端を発し，その他，全身の至るところの臓器病変が報告され，まとめられた疾患概念である．IgG4を産生する形質細胞が集積し，リンパ球の浸潤も相まって顕著な線維化を示し，腫瘤性あるいは隆起性病変を形成する．すなわち，炎症であるが線維性炎症病変あるいは腫瘍性硬化病変を形作る．IgG4関連疾患に関する重要な報告は主に本邦からなされ，疾患概念の確立に寄与した．その大きな流れには自己免疫性膵炎（autoimmune pancreatitis）とMikulicz病がある．

　自己免疫性膵炎の流れは以下のとおりである．1991年に都立駒込病院のKawaguchiらが膵がんの診断にて切除された検体に形質細胞の浸潤と著しい線維性硬化を特徴とする像を報告した．続いて，1995年に東京女子医大のYoshidaらが自己免疫性膵炎の概念を発表した．さらに，2001年に信州大のHamanoらが自己免疫性膵炎患者での高IgG4血症を指摘した．

表1 IgG4関連疾患の臓器別名称

膵臓	自己免疫性膵炎 autoimmune pancreatitis
唾液腺	慢性硬化性唾液腺炎 chronic sclerosing sialadenitis キュットナー腫瘍 Küttner's tumor,（Mikulicz 病）
涙腺	ミクリッツ病 Mikulicz's disease
眼窩	眼窩偽膿腫 orbital pseudotumor
鼻腔・咽頭	好酸球性血管中心性線維症 eosinophilic angiocentric fibrosis
胆道	硬化性胆管炎 sclerosing cholangitis
後腹膜	後腹膜線維症 retroperitoneal fibrosis 硬化性腸間膜炎 sclerosing mesenteritis
下垂体	自己免疫性下垂体炎 autoimmune hypophysitis
甲状腺	リーデル甲状腺炎 Riedel's thyroiditis 橋本病 Hashimoto's thyroiditis
肺	IgG4関連肺疾患 IgG4-related lung disease 間質性肺炎 interstitial pneumonia
腎臓	尿細管間質性腎炎 tubulointerstitial nephritis
前立腺・睾丸	IgG4関連前立腺炎 epididymo-orchitis
大動脈	リンパ形質細胞性大動脈炎 lymphoplasmacytic aortitis
リンパ節	炎症性動脈 inflammatory aneurysm ロザイ・ドルフマン病 Rosai-Dorfam disease

　一方，Mikulicz 病の歴史は，1892年に Mikulicz が対称性に涙腺や唾液腺が無痛性に腫脹する症例を報告したことにさかのぼる．しかし，1930年に Sjögren が関節リウマチ，乾燥性角結膜炎と耳下腺腫脹を伴った症例を報告した．1953年には病理学者の Morgan と Castleman が Mikulicz 病は Sjögren 症候群と同一であるとし，欧米では Mikulicz 病は一時忘れ去られた．2004年，札幌医大の Yamamoto らが Mikulicz 病患者での高 IgG4 血症を指摘し，Mikulicz 病は IgG4 の関連する全身疾患であると報告し，再び注目された．
　その後，IgG4を中心とした疾患範囲は広がり，ほとんどすべての臓器に生じうる疾患と考えられるようになった．2011年には本邦より IgG4 関連疾患包括診断基準が提唱された[1]．

IgG4関連疾患の一般的な定義

　IgG4関連疾患の特徴は，病変部において IgG4陽性の形質細胞が IgG 陽性の形質細胞全体の40％以上であること（かつ IgG4$^+$ 細胞＞10/HPF），血清 IgG4 が 135 mg/dL 以上であること（通常，105 mg/dL 以下），多彩な臓器でさまざまな症状を呈することである．包括基準も発表されている[1]．ただし，悪性腫瘍（リンパ腫など）や類似疾患（Sjögren 症候群，原発性硬化性胆管炎，Castleman 病，二次性後腹膜線維症，肉芽腫性多発血管炎，サルコイドーシス，好酸球性肉芽腫性多発血管炎など）と鑑別する必要がある．
　過去に報告があった IgG4関連疾患は，それぞれの臓器で非常に多彩であり，既存の病名の少なくとも一部が IgG4関連疾患に属することが次々と発表された（表1）．

表2　IgG4関連疾患の皮膚病変の分類と鑑別診断

皮疹型	性状	鑑別診断
① 皮膚形質細胞増多症	多発丘疹・類円形浸潤性紅斑	多中心性 Castleman 病
② 偽リンパ腫・ALHE	浸潤性局面・丘疹・結節	皮膚 MALT リンパ腫，偽リンパ腫
③ Mikulicz 病	眼瞼腫脹，眼球突出	SS
④ 乾癬様皮疹	辺縁明瞭鱗屑性紅斑	尋常性乾癬
⑤ 非特異的斑丘疹・局面	紅斑性丘疹から局面	薬疹など
⑥ 高γグロブリン血症性紫斑	下肢中心 Palpable 紫斑	アナフィラクトイド紫斑，SS，LE
⑦ 虚血性指趾	Raynaud 徴候，指趾壊疽	強皮症，血栓症

ALHE：angiolymphoid hyperplasia with eosinphilia，SS：Sjögren 症候群，LE：エリテマトーデス

皮膚病変：IgG4関連皮膚疾患

　IgG4関連疾患には皮膚病変もあることが徐々に明らかになった．こうした皮膚病変を「IgG4関連皮膚疾患（IgG4-related skin disease）」と呼び，7つに分類する試案をわれわれは発表している[2]（表2）．①〜③に関しては，IgG4$^+$形質細胞が病変部に多数浸潤することにより形成される直接的な腫瘤としての「原発疹」である．④〜⑦については，IgG4陽性形質細胞が誘導する炎症あるいはIgG4による炎症が間接的に病変を導く「続発疹」といえる．これらは過去において別の名称で診断されてきたことも考慮すべきである．また，脱毛症などの病変も報告されている．

　IgG4関連疾患の包括基準[1]に従えば，病理組織上の数値基準は，IgG4$^+$細胞がIgG$^+$細胞全体の40％以上，かつIgG4$^+$細胞＞10/HPFである．IgG4関連皮膚疾患でも，こうした診断基準を満たす例はもちろんあるが，自己免疫性膵炎やMikulicz病とは異なり，必ずしもこの包括的基準に合致しない例もある[3]．特に続発疹はIgG4$^+$形質細胞が基準値以下の浸潤を示す場合や，あるいは血管壁へのIgG4沈着のみの場合もある．また，線維化は木村病の進展病変では顕著だが，その他の病変では目立ちにくい．このようにIgG4関連皮膚疾患の定義にはかなりの斟酌を加えた将来的な診断基準が必要と考えられる．

　以下，個々のタイプごとに列記する．

❶ 皮膚形質細胞増多症（cutaneous plasmacytosis）

　IgG4関連皮膚疾患の代表的な病変である[2,4]．典型的には，体幹を中心に円形から楕円形の色素沈着を伴う浸潤性褐色斑が多発する（図1左）．背部では病変がクリスマスツリー状の分布を示す．浸潤性紅斑は丘疹・結節になることもあり，痒疹に似ることもある[5]．IgG4陽性形質細胞が浸潤する（図1右）．皮膚形質細胞増多症のすべてがIgG4関連疾患に属するわけではない．本症は他のIgG4関連疾患を伴うこともあるが，単独病変のこともある．

　鑑別診断にはCastleman病があり，リンパ節病変を有する場合は多中心性Castleman

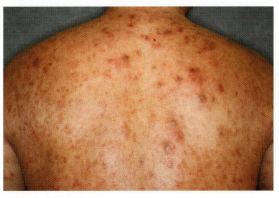 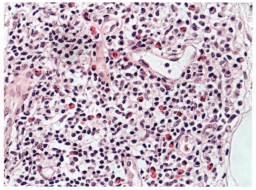

図1 皮膚形質細胞増多症
浸潤性褐色斑が多発し，一部痒疹様の形態を示す．

病と診断する．一般的に皮膚形質細胞増多症と多中心性 Castleman 病はオーバーラップしていると考えられる．IgG4 関連疾患の除外疾患として多中心性 Castleman 病があるが，両者の区別は困難な困難なこともある．IgG4 関連皮膚形質細胞増多症の診断の際，血中 IL-6 が正常域であることは参考となろう．

❷ 偽リンパ腫（pseudolymphoma）・木村病（Kimura's disease, angiolymphoid hyperplasia with eosinophilia）

皮膚偽リンパ腫は，リンパ球の密な浸潤によりリンパ腫のような病理組織像を呈するが，良性の経過をたどる．T 細胞性と B 細胞性偽リンパ腫があるが，IgG4 関連皮膚疾患の一型となりうるのは B 細胞性偽リンパ腫である．頭頸部，特に顔面の浸潤性紅斑や結節・腫瘤を示す[6,7]（図2左）．通常のリンパ球とともに形質細胞の浸潤が顕著である（図2右）．原発性皮膚辺縁帯 B 細胞リンパ腫（primary cutaneous marginal zone B-cell lymphoma，皮膚 MALT リンパ腫）との鑑別が重要である．木村病は，顔，頭部，特に耳介後方に腫瘤がみられる[8]．すべての木村病が IgG4 関連皮膚疾患に属するわけではない．

IgG4 関連偽リンパ腫には，病変が皮膚のみであり，他臓器への形質細胞浸潤を伴わない皮膚原発例がある．この点は皮膚形質細胞増多症と同じで，両病型は原発性皮膚病変の代表である．

❸ Mikulicz 病（Mikulicz disease）

涙腺（眼瞼），唾液腺（顎下）が無痛性に腫脹し，著明な線維化によって腺体部が硬い腫瘤状を呈する慢性炎症である．小葉間や導管周囲の間質の著明な線維化を示す．Küttner 腫瘍とも呼ばれてきたが，腫瘍性病変ではない．口腔からの上行性感染，異物や唾石症による唾液の排出障害などが原因と考えられていた．近年，IgG4 関連疾患との比較検討が多くなされている．

IgG4 関連 Mikulicz 病は，眼瞼腫脹で皮膚科を訪れることもある．時に眼球突出も伴う．

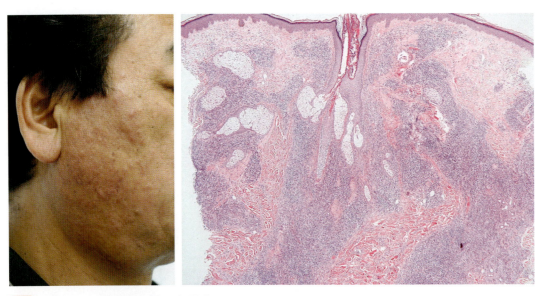

図2　偽リンパ腫の臨床像と組織像

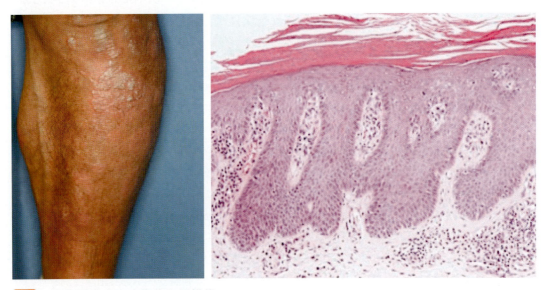

図3　乾癬様皮疹の臨床像と組織像

眼瞼腫脹・眼球突出の鑑別診断として，甲状腺機能亢進症，皮膚筋炎，節外性ナチュラルキラー細胞リンパ腫があるが，Mikulicz 病もその 1 つとなる．

❹ 乾癬様皮疹（psoriasis-like eruption）

他臓器の IgG4 関連疾患を有し，皮膚病変として乾癬様皮疹を合併する症例が報告されている[2, 9]．通常の尋常性乾癬と診断してよいほど酷似しているため（図3），単なる偶発の可能性も否定できない．しかし，真皮上層の血管周囲にリンパ球だけでなく，通常の尋

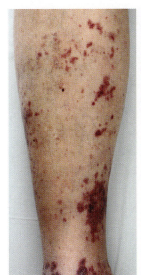
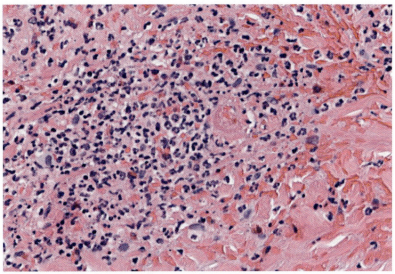

図4 高γグロブリン血症性紫斑の臨床像と組織像

常性乾癬にはみられないIgG4⁺の形質細胞浸潤と，血管壁へのIgG4の沈着が認められる．過去の報告[9]もわれわれの症例[2]も，硬化性胆管炎を合併していた．

通常の乾癬はTh17細胞が媒介する病態である．形質細胞とTh17細胞とのかかわりがあるのか否かも興味がもたれる．その意味において，2期梅毒における乾癬様皮疹で形質細胞浸潤がみられることは示唆的である．

❺ 非特異的斑丘疹・局面（unspecified maculopapular or erythematous lesions）

他臓器のIgG4関連疾患に罹患している患者に，皮膚病変として形質細胞が浸潤する非腫瘍性病変，すなわち斑丘疹性皮疹あるいは紅斑性皮疹が出現することがある．今後，このカテゴリーに属する皮疹はさらに細分化される可能性がある．

❻ 高γグロブリン血症性紫斑・蕁麻疹様血管炎（hypergammaglobulinemic purpura and urticarial vasculitis）

他臓器のIgG4関連疾患の患者において，白血球破砕性血管炎（図4）あるいは蕁麻疹様血管炎を生じることがある．血管壁にはIgG4が沈着する．しかし，IgG4は補体結合性が非常に弱いため，IgG4による免疫複合体による血管炎を起こすことは考えにくく，他の免疫グロブリンのクラスも関与していると想定される．IgG4の沈着は認めるが，形質細胞浸潤はないため，続発疹である[2]．

通常のアナフィラクトイド紫斑（IgA血管炎），Sjögren症候群やエリテマトーデスに伴う高γグロブリン血症性紫斑との鑑別を要する．むしろこれらの疾患をみた場合，IgG4関連疾患を除外する必要がある．

IgG4関連疾患において紫斑を生じる場合，高γグロブリン血症性紫斑以外にも血小板

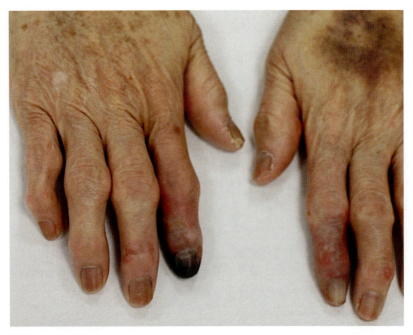

図5　虚血性指趾

減少性紫斑によることはいくつかの報告があり，銘記されたい．

❼ 虚血性指趾（ischemic digit）

IgG4関連疾患は大中動脈の病変を引き起こすことが明らかになっている．炎症はこれら動脈の内腔の拡大も閉塞も誘導する．胸部・腹部大動脈やその分岐動脈より小さい動脈が傷害され，指趾の動脈を侵した場合は血行不良になり，虚血性指趾となる[10]（図5）．Raynaud徴候，指趾の壊疽がみられるため，強皮症，血栓症との鑑別が必要となる．

IgG4関連疾患の病態

なぜIgG4が特徴的な疾患にかかわるのかという問いについては明確な答えはいまだない．IgG4は分泌された後，他のIgGと異なり，Fab領域が他のFabと交換され，1分子で異なった2つの抗原を認識（bispecific antibody）できるようになる．こうしてできたbispecific抗体は抗原を架橋せず，免疫複合体形成能の低下によって抗炎症作用を示す．これが一般に，IgG4抗体がアレルギー性疾患では抑制性に働くといわれる所以である．

また，IgG4のFc領域は補体（C1q）やFcγ受容体への結合が弱いため，補体結合性，抗体依存性細胞傷害（ADCC）活性が弱く，免疫活性化における役割は少ない．補体結合性が弱いことはⅢ型アレルギー，すなわち血管炎を起こしがたいことを意味しており，高γグロブリン血症性紫斑は他のIgGも関与して可能性を示唆する．ADCC活性が弱いことは，

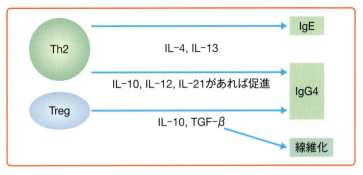

図6 IgG4の産生とTh2細胞とTreg細胞の役割

CD8陽性T細胞，NK細胞，マクロファージがかかわる反応・炎症が起こりにくいことを示す．以上のことは，IgG4でなくてはならない理由をむしろ否定することになる．

　IgG4産生はIgG1やIgEともども，Th2細胞によって促進される．したがって，IgG4関連疾患では，高IgE値，好酸球増多は40％の症例にみられ，IgG4関連Mikulicz病の解析では44％にアレルギー症状がみられると報告されている．加えて，IgG4産生は制御性T細胞（regulatory T：Treg）の産生するサイトカインで増加する．さらに，Treg細胞が産生するTGF-βは病変の線維化を助長させる可能性がある．以上のことは，IgG4関連疾患はTh2細胞とTreg細胞が亢進した状態であると想定させる（図6）．

　IgG4関連疾患にて産生されるIgG4が認識する抗原については不明である．尋常性天疱瘡，落葉状天疱瘡でのデスモグレイン，血栓性血小板減少性紫斑病でのADAMTS13に対するIgG4自己抗体が報告されている．しかし，IgG4関連疾患では確立した自己抗体が見つかっていないこともあり，IgG4は抗炎症作用をもつとの予想もある．

　IgG4高値はTh2細胞およびTreg細胞の活性化の結果であって，IgG4それ自体が疾患を引き起こすのではなく，言ってみればIgG4はバイオマーカー的存在かもしれない．今後，この疾患の臨床的広がりだけでなく，こうした病態へのかかわりの解明も注目される．

文　献

1) Umehara H, et al：Comprehensive diagnostic criteria for IgG4-related disease(IgG4-RD)2011. Mod Rheumatol **22**：21-30, 2012
2) Tokura Y, et al：IgG4-related skin disease. Br J Dermatol **171**：959-967, 2014
3) 戸倉新樹：皮膚病変．臨床医必読最新 IgG4 関連疾患，岡崎和一ほか(編)，診断と治療社，東京，p146-152，2015
4) Yamaguchi H, et al：Cutaneous plasmacytosis as a skin manifestation of IgG4-related disease. Eur J Dermatol **23**：560-562, 2013
5) Hamaguchi Y, et al：Prurigo nodularis-like skin eruptions in a patient with IgG4-related disease. Eur J Dermatol **23**：541-542, 2013
6) Sato Y, et al：Clinicopathologic analysis of IgG4-related skin disease. Modern Pathol **26**：523-532, 2013
7) Ingen-Housz-Oro S, et al：IgG4-related skin disease successfully treated by thalidomide：a report of 2 cases with emphasis on pathological aspects. JAMA Dermatol **149**：742-747, 2013
8) Hamaguchi Y, et al：IgG4-related skin disease, a mimic of angiolymphoid hyperplasia with eosinophilia. Dermatology **223**：301-305, 2011
9) 久保山智世ほか：IgG4 関連硬化性胆管炎の治療中に併発した乾癬様皮疹の1例．日皮会誌 **121**：869-874，2011
10) Ikawa T, et al：Raynaud phenomenon, digital gangrene and hypergammaglobulinaemic purpura occurring in a patient with IgG4-related disease. Br J Dermatol **165**：1364-1366, 2011

抗体医薬のまとめ

> **ポイント**
> ▶ 現在ではモノクローナル抗体製剤にマウス抗体はほとんど使用されておらず，キメラ抗体，ヒト化抗体，ヒト型抗体が使用されている．
> ▶ 抗体製剤のFcを介さない作用機序に，中和・結合阻害，シグナル伝達誘導，エンドサイトーシスなどがある．
> ▶ 抗体製剤のFcを介した作用機序に，CDCとADCCがある．

生物学的製剤とは

　生物学的製剤とは，人工的に合成された低分子量の化学物質ではなく，生体がつくる物質を利用する医薬品を意味し，通常は高分子量の蛋白である（図1）．古くから用いられてきた血液製剤，ワクチン製剤，ホルモン製剤なども生物学的製剤に含まれるが，近年は遺伝子組換え技術やモノクローナル抗体作成技術を用いた分子標的薬としての生物学的製剤がその主役となっている．

　分子標的薬としての生物学的製剤には，抗体製剤と可溶性受容体蛋白製剤がある．生体における特異性の高い分子間結合として，抗原と抗体の結合とリガンドと受容体の結合がある．前者は主として非自己を認識し，後者は自己の間での結合である．抗体製剤はmonoclonal antibodyに由来する"-mab（マブ）"，可溶性受容体蛋白製剤はreceptorに由来する"-cept（セプト）"が語尾につけられる．数としては抗体製剤が多いが，可溶性受容体蛋白製剤でよく知られているものにエタネルセプト（エンブレル®）やアバタセプト（オレンシア®）などがある．

抗体医薬

　1970年代に発明されたハイブリドーマからモノクローナル抗体を作成する技術を用い

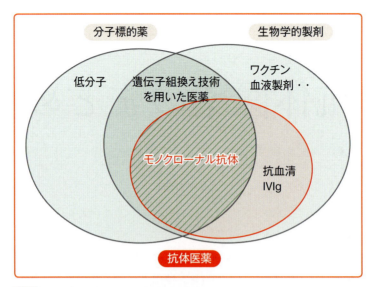

図1 分子標的薬と生物学的製剤

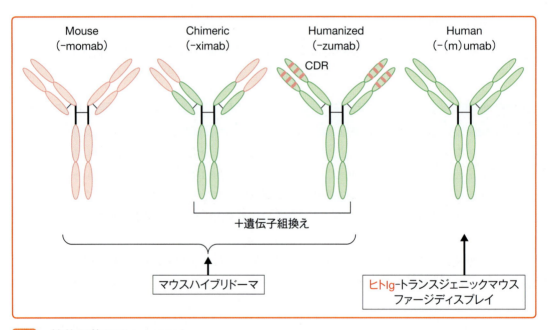

図2 抗体医薬のフォーマット

　て，1980年代にマウス抗体（語尾が -omab）として抗体製剤が開発されたが，異種由来であるために免疫原性が高く，またFcのエフェクター機能も不十分であるという問題があった．しかしながら，キメラ抗体（語尾が -ximab）が医薬品として大きな成功を収めると，次いでヒト化抗体（語尾が -zumab），さらにヒト型抗体（語尾が -(m)umab）として開発が進められてきた（図2）．
　キメラ抗体は，可変領域はマウス由来のままであるが，定常領域をヒトに置換したもの

で，インフリキシマブ(レミケード®)，リツキシマブ(リツキサン®)，セツキシマブ(アービタックス®)などがこれに含まれる．その後，開発されるようになったヒト化抗体は，可変領域の中で相補性決定領域(CDR)のみがマウス由来で，定常領域に加えて可変領域のフレームワーク領域(FR)がヒト由来となっている．イキセキズマブ(トルツ®)，オマリズマブ(ゾレア®)，トシリズマブ(アクテムラ®)などがこれに含まれる．ヒト型抗体はヒト抗体遺伝子からつくられ，すべてがヒト由来である．アダリムマブ(ヒュミラ®)，ウステキヌマブ(ステラーラ®)，ニボルマブ(オプジーボ®)などがこれに含まれる．

抗体の命名法として，抗体の起源を示す接尾辞(-omab，-ximab，-zumab，-(m)umab)の前には，標的を示す要素がつけられる．たとえば，-k(i, in)-はインターロイキン，-l(i)-は免疫系，-t(u)-は腫瘍などを表わしている．接頭辞は特別な意味をもたず，各薬剤に固有のものである．たとえば，セクキヌマブ"secukinumab(コセンティクス®)"は，secu(固有の接頭辞)-kin(インターロイキンが標的)-umab(ヒト型抗体)のように構成されている．

抗体医薬は，もともと生体内に存在する蛋白であるため，大量に投与しても毒性が少ないという特徴がある．標的分子に高い特異性をもつため，作用機序以外の副作用は生じにくいが，生体分子は標的とする機能以外にも多彩な役割をもつことが多いため，作用機序に基づく副作用は重篤なものを含めて生じる可能性がある．また，生体内安定性が高いために週1回から数週に1回程度の頻度で済むというメリットがある反面，投与経路は注射に限られる．また，抗体製剤においては，抗製剤抗体の出現はしばしば問題となり，効果減弱(二次無効)の原因となる．その他のデメリットとして，抗体医薬は他の医薬品に比べて非常に高価であることが挙げられる．

モノクローナル抗体の作成技術

一般に，抗体にはポリクローナル抗体とモノクローナル抗体がある．ポリクローナル抗体は動物(ウサギ，ヤギなど)に抗原を免疫して，その後に血清を回収する．1個のB細胞は単一の抗体しかつくらないが，免疫された抗原に対しては，通常は複数のB細胞が反応するので，個体全体では抗原上の複数の部位に対する異なる抗体が産生される．このような同一でない複数の抗体が混ざっている集合体をポリクローナル抗体という．「抗血清」とはポリクローナル抗体である．

モノクローナル抗体は単一のB細胞(抗体産生細胞)に由来しており，まったく同じ抗体分子が多量につくられたものである．モノクローナル抗体は動物(マウスなど)に抗原を免疫した後に，脾臓などからB細胞を採取する．この中には抗原に反応するB細胞が含まれているはずだが，1つのB細胞を永遠に増殖させ続けることは不可能である．そのため，B細胞が分化した形質細胞の腫瘍である骨髄腫細胞と細胞融合させることによって不死化した細胞株(ハイブリドーマ)を作製する．このようにして単一の抗体分子(モノクローナル抗体)が大量に生産できる．

こうしてつくられたモノクローナル抗体は免疫した動物(マウス)に由来しているため，そのままではマウス型抗体となる．そこで遺伝子組換えによって，抗原結合部位以外をヒト免疫グロブリンのアミノ酸配列に置換したものがキメラ型抗体，さらにCDR以外をすべてヒトのアミノ酸配列に置換したものがヒト化抗体である．しかしながら，このようにしてもマウス由来の領域を完全に取り除くことは困難である．それを解決するために，ヒト抗体遺伝子トランスジェニックマウスに標的分子を免疫する方法や，ファージディスプレイ法を用いて動物への免疫をせずにファージライブラリから親和性のある抗体をスクリーニングする方法が考案され，完全なヒト型抗体を作製することが可能になっている．

　抗体の機能を高めるその他の技術として，IgGのFcに結合している糖鎖を改変することが挙げられる．この改変によりADCCが増強するため，糖鎖改変抗体が作製される．また，生体内安定性を向上させるためにポリエチレングリコール(PEG)化されている抗体製剤もある．さらに，2種類の抗原に対して結合可能なバイスペシフィック抗体も作製されている．

抗体医薬の作用機序

　抗体医薬が作用する機序はいくつかに大別できるが(図3)，基本的には抗体の本来もつ作用が薬剤として応用されているだけである．

　まず抗体の作用として中和作用があるが，抗体医薬の場合にも抗体が標的分子に結合することにより，サイトカインなどの可溶性分子やリガンドと細胞表面受容体の結合が阻害される．

　次に，抗体には補体の活性化や自然免疫細胞の活性化の作用がある．細胞を標的とした抗体医薬が結合すると，補体系を活性化して細胞が破壊され(CDC)，マクロファージ，NK細胞などにより細胞が貪食・殺傷される(ADCC)．

　その他，細胞表面分子に抗体が結合すると，細胞内シグナルを誘導する場合がある．また，細胞表面分子には抗体が結合するとエンドサイトーシス(インターナリゼーション)を起こすものがある．これを利用して抗がん薬や放射性物質などを結合させた抗体を投与することで，細胞内にこれらの物質が抗体と一緒に取り込まれて細胞を傷害する機序もある．

　中和，シグナル伝達誘導，エンドサイトーシスにはIgGのサブクラスは関係しないが，CDCやADCCにはIgGのサブクラス(Fc領域)が重要である．したがって，このようなエフェクター機能を発揮させたい場合にはIgG1が選択される．IgG3はヒンジ領域が長いために半減期が短いため，一般には選択されない．反対に抗体のエフェクター機能を発揮させたくない場合にはIgG2やIgG4が選択されることがある．F(ab)'2型でも良いわけであるが，Fcがないと半減期が短くなってしまう．可溶型受容体製剤がFcとの融合蛋白になっている理由も同様である．

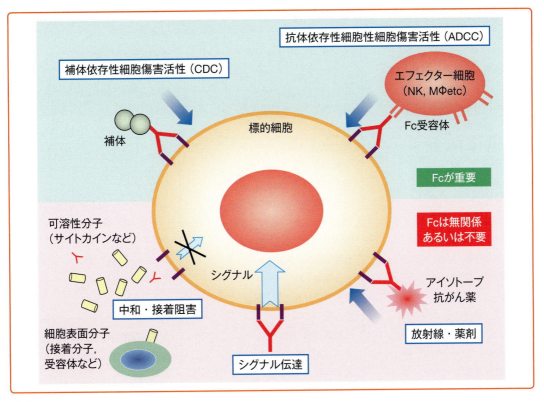

図3 抗体医薬の作用機序

皮膚科領域における抗体医薬

　生物学的製剤は炎症性疾患や悪性腫瘍の領域を中心に使用されている．炎症性疾患としては乾癬が代表的であり，TNF阻害薬，IL-12/23 p40阻害薬，IL-17阻害薬，IL-17受容体阻害薬が上市されており，IL-23 p19阻害薬の開発も進んでいる．蕁麻疹においては抗IgE抗体のオマリズマブ（ゾレア®）が承認されており，アトピー性皮膚炎においてはIL-4/13受容体に対する抗体のデュピルマブ（デュピクセント®）が承認された．膠原病領域では，抗BAFF抗体のベリムマブ（ベンリスタ®）が全身性エリテマトーデス（SLE）に対して本邦でも承認を受けている．自己免疫性水疱症では，抗CD20抗体によるB細胞除去療法の臨床試験が国内外で行われている．抗CD20抗体であるリツキシマブ（リツキサン®）は，血管炎の領域では顕微鏡的多発血管炎，多発血管炎性肉芽腫症に承認されている．

　悪性腫瘍の領域では，「免疫チェックポイント阻害薬」として知られる抗PD-1抗体のニボルマブ（オプジーボ®），ペンブロリズマブ（キイトルーダ®）と抗CTLA4抗体のイピリムマブ（ヤーボイ®）が悪性黒色腫に対して承認されている．また，抗PD-L1抗体であるアベルマブ（バベンチオ®）はMerkel細胞がんに対して承認されている．また，ケモカイン受容体のCCR4を標的とするモガリズマブ（ポテリジオ®）は成人T細胞白血病と皮膚T細胞リンパ腫に承認されている．

索 引

和文

あ
亜急性皮膚ループス（SCLE） 196
汗アレルギー 335
アセチルコリン 335
アトピー性皮膚炎 2, 62, 69, 89, 100, 122, 134, 142, 148, 333, 343
　　外因性—— 134
　　内因性—— 134
アナフィラトキシン 93
アニサキス 177
アプレミラスト 329
アミロイド苔癬 138
α-色素細胞刺激ホルモン（α-MSH） 326
アレルギー性蕁麻疹 174

い
移植片対宿主病（GVHD） 337
遺伝性血管浮腫 95
イピリムマブ 232
イミキモド 248
インドメタシン 89
インフラマソーム 289

う
ウステキヌマブ 146, 314
ウルシかぶれ 112

え
液性免疫 74
壊疽性膿皮症 71, 89
エピトープ 263
　　——拡散 263
エピプラキン 260
エフェクターB細胞 50
エフェクターT細胞 22, 76
エフェクターフェーズ 214
円形脱毛症 301, 310, 343
炎症性角化症 152
エンボプラキン 260

お
太藤病 89
オマリズマブ 146, 190

か
外因性アトピー性皮膚炎 134
疥癬 89
角化細胞 1, 64
角層 65
家族性寒冷蕁麻疹（FCAS） 291
家族性地中海熱（FMF） 291, 297
カテリシジン 68, 70
かぶれ 11
貨幣状湿疹 343
可変領域 17
顆粒球単球吸着除去療法 173
顆粒層 65
汗疱状湿疹 343
カンジダ 89
間質性肺炎 207
環状紅斑 198
環状肉芽腫 90
関節症性乾癬 167
乾癬 2, 63, 70, 89, 152, 161, 171
　　関節症性—— 167
　　尋常性—— 44, 101
　　膿疱性—— 167
乾癬様皮疹 368
$\gamma\delta$T細胞 42
乾酪壊死 90

き
機械工の手 198, 207
寄生虫感染 89
木村病 367
キメラ抗原受容体（CAR） 265
キメラ抗体 374
キメラ自己抗体受容体（CAAR） 265
逆説的反応 168
急速進行性間質性肺炎 209
胸腺由来制御性T細胞（tTreg） 29
強皮症 337
　全身性—— 71, 200

局所免疫療法 312
棘融解 257
虚血性指趾 370
偽リンパ腫 367
菌状息肉症 239, 241
金属 115
　　——アレルギー 139, 340

く
果物 175
クリオピリン関連周期熱症候群（CAPS） 290, 297
グループ1 ILC 61
グループ2 ILC 61
グループ3 ILC 62

け
蛍光抗体間接法 200
蛍光抗体直接法 262
軽鎖 16
形質細胞 46
　　long-lived—— 49
　　short-lived—— 50
形質細胞様樹状細胞（pDC） 4, 78, 158
結核 90
血管炎 89
　　ANCA関連—— 96
　　蕁麻疹様—— 369
　　低補体血症性蕁麻疹様—— 96
　　白血球破砕性—— 89
血管障害 193
血管組織球性丘疹 138
血管免疫芽球性T細胞リンパ腫 242
血漿交換療法 264, 279, 284
ケラチノサイト 6, 64
減汗性コリン性蕁麻疹 182, 335
原発性皮膚CD4$^+$小型/中型T細胞リンパ増殖異常症 242

こ
抗ARS抗体 207
抗BAFF抗体 52

抗CD20抗体　51, 52
抗eIF2B抗体　203
抗hUBF抗体　203
高IgD症候群（HIDS）　291, 298
抗Ku抗体　204
抗MDA5抗体　209
抗Mi2β抗体　210
抗NOR90抗体　203
抗PM-Scl抗体　204
抗RNAP抗体　203
抗RuvBL1/2抗体　204
抗synthetase症候群　207
抗Th/To抗体　203
抗TIF1-γ抗体　209
抗U1RNP抗体　204
抗U3RNP抗体　203
抗U11/U12RNP抗体　203
好塩基球　7, 81, 83
高γグロブリン血症性紫斑　369
口腔アレルギー症候群　122
抗原提示細胞（APCs）　22
抗原提示能力　74
膠原病　193, 200, 206
好酸球　87, 89
好酸球性多発血管炎性肉芽腫症　91
好酸球性膿疱性毛包炎　89
好酸球増多症候群（HES）　91
高親和性（high affinity）抗体　49
抗セントリオール抗体　204
光線過敏症　348
　　薬剤性――　353
抗セントロメア抗体　202
抗体依存性細胞傷害　162
好中球　87
好中球性皮膚疾患　89
抗デスモコリン天疱瘡　260
抗トポイソメラーゼI抗体　202
高内皮静脈　79
紅斑性天疱瘡　259
抗薬物抗体　167
骨髄細胞様樹状細胞　4
古典的樹状細胞（cDC）　77
コリン性蕁麻疹　181

減汗性――　182, 335
コルヒチン　90

さ ―――――――――
再生医療　329
サイトカイン　60
サイトカイン療法　255
細胞移入療法　255
細胞傷害性T細胞（CTL）　22, 25, 319
細胞受容体（TCR）　22
細胞ストレス仮説　322
細胞性免疫　74
細網状皮斑　195
ざ瘡　89
　　尋常性――　69, 100
サラゾスルファピリジン　90
サルコイドーシス　90, 91
三次リンパ組織様構造（TLS）　79

し ―――――――――
ジアフェニルスルホン　90
耳介軟骨皮膚炎　138
自家感作性皮膚炎　343
色素幹細胞　321
自己炎症　287
自己炎症性疾患　287, 296
自然免疫　64, 66, 87
自己免疫性脱毛症　308
自然リンパ球（ILC）　60
重鎖　16
獣肉アレルギー　177
酒さ　69
手掌側紫紅色紅斑・丘疹　198
手掌皺亢進　138
樹状細胞　74
　　Langerin⁺――　77
　　形質細胞様――　4, 78, 158
　　骨髄細胞様――　4
　　古典的――　77
　　真皮――　1, 2
　　成熟――　75
　　単球由来――　78
　　皮膚――　1, 2

　　未成熟――　75
種痘様水疱症　45
腫瘍随伴性類天疱瘡　259
掌蹠膿疱症　343
食物依存性運動誘発アナフィラキシー（FDEIA）　179
尋常性乾癬　44, 101
尋常性魚鱗癬　138
尋常性ざ瘡（にきび）　69, 100
尋常性天疱瘡　259
尋常性白斑　318, 326
真皮樹状細胞　1, 2
蕁麻疹　174, 181, 190
　　アレルギー性――　174
　　減汗性コリン性――　182, 335
　　コリン性――　181
蕁麻疹様血管炎　369

す ―――――――――
水疱性類天疱瘡　96, 268
スタチン　315
ステロイド局所注射　312
ステロイドパルス療法　279, 312

せ ―――――――――
制御性B細胞（Breg）　50, 54
制御性T細胞（Treg）　27, 320
　　胸腺由来――　29
　　末梢誘導性――　29
成熟樹状細胞　75
成人T細胞白血病・リンパ腫　241
生物学的製剤　161, 163, 373
接触皮膚炎　2, 11, 106, 115, 122, 343
　　蛋白質――　122
　　光――　350
線維化　193
線状IgA水疱性皮膚症（LABD）　272
全身性エリテマトーデス（SLE）　71
全身性強皮症　71, 200

そ ―――――――――
造影剤　178
爪郭部ループ状血管拡張　194

爪周囲炎　138
爪上皮出血点　194
増殖性天疱瘡　259
相補性決定領域　17
組織球　90
ソーセージ様手指　198

た
大豆　176
苔癬反応　193
タイトジャンクション　65
多核巨細胞　90
多汗症　333
多血小板血漿療法　315
ダニ　177
短期CyA療法　285
単球由来樹状細胞　78
蛋白質接触皮膚炎　122

ち
虫刺症　89
中毒性表皮壊死症　274
中和抗体　167
蝶形紅斑　196

つ
痛風結節　90

て
ディスバイオーシス　98
ディフェンシン　68
低補体血症性蕁麻疹様血管炎　96
手湿疹　138, 343
デスモグレイン　260
デスモコリン　260
デスモゾーム　260, 261
デスモプラキン　260
デスロラタジン　191
デュピルマブ　144
デルマトーム　324
天疱瘡　257
　IgA——　260
　抗デスモコリン——　260
　紅斑性——　259
　尋常性——　259
　増殖性——　259
　ブラジル——　260
　薬剤誘発性——　260
　落葉状——　259

と
特発性後天性全身性無汗症　182
トファシチニブ　313, 327
貪食細胞　90

な
ナイーブT細胞　22, 76
内因性アトピー性皮膚炎　134
中條西村症候群　293
納豆　176

に
肉芽腫　90
　環状——　90
ニッケルアレルギー　113
日光角化症　244
ニボルマブ　232

ね
ネガティブセレクション　51
ネモリズマブ　145
粘膜類天疱瘡（MMP）　271

の
膿疱性乾癬　167

は
白斑　138
　尋常性——　318, 326
ハチ　177
発汗　332
　——異常　333
白血球破砕性血管炎　89
バリア　65

ひ
光アレルギー　348
光接触皮膚炎　350
ヒスタミンH4受容体　150
ヒトT細胞白血病ウイルス1型
　（HTLV-1）　362
ヒト化抗体　374
ヒト型抗体　374
ヒト免疫不全ウイルス1型（HIV-1）
　359
ピーナッツ　177
皮膚感染症　138
皮膚γδT細胞リンパ腫　45
皮膚関連リンパ組織（SALT）　10
皮膚形質細胞増多症　366
皮膚抗酸菌感染症　44
皮膚樹状細胞　1, 2
皮膚常在ウイルス叢　99
皮膚常在細菌叢　98
皮膚常在真菌叢　99
皮膚常在微生物　99
皮膚皮下石灰沈着　195
皮膚マイクロバイオーム　98
肥満細胞　1, 7, 81, 82
びまん性脱毛　196
表皮　65
表皮角化細胞　6
ビラスチン　191

ふ
フィラグリン　66
プライミングフェーズ　214
ブラジル天疱瘡　260
プロスタグランジンE2　328
プロスタグランジンF2α　328
プロテアーゼ　66

へ
閉塞性細気管支　259
ペムブロリズマブ　232
ヘリオトロープ疹　197
ペリプラキン　260
ベリムマブ　52

辺縁帯(marginal zone：MZ) 48
扁平苔癬 337, 343

ほ

乏汗症 333
泡沫細胞 90
補体依存性細胞傷害 162
補体系 93
　——活性フラグメント 94
補体欠損症 95

ま

マクロファージ 8, 87, 90
マダニ刺症 177
末梢性T細胞リンパ腫・非特定型 242
末梢誘導性制御性T細胞(pTreg) 29
慢性光線性皮膚炎(CAD) 357
慢性膿皮症 70

み

未成熟樹状細胞 75
ミノサイクリン 91

む

無汗症 333

特発性後天性全身性—— 182

め

メポリズマブ 90
メモリーB細胞 58
メラノーマ 214, 223, 232
メラノサイト 318
免疫関連有害事象(irAE) 227, 233
免疫グロブリン 16
免疫グロブリン大量静注療法(IVIG) 264, 279, 284
免疫チェックポイント阻害薬 223, 232, 254
免疫特権臓器 321

も

毛孔性紅色粃糠疹 70
網状皮斑 195
モルフェア 337

や

薬剤 115
薬剤性光線過敏症 353
薬剤誘発性過敏症症候群(DIHS) 275, 281
薬剤誘発性天疱瘡 260

薬疹 89, 274, 281

ゆ

誘導型皮膚関連リンパ組織(iSALT) 10, 79

ら

落葉状天疱瘡 259
ラテックス 176

り

リツキシマブ 52, 264
リポイド類壊死 90
リンパ球 1, 8
　自然—— 60
リンパ球再教育療法 315

る

類上皮細胞 90
ループス脂肪織炎 196
ルキソリチニブ 313, 327
ルパタジン 191

ろ

ロドデノール 324
濾胞性ヘルパーT細胞 22

欧文

A
AGS(Aicardi-Goutiere's syndrome) 293
ANCA 関連血管炎 96
APCs(antigen presenting cells) 22

B
BAFF 50
BAFF-R 50
BCMA 50
Behçet 病 71, 89
Blau 症候群 292, 299
B 細胞 16, 46
 follicular—— 48
 エフェクター—— 50
 メモリー—— 58

C
CAD(chronic actinic dermatitis) 357
CANDLE(chronic atypical neutrophilic dermatosis with lipodystrophy and elevated temperature) 293
CAPS(cryopyrin-associated periodic syndrome) 71, 290, 297
CARD14 70
CART(chimeric 1antigen receptor T cells) 52
$CD1d^{hi}$ MZ-Breg 細胞 55
$CD4^+$ T ヘルパー細胞 22
$CD5^+$ B1-Breg 細胞 56
$CD9^+$ Breg 細胞 56
$CD11b^+$ 樹状細胞 77
CD20 51
$CD27^+$ Breg 細胞 58
$CD138^+$ Breg 細胞 56
cDC(classical dendritic cell) 77
central memory T 細胞(T_{CM}) 36
Churg-Strauss 症候群 89, 91

contact hypersensitivity 106, 107
CRTH2 阻害薬 150
CTL(cytotoxic T lymphocyte) 22, 25

D
DAMPs(damage-associated molecular patterns) 67
Dennie-Morgan fold(line) 139
DPCP(ジフェニルシクロプロペノン) 312
DRESS(drug rash with eosinophilia and systemic symptoms) 282

E
EAE(experimental autoimmune encephalomyelitis) 54
effector memory T 細胞(T_{EM}) 36

F
Fab 領域 17
Fc 受容体 18
FCAS(familial cold autoinflammatory syndrome) 291
FMF(familial Mediterranean fever) 291, 297
follicular B 細胞 48
FoxP3 発現細胞 31

G
hair follicle immune privilege (HF-IP) 301
Gottron 丘疹 197
Gottron 徴候 197
GVHD(graft versus host disease) 337

H
Hertoghe 徴候 138
HIDS(hyper IgD with periodic fever syndrome) 291
HIV-1(human immunodeficiency virus type 1) 359

HTLV-1(human T-cell leukemia virus type 1) 362

I
IgA 17
IgA 天疱瘡 260
IgD 17
IgE 17
IgG 17
IgG4 関連皮膚疾患 364
IgM 17
IL-6 50
IL-10 54
IL-17 阻害薬 165, 330
IL-23 阻害薬 165
IL-35 56
ILC(innate lymphoid cell) 60
interface dermatitis 193
IPEX 症候群 320
iSALT(inducible skin-associated lymphoid tissue) 10, 79
ITAM(immunoreceptor tyrosine-based activation motif) 18
ITIM(immunoreceptor tyrosine-based inhibitory motif) 18
iTreg(inducible regulatory T cell) 22

J
Janus kinase(JAK) 310
——阻害薬 150, 327
JTC801 150

L
Langerhans 細胞 1, 2, 76
$Langerin^+$ 樹状細胞 77
livedo reticularis 195
livedo racemosa 195
LL-37 68, 70, 71
long-lived 形質細胞 49

M
M2 マクロファージ 90

MAP キナーゼ（MAPK） 68
Merkel 細胞がん 251
MHC クラス I 75
MHC クラス II 75
Mikulicz 病 367

N
NET（neutrophil extracellular trap） 89
NF-κB 289
――経路 67
NLRP3 70
NSAIDs 不耐症 179

P
palmar violaceous macules/papules 198
PAMPs（Pathogen-associated molecular patterns） 66
PAR2（protease-activated receptor 2） 66
pDC（plasmacytoid dendritic cell） 4
PDE4 阻害薬 150, 172, 329
protein contact dermatitis 122
PRR（pattern recognition receptor） 67

pTreg（peripherally derived Treg cell） 29

R
Raynaud 現象 194
resident memory T 細胞（T_{RM}） 36
RORα 61
RORγt 62

S
SAA（serum amyloid protein A） 69
SADBE（スクアレン酸ジブチルエステル） 312
SALT（skin-associated lymphoid tissue） 10
SCLE（subacute cutaneous lupus erythematosus） 196
Senear-Usher 症候群 259
Sézary 症候群 239, 241
short-lived 形質細胞 50
SPINK5 66
Stevens-Johnson 症候群 274

T
TACI 50
T-bet 61
TCR（T-cell receptor） 22
Tfh 細胞 24

Th1 細胞 23
Th17 細胞 24
Th2 細胞 23
Th2 型サイトカイン 142
Th9 細胞 25
TLS（tertiary lymphoid structures） 79
TNF-α 阻害薬 163, 328
TNF 受容体関連周期性症候群（TRAPS） 298
Toll 様受容体 43, 67
TRAPS（TNF receptor-associated periodic syndrome） 298
TSLP（thymic stromal lymphopoietin） 69
tTreg（thymus-derived regulatory T cell） 29
T 細胞 8, 22
　central memory―― 36
　effector memory―― 36
　resident memory―― 36
　エフェクター―― 22, 76
　ナイーブ―― 22, 76
　濾胞性ヘルパー―― 22

V
Vγ9Vδ2$^+$ 細胞 42
Vδ1$^+$ 細胞 42

臨床力がアップする！ 皮膚免疫アレルギーハンドブック

2018年11月15日　発行	編集者　戸倉新樹，藤本　学，椛島健治
	発行者　小立鉦彦
	発行所　株式会社　南江堂
	〒113-8410　東京都文京区本郷三丁目42番6号
	☎（出版）03-3811-7236　（営業）03-3811-7239
	ホームページ　http://www.nankodo.co.jp/
	印刷・製本　公和図書
	装丁　渡邊真介

Handbook of Cutaneous Immunology and Allergy
© Nankodo Co., Ltd., 2018

定価はカバーに表示してあります．　　　　　　　　　　　　　Printed and Bound in Japan
落丁・乱丁の場合はお取り替えいたします．　　　　　　　　　ISBN978-4-524-24276-4
ご意見・お問い合わせはホームページまでお寄せください．

本書の無断複写を禁じます．

JCOPY〈（社）出版者著作権管理機構　委託出版物〉

本書の無断複写は，著作権法上での例外を除き，禁じられています．複写される場合は，そのつど事前に，（社）出版者著作権管理機構（TEL 03-3513-6969，FAX 03-3513-6979，e-mail: info@jcopy.or.jp）の許諾を得てください．

本書をスキャン，デジタルデータ化するなどの複製を無許諾で行う行為は，著作権法上での限られた例外（「私的使用のための複製」など）を除き禁じられています．大学，病院，企業などにおいて，内部的に業務上使用する目的で上記の行為を行うことは私的使用には該当せず違法です．また私的使用のためであっても，代行業者等の第三者に依頼して上記の行為を行うことは違法です．